U0322403

整形美容外科学全书 **Vol.23**

整形外科名词汇编

主编　吴溯帆

浙江出版联合集团　浙江科学技术出版社

图书在版编目（CIP）数据

整形外科名词汇编 / 吴溯帆主编. — 杭州：浙江科学
技术出版社，2012.12
（整形美容外科学全书）
ISBN 978-7-5341-5008-1

Ⅰ. ①整… Ⅱ. ①吴… Ⅲ. ①整形外科学 – 名词术
语 Ⅳ. ①R62-61

中国版本图书馆 CIP 数据核字（2012）第 213664 号

丛 书 名	整形美容外科学全书	
书 名	整形外科名词汇编	
主 编	吴溯帆	

出版发行　**浙江科学技术出版社**
　　　　　地址：杭州市体育场路 347 号　邮政编码：310006
　　　　　联系电话：0571-85176040
　　　　　集团网址：浙江出版联合集团　http://www.zjcb.com
排　版　杭州兴邦电子印务有限公司
印　刷　浙江新华数码印务有限公司
经　销　全国各地新华书店

开　本　850×1168　1/32　　　　印　张　8.125
字　数　230 000
版　次　2013 年 10 月第 1 版　　2013 年 10 月第 1 次印刷
书　号　ISBN 978-7-5341-5008-1　　定　价　48.00 元

责任编辑　宋 东　刘 丹　李骁睿　　**责任美编**　孙 菁
责任校对　赵 艳　　　　　　　　　　**责任印务**　徐忠雷

《整形外科名词汇编》编委会

主编　吴溯帆

编者(按姓氏笔画排序)

石杭燕　朱　保　许　枫　孙　燚

严　晟　吴　华　吴近芳　吴溯帆

应彬彬　汪　琴　张菊芳　陈　永

陈　达　徐海艇　郭金才　潘　蕾

序　言

　　吴溯帆主任医师主编的中英文对照《整形外科名词汇编》（以下简称《名词汇编》）是我国整形学界第一本专科名词汇编。认识整形外科是从认识《名词汇编》开始的,《名词汇编》是学习和研究整形外科的基础。

　　编著《名词汇编》是一项浩大的学术工程,是中国整形美容学界学术建树的基础。和著作论文、专科书籍或临床手术医治伤病者相比,编著《名词汇编》是一项较为乏味的学术工作,需要长期积累,需要广泛、深刻的学术造诣,需要有为我国整形学界发展尽职的责任感。吴溯帆主任和他的团队,长期坚持,承受寂寞,用几年的时间完成了这项艰巨的任务。感谢他们为中国整形美容事业的发展努力开拓进取,历史一定会铭记他们,感谢他们。

王　炜

2012 年 11 月

前　言

　　1998年去日本留学，看见日本的整形外科医师日常在使用一本英日《整形外科词典》，薄薄的32开本，收录了3000多个常用的整形外科词条，可以放在白大褂的口袋里。当时就想，中国的整形外科医师也应该有一本这样的词典，便于阅读国外的期刊和书籍，这对于使用英语撰写论文也有好处。

　　2003年回国后，编写词典的念头就一直没有停止过，可由于担心工程太大而无法完成，始终没有决心去做这个事情。到了2006年，终于鼓起勇气向科室里的同志提出这个倡议，值得高兴的是，此倡议得到了大家的一致赞同，于是十几个人就行动起来。我们从许多英文版的经典整形外科教科书中挑选常用的名词，复印、扫描、筛选、分工翻译、检索、讨论、汇总……渐渐地，名词的总数达到近7000个，又经过筛选，最后选出了6500多个名词。我们收集词汇的参考书主要是Mathes的《整形外科学》、Nahai的《美容外科学》、Blondeel的《穿支皮瓣》、日本的《整形外科词典》、魏福全的《皮瓣与重建外科》、Carruthers夫妇的《软组织充填剂》、Cordner的《美容外科丛书》等等，总共几十本，几乎用上了我们科室所有的外文原版书。除了经典的整形外科领域的修复重建以外，结合近年来美容外科的迅速发展、非手术技术的更多应用，本《名词汇编》特意编入了许多微创、注射和激光整形美容等方面的词条。

2010年6月在庐山参加华东六省一市整形外科学术会议时,和我的老师王炜教授谈到了这本《名词汇编》的编写情况,得到了他的赞同和肯定,并建议把这本《名词汇编》归类到由他总主编的《整形美容外科学全书》(以下简称《全书》)中去。2010年9月在成都召开的《全书》编委会议上,正式确认了这项工作。《全书》的另一位总主编艾玉峰教授还提供了由他主编的《美容外科词汇规范》,为本《名词汇编》修正并补充了一些词条。

由于皮瓣和综合征是具有整形外科特征的两大类词汇,所以本《名词汇编》对这些名词的解释比较详细。《名词汇编》中收录了绝大多数的皮瓣名词,有些甚至还没有形成一致的中文解释;对于皮瓣及其营养血管都做了比较详细的注解,包括名称及其缩写,以方便大家使用。另一类给予详细解释的是综合征,在中文部分对综合征都做了进一步的说明。考虑到手外科的专业名词较多,并已形成了自己的专科,也已经有了相应的词典,所以本《名词汇编》只收录了一些常用的手外科词条。

编写《名词汇编》的工作量比较大,有时候为了求证一个单词或词组的确切解释,需要几个人一起查找数篇论文和相关书籍,而一些少见的名词甚至还没有中文的表述方法。参加这本《名词汇编》编写的医师都是利用业余时间工作的,所以耗时比较长,断断续续用了5年多的时间,好在最终还是完成了,不过其中一定仍有很多不足甚至错误的地方,热切希望大家能够指出来并告诉我:sufanwu@hotmail.com,这样等我们以后再版的时候就会有一本更好的《名词汇编》。

　　我觉得把零星的时间都利用起来做点儿事心里才踏实，能用这些时间去完成整件事情则有零存整取的快乐，而至于究竟为什么要去做这件事情有时却反而忘记了，这正是符合了王炜老师常说的那句话："目的是没有的，运动就是一切。"感谢被我拖入这个"运动"的十几位同事，也感谢家人对我的支持。

吴溯帆

2012 年 12 月

使用说明

1. 本书分为英–汉词汇、汉–英词汇两个部分。英–汉词汇按英文单词的首字母依照 A~Z 的顺序排列；首字母相同的，按第二个字母顺序排列，依次类推。汉–英词汇根据中文词语第一个字的拼音字母依照 A~Z 的顺序排列（英–汉混合词以英文单词的首字母顺序排列，全部置于汉–英词汇的最前部分），同音字按声调排列，同音同声调的，按笔画排列，笔画少的在前，多的在后，笔画相同的，按起笔笔形横、竖、撇、点、折的顺序排列；首字相同的多个条目，依第二字的拼音字母顺序排列，第二字相同的，依第三字排列，依次类推；标点、空格等等同于无内容处理。

2. 同一英文名词的不同中文释义用逗号隔开（如"cranium"一词，其中文释义写为"头盖,颅骨,头盖骨"），并忽略与医学无关的释义（如"elevator"的中文释义只写"起子,挺,剥离子"，而不标注"电梯,升降机"）。在汉–英词汇部分，一般将表达同义的几个英文名词合并于一个条目下，英文同义词之间以等号连接（如"自体移植"一词，其英文释义写为"autologous graft=homogenous graft=homograft"）。

3. 若有缩写，英–汉词汇部分以缩写词为先，用等号与其全称连接；汉–英词汇部分将其用括号在英文全称之后注明。

4. 英–汉词汇部分在页眉标出本页出现的英文单词的首字母；汉–英词汇部分在页眉标出本页出现的中文词语的首字。

5. 括号内的叙述文字是对本条目的注释。

检索目录

英-汉词汇

A

Aarskog syndrome　Aarskog 综合征，面部、生殖器发育不全(X 染色体连锁的隐性遗传性疾病，表现为身材矮小以及面部、手指、脚趾及生殖器的异常)

Abbé flap ＝ Abbé Estlander flap　Abbé 瓣(使用带血管蒂的全层下唇组织修复上唇缺损的方法，1898 年由 Abbé 首先报道)

ABBI (Advanced Breast Biopsy Instrument) system　高级乳腺活检设备(具有立体定位的肿块中央取材活检法)

abdomen　腹部

abdominal　腹部的

abdominal adiposity　腹部肥胖症，腹部多脂症

abdominal advancement flap　腹部推进皮瓣

abdominal apron deformity　腹壁围裙状松垂

abdominal chalastodermia　腹壁皮肤松垂

abdominal compartment syndrome　腹腔间隔室综合征

abdominal defect　腹壁缺损

abdominal flap　腹壁皮瓣

abdominal hernia　腹疝

abdominal obesity　腹部肥胖

abdominal redundancy　腹部松弛

abdominal wall　腹壁

abdominal wall reconstruction　腹壁重建

abdominal wall relaxation　腹壁松弛

abdominal wall strength　腹壁强度

abdominal zipper　腹部拉链 (用于腹部切口的暂时关闭)

abdominoplasty　腹壁成形术

abduction　外展，展

abductor　外展肌，展肌

abductor hallucis　拇 (趾) 展肌，拇展肌

ABI ＝ ankle brachial index　踝肱指数，踝臂指数(诊断外周动脉疾病的方法：仰卧位测量上臂和踝部的收缩压，踝部和上臂的收缩压最高值之比，正常值为 1.0 ～ 1.4，如小于 0.9 为下肢外周动脉血管疾病)

ablation　消融，切除

ABO blood group　ABO 血型

ABPI ＝ ankle brachial pressure indices　肱压指数

ABPS ＝ American Board of Plastic Surgery　美国整形外科委员会

abrased wound　擦伤

abrasion　擦除，擦破，磨损，磨耗，擦伤

abscess　脓肿

abscess drainage　脓肿引流术

absence of pectoralis major　胸大肌缺如

absence of pectoralis minor　胸小肌缺如

absence of vagina ＝ vaginal agenesis　阴道缺失

absent reflex　反射消失

absolute bed rest　绝对卧床休息

absorbable　可吸收的

absorbable hemostatic gauze　可吸收止血纱布

absorbable implant　可吸收植入物

absorbable ligature　可吸收结扎线

absorbable material　可吸收材料

absorbable plate　可吸收接骨板

absorbable screw fixation　可吸收螺

钉固定术

absorbable suture 可吸收缝线

absorptive 有吸收力的

absorptive dressings 有吸收力的敷料

abuse 滥用,虐待

acanthoma 棘皮瘤

acanthosis 棘皮症

acanthosis nigricans 黑棘皮病

accessory=collateral 副的,附属的

accessory bone 副骨,附骨

accessory breast=accessory mamma 副乳(房),副乳症

accessory ear=auricular tag 副耳

accessory nostril 副鼻孔

accessory tragi 副耳屏

accidental tattoo 外伤性文身

acellular allograft 脱细胞异体移植

acephaly 无头畸形

acetabular fossa 髋臼窝

acetylcholinesterase 乙酰胆碱酯酶

acheilia 无唇畸形

acheiria 无手畸形

achilles tendon 跟腱

achondroplasia 软骨发育不全

acid burn=acid injury 酸烧伤

acinic cell carcinoma 腺泡细胞癌

acne 痤疮,粉刺

acne keloidalis 瘢痕疙瘩性痤疮,瘢痕瘤性痤疮

acne keloidalis nuchae 项部瘢痕疙瘩性痤疮

acne rosacea 痤疮酒渣鼻,红斑痤疮

acne scar 痤疮瘢痕

acne vulgaris 寻常痤疮

ACPS=acrocephalopolysyndactyly 尖头多指(趾)并指(趾)畸形

acquired 后天性的,获得性的

acquired defects 后天性缺陷

acquired deformities 后天性畸形

acquired progressive lymphangioma 获得性进展型淋巴管瘤

acquired syndactyly 后天性并指

acquired torticollis 后天性斜颈

acrobrachycephaly 扁头畸形

acrocephalosyndactyly syndrome Ⅰ=Apert syndrome 尖头并指畸形Ⅰ型,Apert综合征

acrocephalosyndactyly syndrome Ⅱ=Carpenter syndrome 尖头多指并指畸形Ⅱ型,Carpenter综合征

acrocephaly=turricephaly 尖头畸形

acrochordon=fibroma molle 软垂疣,软性纤维肿

acrofacial dysostosis=Nager syndrome 面骨发育不全,Nager综合征

acromegaly 肢端肥大症

acromial flap 肩峰皮瓣

acromiopectoral flap=acromiothoracic flap 胸肩峰皮瓣

acrospiroma 肢端汗腺瘤

acrosyndactyly 有隙并指(趾),末端并指(趾)

acrylic splints 丙烯酸酯夹板

acticoat 胞磷胆碱钠(中枢兴奋药)

actinic 光化性的

actinic cheilitis 光化性唇炎

actinomycosis 放线菌病

active 有效的,活性的

acupuncture 针灸,针刺治疗

acute rejection 急性排斥反应

acute suppurative arthritis 急性化脓性关节炎

acute wound 急性创面

acyclovir=aciclovir 阿昔洛韦,无环鸟苷

adactyly 先天性无指(趾)畸形

Adam's apple reduction=Adam's apple

shaving　喉结缩小术,喉结成形术("亚当的苹果"指喉结)

adamantinoma　釉质瘤

adaptation　适应

adduction　内收

adductor canal compression syndrome　收肌管压迫综合征

adductor hallucis　拇收肌

adductor pollicis　拇内收肌,拇收肌

adenocarcinoma　腺癌

adenofibroma　腺纤维瘤

adenoid cystic carcinoma　囊性腺样癌,腺样囊性癌

adenoid face　增殖腺面容

adenoid hypertrophy　腺样体肥大

adenoidectomy　腺样体切除术

adenoma　腺瘤

adenoma sebaceum　皮脂腺腺瘤

adenosarcoma　腺肉瘤

adhere　黏附

adherent scar　粘连性瘢痕

adhesion　粘连

adhesion cheiloplasty　唇粘连术

adhesive dressing　粘贴性敷料

adhesives　粘连性,胶黏剂

adipofascial　脂肪筋膜的

adipofascial flap　脂肪筋膜瓣

adipose　脂肪的

adipose tissue　脂肪组织

adiposis　肥胖症

adipositas　肥胖

adjacent flap＝contiguous flap＝ortho-position skin flap　邻位皮瓣

adjuvant　佐剂,辅剂,佐药

adjuvant disease　佐剂病

adjuvant therapy　辅助疗法

ADL＝activities of daily living　日常生活能力

ADM＝abductor digiti minimi　小指

(趾)外展肌

administration　给药,管理

adolescence　青春期

adolescent　青少年

ADRCs＝adipose-derived regenerative cells　脂肪源性再生细胞

adrenal gland　肾上腺

ADSCs＝adipose-derived stem cells　脂肪干细胞

advanced skin flap＝advancement flap　推进皮瓣,前徙皮瓣

advantages　利益,优点

adventitectomy　外膜切除

AER＝apical ectodermal ridge　顶端外胚层嵴

aesthetic analysis　美学分析

aesthetic considerations　出于对外形的考虑

aesthetic microsurgery　显微美容外科

aesthetic planning　美容设计

aesthetic rhinoplasty　鼻美容术

aesthetic surgery　美容外科学

aesthetic unit　美学单位

aesthetic zones　美学分区

aesthetic＝esthetic　美学的

aesthetics　美学

Afipia felis infection ＝ cat-scratch disease　猫抓病

AFP＝Alpha-fetoprotein　甲胎蛋白,α胎儿蛋白

AFX＝atypical fibroxanthoma　非典型性黄色纤维瘤

AGA＝androgenic alopecia　雄激素性脱发

agarose　琼脂糖

agenesis　发育不全

agent　试剂,代理商

age-related factors　年龄相关因素

aging　老龄化

aging face 衰老面容

aging-related changes 年龄相关变化

ahypnia＝ahypnosis 失眠

AI＝apnea index 呼吸暂停指数（平均每小时的呼吸暂停次数）

AIDS ＝ acquired immunodeficiency syndrome 艾滋病（获得性免疫缺陷综合征）

AIOA＝anterior interosseous artery 骨间前动脉

air embolism 空气栓塞

air plethysmography 气体体积描记法

airway 气道

airway complication 气道并发症

airway construction 气道重建

airway devices 导气管装置

airway evaluation 气道评估

airway fire hazard of 气道失火危险

airway maintaining 气道维持

airway management 气道管理

airway obstruction 气道梗阻

airway resistance 气道阻力

AK＝actinic keratosis 光化性角化病

ala 翼

alar 翼的

alar base 鼻翼基底

alar cartilage 鼻翼软骨

alar collapse 鼻翼塌陷

alar groove 鼻翼沟

alar margin defect 鼻翼边缘缺损

alar rim 鼻翼缘

alar-columellar relationship 鼻翼鼻小柱关系

alar-facial groove 鼻面沟

albinism 先天性色素缺乏，白化病

Albright syndrome ＝ McCune-Albright syndrome 奥尔布赖特综合征，骨多发性纤维性营养障碍症

alcohol 醇，乙醇，酒精

alcohol abuse 酒精滥用

alcoholism 酒精中毒

alendronate sodium 阿仑膦酸钠（骨吸收抑制药）

alexithymia 情感性精神病，述情障碍

alfentanil 阿芬太尼（镇痛药）

alginate 海藻酸盐，提取自海藻的可降解材料

algorithm 算法，规则系统

alkalemia＝alkalosis 碱中毒

alkali burn＝alkali injury 碱烧伤

alkaline phosphatase 碱性磷酸酶

Allen test 艾伦试验（压迫尺桡动脉后放开桡动脉，观察手掌是否有血流以检测尺动脉是否通畅，在做桡动脉创伤性操作或切取前使用）

allergy 过敏

alley defect 通道样毛发缺损（顶部或枕部毛发移植后出现成排的毛发缺失区域）

AlloDerm 异体真皮补片（将新鲜尸体皮去除表皮和细胞成分制作的真皮材料，常用于乳房再造时修补胸大肌离断后出现的裂隙）

allogeneic graft＝allograft 同种异体移植

allogenic＝allogeneic 同种异体的

allograft 异体移植，同种异体移植

alloplastic material 人工材料，生物材料

alloplasty 异质成形术

allotransplantation 同种移植

all-trans-retinoic acid 全反式维甲酸

ALM ＝ acral lentiginous melanoma 肢端雀斑样痣性黑素瘤

aloe 芦荟

alopecia 秃发症

alopecia areata 斑秃

alopecia atrophicans 萎缩性秃发

alopecia centralis 中央性秃发

alopecia cicatricans 瘢痕性秃发

alopecia diffusa 弥漫性脱发

alopecia gradus 结发性脱发

alopecia maligna 恶性脱发

alopecia mechanica 机械性脱发

alopecia neoplastica 肿瘤性脱发

alopecia prematura 早秃

alopecia totalis 全头皮脱发,全秃

alopecia universalis 全身毛发脱失,普秃

ALT＝anterolateral thigh 股前外侧(皮瓣)

alternative 备选方案,替代法

alternative filler 可替代的充填剂

alternatives 替代物

altitude sickness 高空缺氧引起的高空病

alumina implants 氧化铝植入体

alveolar 牙槽的,肺泡的

alveolar arch 牙弓

alveolar artery 齿槽动脉

alveolar bone 牙槽骨

alveolar bone grafting 牙槽骨移植

alveolar border 牙(齿)槽缘

alveolar canal 牙槽管

alveolar cleft 牙槽裂,齿槽嵴裂

alveolar fracture 牙槽骨折

alveolar molding 齿槽成形

alveolar nerve 齿槽神经

alveolar soft part sarcoma 软组织腺泡状肉瘤,泡状软组织肉瘤

alveolus 齿槽,肺泡

AMA＝American Medical Association 美国医学会

amastia＝amazia 乳房缺如

amelanotic 无黑素的

amelia 先天性无肢

ameloblastic fibroma 成釉细胞纤维瘤,造釉细胞纤维瘤

ameloblastic fibro-odontoma 成釉细胞纤维牙瘤,造釉细胞纤维牙瘤

ameloblastic fibrosarcoma 成釉细胞纤维肉瘤,造釉细胞纤维肉瘤

ameloblastoma 成釉细胞瘤

amnesia 健忘症

amniocentesis 羊膜穿刺术,羊膜腔穿刺术,羊膜穿刺

amnion tubes 羊膜管

amniotic bands 羊膜索

amniotic membrane＝amnion 羊膜

ampicillin 氨苄青霉素

amputation 切断术,截肢术

amputation neuroma 截肢性神经瘤

amputation stump plasty 截肢端成形术

AMT＝anteromedial thigh 股前内侧(皮瓣)

amyloidosis 淀粉样变

amyloidosis cutis 皮肤淀粉样变性

amyotrophic lateral sclerosis 肌萎缩性(脊髓)侧索硬化

anabolic 合成代谢的

anadesma 筋膜

anaerobic 缺氧生活的,厌氧的,厌氧菌

anagen 毛发生长初期,生长期

anal atresia＝imperforate anus 肛门闭锁

anal incontinence 肛门失禁

anal sphincter 肛门括约肌

analgesia 痛觉缺失,止痛法,无痛法

analgesic 镇痛药,不痛的

anapetia 血管扩张

anaphylactic shock 过敏性休克

anaplastic carcinoma   未分化癌

anastomosis   吻合(术)

anastomotic devices   吻合装置

anatomic   解剖的

anatomic analysis   解剖学分析

anatomic landmark   解剖标志

anatomical variation   解剖变异

anatomy   解剖学

anchor   锚,固定

anchoring device   锚定器

anchoring suture   固定缝合,锚着
    缝合

ancillary procedure   辅助手段

ancrod   安可洛(酶),毒蛇抗栓酶

androgen   雄激素

androgen insensitivity syndrome   雄激
    素不敏感综合征

androgen receptor blockers   雄激素受
    体阻滞剂

anemia   贫血

anencephaly   无脑畸形

anergy   无反应性,无效能

anesthesia   麻醉

anesthetic-induced   麻醉诱导的

aneurysm   动脉瘤

aneurysmal   动脉瘤的

aneurysmal bone cyst   动脉瘤样骨性
    囊肿

angina   咽痛,咽炎,绞痛

angioblastoma   成血管细胞瘤

angiofibroma   血管纤维瘤

angiogenesis   血管发生

angiogenic   血管源(性)的

angiography   血管造影术

angiokeratoma   血管角质瘤

angioleiomyoma   血管平滑肌瘤

angiolipoma   血管脂肪瘤

angioma serpiginosum   匐行性血管瘤
    (皮肤真皮层的毛细血管畸形,

90%为女性)

angioma=hemangioma   血管瘤

angiomatosis   血管瘤病

angiopressure   血管压迫法

angiosarcoma   血管肉瘤

angiosome   血管支配区域

angiospasm   血管痉挛

angiostenosis   血管狭窄

angitis   脉管炎

angle   角

angle osteotomy   (下颌)角截骨术

angled grafting   成角移植(毛发移植)

angled needle   成角的(植毛)针

anhidrosis   无汗症

animal bites   动物咬伤

ankle   踝,踝关节

ankle block   踝关节阻滞麻醉术

ankyloglossia=tonguetie   舌系带过短

ankylosis   关节强硬,关节强直

anomalies   异常

anomaly   异常,畸形

anonychia   无甲症,甲缺如

anophthalmos   无眼畸形

anorexia   厌食症

anorexia nervosa   神经性厌食症

anosmia   嗅觉丧失症

anotia   无耳畸形

ANS=anterior nasal spine   前鼻棘点

antagonism   拮抗作用

antagonist   拮抗物

antagonistic muscle   拮抗肌

antecubital fossa   肘窝

antecubital region   肘前区

anterior   前方的,前面的,前端的,前
    部的

anterior approach   前路(手术)

anterior axillary line   腋前线

anterior crossbite   前反𬌗

anterior interosseous arterial flap   骨

间前动脉皮瓣

anterior jugular vein 颈前静脉

anterior neck muscles 颈前肌

anterior palatine arch = anterior palatoglossal arch 前腭舌弓

anterior platysmaplasty 颈阔肌前区成形术(将两侧的颈阔肌在中央缝合,可加强颏部和颈部除皱效果)

anterior superior iliac spine 髂前上棘

anterior temporal fringe 前颞缘

anterior temporal point 前颞点

anterior thigh flap 股前皮瓣

anterior tibia 胫前

anterior tibial(arterial)flap 胫前(动脉)皮瓣

anterior-anterolateral 前外侧的

anterior-posterior axis 前-后轴

anterolateral compartment syndrome 股前外间隔综合征

anterolateral thigh flap 股前外侧皮瓣

anteromedial thigh flap 股前内侧皮瓣

anthelix composite graft 对耳轮复合组织移植

anthropometric 人体测量

anthropometry 人体测量法

antiandrogens 抗雄激素物质

antibacterial 抗菌剂,抗菌性的

antibacterial substance 抗菌物质

antibacterial topical ointment 抗菌软膏

antibiotic ointment 抗生素软膏

antibiotic-coated 抗生素包衣,抗生素涂层

antibiotics 抗生素

antibody 抗体

anticoagulation 抗凝

anticoagulative agents 抗凝血剂

antidepressants 抗抑郁药

antidotes 解毒药

antidromic 逆行的

antiemetics 止吐药

antifungal agent 抗真菌药

antigens 抗原

antigravity muscle 抗引力肌,抗重力肌

antihelical fold 对耳轮沟

antihelix 对耳轮

anti-inflammatory medications 抗炎治疗

anti-interleukin-2 抗白介素-2

antilymphocyte globulin 抗淋巴细胞球蛋白

antimitotic agent 抗有丝分裂剂

antimongoloid slant 眼裂倾斜

antioxidant 抗氧化剂

antiseptic 杀菌剂,防腐剂

antithymocyte globulin 抗胸腺细胞球蛋白

antitragus 对耳屏

antrum 窦,房

anus sphincter reconstruction 肛门括约肌重建术

anxiety 焦虑(症)

anxiolytics 抗焦虑药

AOS=Adams-Oliver syndrome Adams-Oliver综合征(先天性皮肤发育不良及下肢畸形综合征)

AP=anteroposterior 前后位的

APB=abductor pollicis brevis 拇短展肌

ape hand 猿手

Apert syndrome=acrocephalosyndactyly syndrome Ⅰ Apert综合征(尖头并指畸形Ⅰ型)

aperture 孔

apex 尖,顶,最高点,头顶

aphallia 先天性无阴茎畸形(由于生殖结节没有发育导致的罕见畸形,发病率为 1/3000万～1/1000万)

aphasia＝dysphasia 失语症

apical space 根尖隙

APL＝abductor pollicis longus 拇长展肌

aplasia cutis congenita 先天性皮肤发育不全

aplastic 发育不全的,成形不全的

Apligraf＝Graftskin 人工皮肤商品名(既有表皮又有真皮的双层人造皮肤,采用新生儿包皮的细胞接种于牛胶原凝胶内,而将角质细胞接种到胶原层上,当暴露于气液界面时,角质细胞可完全角质化,临床表现接近自体皮肤移植)

apnea 呼吸暂停

apocrine bromhidrosis 腋臭症,顶泌汗腺性臭汗症

apocrine glands 顶泌腺,顶浆腺

aponeurosis 腱膜

aponeurosis palmaris 掌腱膜

apoptosis＝programmed cell death 细胞凋亡(程序性细胞死亡)

apparatus＝appliance 器械,用具

appendage＝adnexa 附肢,附器,附属物

applications 应用,应用软件

approach 入路,途径,方法

apron flap 围裙样皮瓣,帘幕状瓣(将长方形皮肤或黏膜的三条边切开,剩下一条边做蒂的皮瓣,常用于颈部淋巴结清扫的皮肤切口及掀起)

apron mucosal flap 围裙状黏膜瓣

APTOS thread＝cogs thread 锯齿线

aquiline nose＝hawk nose 鹰钩鼻

arc of rotation 旋转弧

arcade artery 弓形动脉

arcades 连拱,弓形组织

arch 弓,拱形,穹隆

arcing burn 电弧烧伤

arcuate line 弓状线

arcus marginalis (角膜)老年环

arcus marginalis release 眶缘释放

arcus volaris profundus 掌深弓

arcus volaris superficialis 掌浅弓

ARDS＝acute respiratory distress syndrome 急性呼吸窘迫综合征

ARDS＝adult respiratory distress syndrome 成人呼吸窘迫综合征

areola 乳晕

areola fixation 乳晕固定

areolar 乳晕的

areolar incision 乳晕切口

argon laser 氩激光

armpit 腋窝,腋

arnica 山金车(欧洲的传统草药,用于活血化瘀)

Arnold nerve 阿诺德神经,迷走神经耳支

aromatase inhibitors 芳香酶抑制剂

arrector pili muscle 立毛肌

arrhinencephaly 无嗅脑症(嗅球嗅索发育不全)

arrhinia 无鼻(畸形)

arrhythmias 心律失常

arteria dorsalis pedis 足背动脉

arteria ulnaris 尺动脉

arteriae digitales palmares communes 指掌侧总动脉

arteriae digitales palmares propriae 指掌侧固有动脉

arterial 动脉的

arterial arch 动脉弓

arterial cannulation 动脉插管(术)

arterial flap＝artery flap 动脉皮瓣

arterial graft 动脉移植

arterial insufficiency 动脉供血不足

arterial ligation 动脉结扎(术)

arterial oxygen saturation 动脉血氧饱和度

arterial partial pressure of oxygen 动脉血氧分压

arterial pressure 动脉压

arterial spasm 动脉痉挛

arterial stenosis 动脉狭窄

arterial supply 动脉血供

arterialized flap 动脉化皮瓣

arterialized venous flap 动脉化静脉皮瓣

arteriectomy 动脉切除术

arteriogram 动脉造影

arteriography 动脉造影(术),动脉脉搏描记法

arteriospasm 动脉痉挛

arteriovenous 动静脉的

arteriovenous fistula 动静脉瘘

arterio-venous loop 动静脉环

arteritis 动脉炎

artery 动脉

artery aneurysm 动脉瘤

artery island flap 动脉岛状瓣

artery narrowing 尺动脉狭窄

artery thrombosis 尺动脉血栓形成

arthralgia 关节痛

arthritis＝arthritides＝arthrophlogosis 关节炎

arthrocentesis 关节穿刺

arthrodesis 关节融合术,关节固定术

arthrography 关节造影术

arthrogryposis 关节弯曲,关节挛缩

arthroplasty 关节成形术

arthroscopic debridement 关节镜清创术,关节镜下关节刨削术

arthroscopic surgery 关节镜手术

arthroscopy 关节镜

arthroscopy-assisted fixation 关节镜辅助固定术

arthrosis deformans 变形性关节病

arthrotomy 关节切开术

articular 关节的

articular capsule 关节囊

articular cartilage 关节软骨

articular contracture 关节挛缩

articular surface 关节面

articulare 关节点,关节突点

articulatio metacarpophalangea 掌指关节

artificial 人造的,人工的

artificial bone 人工骨

artificial ear＝prosthetic ear 人工耳,义耳

artificial eye 人工眼

artificial feeding＝bottle feeding 人工喂养

artificial hair 假发,人工毛发

artificial immunity 人工免疫

artificial joint 人工关节

artificial limb 假肢,义肢

artificial material 人工材料

artificial nose 人工鼻

artificial skin 人工皮肤

artificial tooth 义齿

AS＝Angelman syndrome Angelman综合征(以发育迟缓、智力障碍、语言缺陷、步态失调、癫痫等为主要特征的一个综合征,多数有先天性染色体缺陷)

ASA＝American Society of Anesthesiologists 美国麻醉医师协会

ASAPS＝American Society for Aesthetic Plastic Surgery 美国美容整形

外科医师协会(成立于 1967 年)

ascending scapular flap　旋肩胛皮瓣

asepsis　无菌

aseptic　无菌的

aseptic necrosis　无菌性坏死

ASPS = American Society of Plastic
　Surgeons　美国整形外科医师协
　会(成立于 1921 年)

asphyxia　窒息

asphyxiating thoracic dystrophy　窒息
　性胸廓萎缩

aspiration　吸引

aspiration biopsy　穿刺活检

aspiration pneumonitis　吸入性肺炎

aspirator　吸引器,抽吸器

aspirin　阿司匹林

assessment　评价

associated malformations　伴随畸形

asthma　哮喘

asymmetrical breasts　不对称乳房

asymmetry　不对称

ATA = anterior tibial artery　胫前
　动脉

Atasoy flap　掌侧 V-Y 推进瓣(用于
　修复指尖缺损)

atheroma = atherosclerosis　动脉粥样
　硬化

atraumatic　无创的

atraumatic needle　无损伤缝合针

atraumatic technique　无创技术

atresia　闭锁

atresia auris = meatal atresia　耳道
　闭锁

atresia nares　鼻孔闭锁

atresia of choana　鼻后孔闭锁

atresia of external auditory canal　外
　耳道闭锁

atresia of vagina = congenital absence
　of vagina　先天性无阴道,阴道

闭锁

atrial fibrillation　心房颤动

atrophy　萎缩

attachment　附件,附属物

attenuation　衰减,弱化,减毒作用

attrition bias　失访偏倚(由于随访遗
　漏造成的研究结果偏差)

atypical　非典型性

atypical nevus　非典型痣

atypical symbrachydactyly　非典型的
　指(趾)蹼畸形,短指粘连畸形

audiogram　听力图

audiometer　测听计

audiometry　听力测验法

auditory canal　外耳道

auditory pit　听窝

auditory tube　咽鼓管

augmentation　增大

augmentation mammaplasty = breast
　augmentation　隆乳术

augmentation rhinoplasty　隆鼻术

aural atresia　耳道闭锁

auricle = external ear　耳郭,外耳

auricle injury　耳郭外伤

auricle reconstruction　耳郭重建

auricular appendage　耳郭附件

auricular cartilage　耳郭软骨

auricular chondritis　耳软骨膜炎

auricular composite tissue graft　耳郭
　复合组织移植

auricular concha　耳甲

auricular defect　耳缺损

auricular fistula　耳瘘管

auricular nerve　耳神经

auricular nerve block　耳神经传导
　阻滞

auricular reconstruction　耳再造

auricular tag = accessory ear　副耳

auriculocephalic sulcus　颅耳沟

auriculotemporal nerve 耳颞神经

auriculotemporal sulcus 耳颞沟

auroplasty = otoplasty 耳成形术

autoamputation 自行离断

autogenic graft = autogenous graft = autologous graft = autograft 自体组织移植物

autoimmune disease 自身免疫系统性疾病

autoimmune response 自身免疫反应

autologous 自体的

autologous blood transfusion = autotransfusion 自体输血

autologous fat injection 自体脂肪注射

autologous graft = homogenous graft = homograft 自体移植,同源移植

automated 自动化的

automobile accidents 交通事故

autonomy 自律性,自主性

autopsy 尸检,尸体解剖

autosomal 常染色体的

autosomal dominant inheritance 常染色体显性遗传

autosomal recessive inheritance 常染色体隐性遗传

autotransfusion = autologous blood transfusion 自体输血

autotransplantation 自体组织移植

AVA = arteriovenous anastomosis 动静脉吻合

avalvular 无瓣膜的

avascular area 无血管区

AVM = arteriovenous malformation 动静脉畸形

AVN = avascular necrosis 缺血性坏死

A-V shunt = arterio-venous shunt 动静脉分流,动静脉短路

avulsed 被撕开的,撕脱的

avulsion 撕脱,剥脱

avulsion flap 撕脱皮瓣

avulsion injury 撕脱伤

avulsion of penile and scrotal skin 阴茎阴囊皮肤撕脱

axial flap = axial pattern skin flap 轴型皮瓣

axial skin flap transfer 轴型皮瓣转移术

axialization 轴向

axilla 腋,腋窝

axillary 腋窝的

axillary artery 腋动脉

axillary block 腋窝阻滞麻醉

axillary capsule 腋鞘

axillary contracture 腋部挛缩

axillary hair grafting 腋毛再植术

axillary incision 腋部切口

axillary lymph node 腋窝淋巴结

axillary lymph node dissection 腋窝淋巴结切除

axillary lymphadenectomy 腋窝淋巴结清扫术

axillary nerve 腋神经

axillary nerve block 腋神经封闭

axillary osmidrosis = bromidrosis 腋臭

axillary scar contracture 腋窝瘢痕挛缩

axis of rotation 旋转轴

axon 神经轴突,轴索

axonal transport 轴突运输

axonotmesis 轴突断裂,轴索断伤

axoplasmic transport 轴浆运输

B

B lymphocytes B淋巴细胞

BA = brachial artery 肱动脉

bacitracin 杆菌肽

back tongue 舌后置

baclofen 巴氯芬(肌松药)

bacteremia 菌血症

bacterial 细菌的

bacterial contamination 细菌污染

bacterial infection 细菌感染

bactericidal 杀菌的

bactericide 杀菌剂

baculum 阴茎骨(指某些哺乳动物阴茎内之骨骼)

baggy eyelid 眼袋,下睑松弛

balanic hypospadias 阴茎头型尿道下裂

baldness 脱发,秃发症

Baller-Gerold syndrome 巴-格二氏综合征,颅缝早闭-桡骨发育不全综合征

balloon digits 手指环状缩窄畸形(手指呈气球状)

ballooning 气胀术

ballottement 冲击触诊法

ballottement tests 冲击触诊法,浮球感,冲击触诊(法)

balneotherapy 浸浴疗法

Ba-N－basion-nasion 全颅底长,颅基底长

banana finger 香蕉指

band 带

bandage 绷带

Bannayan-Riley-Ruvalcaba syndrome 巨头、发育迟缓、脂肪血管瘤综合征

banner type flap 旗形皮瓣

BAPS = British Association of Plastic Surgeons 英国整形医师协会

barbiturates 巴比妥类

baresthesia 压觉,重觉

bariatric surgery 减肥术

barrier 障碍,屏障

Barton bandage Barton包扎法(先在额部水平缠绕数圈,按"顶→枕→额"的顺序多次重复。该包扎常用于双侧面部耳前区、耳后区、腮腺区、颌下区及颏下区伤口包扎,固定范围广,加压可靠,不易滑脱)

Barton fracture 巴顿骨折(桡骨远端关节面纵斜向断裂伴有腕关节半脱位)

basal fracture = basal skull fracture 颅底骨折

basal squamous cell carcinoma 基底鳞状细胞癌

basal thumb joint 拇指基底关节

baseball finger = mallet finger 棒球指,锤状指

basilic vein 贵要静脉

basion 颅底点

basosquamous cell acanthoma 基底鳞状细胞棘皮瘤

basosquamous cell carcinoma 基底鳞状细胞癌

basting suture 绷线缝合,铆着缝合(贯穿移植皮片或皮瓣并固定在其深部受区的缝合,打结下方衬垫纱布等材料以减轻对皮片或皮瓣的压强,其目的是固定移植组织和避免空腔形成,常用于耳再造及大面积皮瓣移植术中)

bat ear 招风耳

Bazex syndrome Bazex综合征(显性遗传病,表现为毛囊性皮肤萎缩、多发性基底细胞癌、少汗或无汗、毛发稀疏等)

BCC(basal cell carcinoma) = BCE(basal cell epithelioma) = basalioma 基底细胞癌,基底细胞上皮瘤

BCG = Bacille Calmette-Guérin 卡介苗

BCNS = basal cell nevus syndrome 基底细胞痣综合征(下颌囊肿-基底细胞瘤-骨畸形)

BDD = body dysmorphic disorder 躯体变形障碍症(属于精神疾病范畴)

beads 珠,串珠

beard restoration 胡须修复再造

Becker nevus Becker痣(又称色素性毛表皮痣)

Beckwith-Wiedemann syndrome 伯-韦综合征(脐疝-巨舌-巨人症综合征)

bed sore = decubitus ulcer = pressure sore 褥疮

behavior assessment 行为评估

behavior science 行为科学

behavior therapy 行为疗法

behavioral disorder 行为失常

bell clapper deformity 睾丸钟摆畸形

Bell flap 贝尔瓣

Bell palsy 贝尔麻痹(面神经麻痹)

Bell phenomenon 贝尔现象(面瘫患者闭眼时,患侧眼球向外、上方转动)

Bellocq tamponade 贝洛克鼻咽腔填塞法

belt lipectomy 腰部切脂术

Benelli mastopexy Benelli法乳房下垂矫正术

benign 良性的

benign juvenile melanoma = Spitz nevus 良性幼年黑素瘤,斯皮茨痣

Bennelli round block technique Bennelli法环形缝扎术(用于乳房缩小及下垂整形)

Bennett fracture 贝内特骨折(第一掌骨基部骨折)

beta-hemolytic Streptococcus β-溶血性链球菌

betamethasone 倍他米松

bFGF = basic fibroblast growth factor 碱性成纤维细胞生长因子

BI = burn index 烧伤指数

biceps 二头的,二头肌

biceps femoris flap 股二头肌皮瓣

biceps reconstruction 二头肌重建

biceps tendon transfer 二头肌腱转位

bicoronal incision 两侧的冠状切口(常指左右两条不连成一线的短冠状切口,用于提眉及前额除皱)

bicoronal synostosis = brachycephaly 两侧冠状缝早愈,短头畸形(由于左右两边的冠状缝愈合过早,从而限制前额不能向前生长发育,造成前额扁平较宽的短头畸形)

Biesenberger technique Biesenberger法乳房缩小整形术

bifid 两叉的

bifid nose = median cleft nose 鼻正中裂

bifid thumb 分叉拇指

bifid tongue 分叉舌

biglycan 双糖链蛋白多糖,二聚糖

bilateral 双侧的,两侧的

bilateral cleft lip 双侧唇裂

bilobed skin flap 双叶皮瓣

bimanual examination 双手检查,双手诊察

bimaxillary 双颌的

bioabsorbable mesh 可吸收材料的网垫

bioadherence 生物黏附

biocompatibility 生物相容性

biodegradable 生物可降解的

bioengineered cartilage graft 生物工

程软骨移植物

bioengineering 生物工程

biofeedback therapy 生物反馈治疗

bioglass 生物玻璃(用于修复骨骼的
钙磷生物材料)

biologic 生物学的

biologic agent 生物制剂

biologic dressings 生物敷料

biomechanical pathology 生物力学病
理学

biomechanics 生物力学

biopolymer implant 生物多聚合植
入物

biopsy 活组织检查,病理检查

bioreactor 生物反应器

bioresorbable 生物可吸收的

biosynthetic 生物合成的

bipedicle skin flap=double pedicle flap
双蒂皮瓣

biphase external fixators 双向外固定

bipolar coagulator 双极电凝器

birds-beak deformity 鸟嘴畸形

birth defect 先天缺陷

birth mark 胎记

birth-related facial trauma 分娩相关
性颜面部损伤

birth-related injury 产伤

bite injury 咬伤

bite=occlusion 咬(合)

B-K mole syndrome B-K痣综合征

bladder exstrophy 膀胱外翻

blade 刀刃

blade cutter 刀刃切割器

Blair-Brown knife Blair-Brown取
皮刀

blanching 漂白,褪色

blanket suture 毯边缝合

blast injury=explosion injury 冲击
伤,爆炸伤

blastocyst 胚泡

bleeding 出血

blepharitis 睑炎

blepharochalasis=dermochalasia 眼
睑皮肤松弛症

blepharocoloboma 眼睑缺损

blepharophimosis 睑裂狭小

blepharoplasty 眼睑成形术

blepharoptosis 上睑下垂

blepharospasm 眼睑痉挛

blindness 失明

blink 闪目,眨眼

blistering 发疱

blisters=bulla 大水疱

Blix curve 肌肉收缩力和肌纤维长
度的关系曲线

block 阻滞

block anesthesia 阻滞麻醉

blocking splint 固定夹板

blood clot 血凝块

blood coagulation 血液凝固

blood culture 血培养基

blood donation 献血

blood flow 血流

blood flowmeter 血流(量)计

blood gas 血气

blood group antigens 血型抗原

blood loss 失血

blood osmolality 血液渗透压

blood pressure 血压

blood supply 血供

blood transfusion 输血

blood vessel 血管

blood vessel transplantation 血管
移植

blood viscosity 血液黏度

bloodless field 无血区域

blood-nerve barrier 血液神经屏障

blowout fracture 爆裂性骨折

blowout fracture of orbital floor 眶底爆裂性骨折

blue nevus 蓝痣

blue rubber bleb nevus syndrome = Bean syndrome 蓝色橡皮疱样痣综合征(先天性皮肤和胃肠道多发性血管瘤,瘤体外皮肤呈橡皮样乳头,并有蓝色色素性改变)

bluish discoloration 蓝色变

blunt cylindrical punch 钝头圆柱状打孔器(植发用)

blunt dissection 钝性分离,钝剥离

BMI = Body Mass Index 身体质量指数[简称体质指数,又称体重指数,计算公式=体重(千克)÷身高(米)的平方]

BMP = bone morphogenic protein 骨形成蛋白

BMR = basal metabolic rate 基础代谢率

board certification 委员会证书,专科执照

boat skull = scaphoid skull 舟状头畸形

body contouring 体形塑造,体形雕塑

body image 体像,身体意象

body lift 躯干皮肤提紧术

body surface 体表

body-powered prosthesis 自身力源假肢

bolster suture 枕垫减张缝合

bolus dressing = tie-over dressing 缝合打包包扎,缝线包扎(常用于全厚游离植皮后的加压固定)

bolus tie-over pressure dressing 缝线打包加压法

bone and joint assessment 骨关节评估

bone conduction 骨传导

bone cutting forceps 咬骨钳

bone cyst 骨囊肿

bone distraction 骨牵引

bone file 骨锉

bone flap 骨瓣

bone fragment 骨折碎片

bone fusion 骨融合

bone graft 骨移植,骨片移植

bone healing 骨愈合

bone holding forceps 持骨钳

bone induction 骨诱导

bone lengthenning 骨延长

bone lining cells 骨内衬细胞

bone marrow 骨髓

bone marrow stromal cells 骨髓基质细胞,骨髓干细胞

bone mineral density 骨密度

bone morphogenetic proteins 骨形成蛋白,骨形态发生蛋白

bone repair 骨修复

bone response 骨膜反应

bone saw 骨锯

bone scan 骨扫描

bone substitutes 骨替代物

bone transplantation 骨移植

bone tumor 骨肿瘤

bone-derived 骨源性

Bone-derived hydroxyapatite ceramics 骨提取的羟基磷灰石

Bonnevie-Ulrich syndrome Bonnevie-Ulrich 综合征(又称 Turner 综合征,指一个性染色体的全部或部分丢失所致的异常,常呈现女性表型)

bony ankylosis 骨性关节强直

bony atrophy 骨萎缩

bony framework 骨性支架

borderline personality 边缘型人格

botryoid odontogenic cyst 葡萄样牙源性囊肿

botulinum toxin 肉毒杆菌毒素,肉毒素

Bouchard nodes 布夏尔氏结节(位于近端指间关节处的软骨或骨性结节,常见于变性性关节病)

Bourneville-Pringle disease Bourneville-Pringle 母斑病(结节性硬化症的一个别名)

Boutonnière deformity = button hole deformity 钮孔状畸形

bovine collagen 牛胶原

Bowen's disease Bowen 病,鲍恩氏病,皮肤原位鳞癌,表皮鳞状细胞癌

boxer fracture 贝奈特骨折(第一掌骨基部骨折)

boxer's ear = cauliflower ear 菜花状耳

boxer's fracture = brawler's fracture 掌骨颈骨折(尤指第四、五掌骨远端骨折)

boxy deformity 方形畸形(常指鼻尖)

brachial plexitis = Parsonage-Turner syndrome 神经痛性肌萎缩,痛性臂丛神经炎

brachial plexus 臂丛,臂神经丛

brachial plexus block 臂丛神经阻滞

brachial plexus injury 臂丛神经损伤

brachiocephalic shunt = steal syndrome 头臂分流,窃血症

brachioplasty 上臂整形术

brachioradialis to FPL transfer 肱桡肌转移代拇长屈肌

brachioradialis transfer 肱桡肌移位

brachycephaly = bicoronal synostosis 短头畸形,两侧冠状缝早愈(由于左右两边的冠状缝愈合过早,从而限制前额不能向前生长发育,造成前额扁平较宽的短头畸形)

brachydactyly 短指(趾)畸形

brachytherapy 近距离放射疗法

brain contusion 脑挫伤

brain hemorrhage 脑出血

brain infarction 脑梗死

branchial arch 鳃弓

branchial arch disorders 鳃弓紊乱

branchial cleft cyst 鳃裂囊肿

branchial cyst 鳃囊肿

branchial fistula 鳃裂瘘管,腮瘘

branchial sinus 鳃裂窦道,腮窦

branchial structures 鳃弓结构

brandy nose = rosacea 酒渣鼻

BRCA gene BRCA 基因,家族性乳腺癌相关基因

breast asymmetry 乳房不对称

breast atrophy = mastatrophy 乳房萎缩

breast augmentation = augmentation mammaplasty 隆乳术

breast cancer 乳癌,乳腺癌

breast defect 乳房缺损

breast descensus 乳房松垂,乳房下垂

breast hypertrophy 乳房肥大

breast implant = breast prosthesis 乳房假体

breast implant capsule contracture 乳房假体包膜挛缩

breast implant rupture 乳房假体破裂

breast lift = mastopexy 乳房提升术

breast pain 乳房疼痛

breast prosthesis = breast implant 乳房假体

breast ptosis = mastoptosis 乳房下垂

breast reconstruction 乳房重建术,乳房再造术

breast reduction 乳房缩小术

breast shape 乳房形状

breast size 乳房大小

breast-conserving therapy　保留乳房的治疗

breast-feeding　母乳喂养,人乳喂养,乳房哺法

breast-shaping techniques　乳房塑形技术

bridged scar　桥状瘢痕

bridging flap techniques　桥式皮瓣技术

bromidrosis = axillary osmidrosis　腋臭

bronchopleural fistula　支气管胸膜瘘

brow lift　提眉术,眉上提术

brow mobility　眉的活动性

brow position　眉毛位置

brow ptosis　眉下垂

browline　眉线

browpexy　眉悬吊术,眉提升术

browplasty　眉整形

bruise = bruising　擦伤,碰伤

BSA = body surface area　体表面积

buccal fat pad　颊脂垫,颊脂体

buccal mucosa　颊黏膜

buccal sulcus incision　颊沟切口

buccinator　颊肌

Buck's fascia　布克氏筋膜,阴茎深筋膜

Buerger disease　伯格病,血栓闭塞性脉管炎

bulbar conjunctiva　球结膜

bulbous nose　球状鼻

bulge　膨胀

bulimia nervosa　神经性贪食,贪食症

bulky　大量的

bulla = blister　水疱,大疱

buphthalmos = hydrophthalmus　眼积水

bupivacaine　布比卡因

buried flap　埋没移植瓣(去除表皮和真皮浅层后埋入受区皮下的组织瓣)

buried suture　埋线法,埋没缝合术

buried suture technique　埋没导引缝合技术

buried suture technique for double eyelid　埋线法重睑术

Burkitt lymphoma　伯基特淋巴瘤(高度恶性 B 细胞性非霍奇金淋巴瘤)

burn alopecia　烧伤性脱发

burn assessment　烧伤评估

burn diagram　烧伤面积计算图

burn ectropion　烧伤性睑外翻

burn reconstruction　烧伤后整形

burn scar　烧伤瘢痕

burn scar contracture　烧伤后瘢痕挛缩

burn-related contracture　烧伤后挛缩

burn-related infection　烧伤感染

bursa　囊,黏液囊

bursal　囊的,黏液囊的

bursting fracture　爆裂性骨折

buttock　臀部

buttock lift　提臀术,臀部上提术

button hole deformity = Boutonnière deformity　钮孔状畸形

BXO = balanitis xerotica obliterans　干燥闭塞性龟头炎

C

C flap　C 瓣(特指米拉德法唇裂修补术中的一个三角形皮瓣)

cachexia　恶液质,恶病质

cadaver　尸体

CAE = cultured autologous epithelium　自体上皮培养移植

café au lait macule = café au lait spots　咖啡牛奶斑

Cagot ear   Cagot 耳(同 Aztec ear,表
　　现为无耳垂)
calcaneal   跟骨的
calcification   钙化,骨化
calcifying epithelial odontogenic tumor
　　牙源性钙化上皮瘤,屏博
　　(氏)瘤
calcifying epithelioma ＝ pilomatrixoma
　　钙化上皮瘤,毛母质瘤
calcinosis   钙质沉着症
calcitonin   降钙素,降血钙素
calcitonin gene-related peptide   降钙
　　素基因相关肽
calcium alginate   藻酸钙,海藻酸钙
calcium channel blockers   钙拮抗药,
　　钙通道阻滞剂
calcium gluconate   葡萄糖酸钙
calcium hydroxylapatite   羟基磷灰
　　石钙
calcium phosphate   磷酸钙
calcium phosphate cements   磷酸钙骨
　　水泥
calcium sulfate   硫酸钙
calculi   结石
calf   小牛,小腿,腓肠
calf implant   小腿植入物
calf muscle＝gastrocnemius   腓肠肌
callosity＝callus＝tyloma   胼胝
calvaria   头顶
calvarial bone   颅盖骨
calvarial bone graft   颅骨移植
camouflage   掩饰,伪装
camptodactyly   先天性屈曲指
canal   沟,管,道
canaliculodacryocystostomy   泪管泪
　　囊吻合术
canaliculorhinostomy   泪管鼻腔造
　　口术
canaliculus   小管,(泪)小管

cancellous   网状的,海绵状的
cancellous bone   松质骨
cancer＝carcinoma   癌
cancroid   癌样的,角化癌
candida   念珠菌属
candidiasis   念珠菌病
canine＝canine tooth   尖牙
canities＝poliosis＝hoariness   灰发,
　　白发,白发症
cannula   套管,插管
canthal   眦的,眼角的
canthal dystopia   眦错位
canthal ligament ＝ canthal tendon
　　(内、外)眦韧带
cantholysis   眦切开术
canthopexy   眦固定术,眦成形术
canthoplasty   眦成形术
canthotomy   眦切开术
canthus   眦,眼角
capillaroscopy   毛细血管镜,毛细管
　　显微镜检查
capillary blood velocity   毛细血管血
　　流速率
capillary bud   毛细管芽
capillary hemangioma ＝ hemangioma
　　simplex   毛细血管瘤,单纯性血
　　管瘤
capillary malformation   毛细血管
　　畸形
capillary refill ＝ capillary return   毛
　　细血管再灌注
capillary refill test   毛细血管充盈
　　试验
capillary-arteriovenous malformation＝
　　Parkes Weber syndrome   Parkes-
　　Weber 综合征(包括动静脉瘘以
　　及骨肥大综合征)
capillary-lymphatic-venous malforma-
　　tion ＝ Klippel-Trénaunay syn-

drome 毛细血管-淋巴-静脉畸形，Klippel-Trénaunay 综合征

capsaicin 辣椒辣素，辣椒碱

capsular contracture 包膜牵缩，纤维囊牵缩

capsule 囊，被膜，包膜

capsule retention 纤维囊保留

capsulectomy 囊切除术，包膜囊切除术

capsulitis 关节囊炎，囊炎

capsulotomy 囊切开术，包膜囊切开术

caput obstipum 斜颈

carbon dioxide laser 二氧化碳激光

carbon dioxide snow = dry ice 干冰

carbonated calcium phosphate cement 磷酸碳酸钙水泥

carcinogen 致癌物

carcinogenicity 致癌性

carcinoid 类癌瘤

carcinoma = cancer 癌瘤

carcinoma cutis 皮肤癌

cardiomyocytes 心肌炎

cardiomyoplasty 心肌成形术

cardiopulmonary bypass 心肺分流术，心肺转流术

cardiopulmonary disease evaluation 心肺疾病评估

cardiovascular complication 心血管并发症

carotenoderma 胡萝卜素黄皮病，胡萝卜素色素沉着

carotid artery 颈动脉

carotid blowout 颈动脉破裂

carotid cavernous sinus fistula 颈内动脉海绵窦瘘

carotid triangle 颈动脉三角

carpal 腕骨的

carpal arch 腕骨弓

carpal bone 腕骨

carpal instability 腕骨不稳定

carpal level 腕骨的水平

carpal tunnel 腕管

carpal tunnel syndrome 腕管综合征

carpectomy 腕骨切除术

Carpenter syndrome = acrocephalosyndactyly syndrome Ⅱ Carpenter 综合征，尖头多指并指畸形Ⅱ型

carpometacarpal longitudinal arch 腕掌纵弓

carpometacarpal transverse arch 腕掌横弓

carpus 腕

carrier 携带者

cartilage 软骨

cartilage fenestration 软骨开窗术

cartilage graft 软骨移植

cartilage remodeling 软骨再塑

cartilage transplantation 软骨移植

cartilage tumors 软骨肿瘤

cartilaginous auditory tube 软骨咽鼓管

cartilaginous membrane 软骨膜

case reports 病例报告

case series 系列病例

case-control study 病例对照研究，回顾性研究

cast model 铸造模型

Castroviejo dermatome Castroviejo 取皮刀

catagen 毛发生长中期，退化期

categorical imperative 属于范畴的，绝对的，明确的

caterpillar flap = waltzed flap 爬行转移的皮管

catgut 肠线

catheter 导管

catheter drainage 导管引流

catheterization 导管插入(术)

catheter-related 与导管有关的

cat's ear 猫耳畸形

cat-scratch diseas = Afipia felis infection 猫抓病

Caucasian 白种人,高加索人

cauda 尾,尾状物

cauda helicis 耳轮尾

caudal 尾部的,远心端

cauliflower ear 菜花状耳

causalgia 灼痛,灼性神经痛

causation 原因,因果关系

cautery 烧灼

cavernous 多孔的,海绵状的

cavernous angioma = cavernous hemangioma 海绵状血管瘤,巨穴样血管瘤

cavernous lymphangioma 海绵状淋巴管瘤

cavity 腔,(空)洞

CBF = cerebral blood flow 脑血流量

CEA = cultured epidermal autograft 自体表皮培养移植

cebocephaly 猴头畸形

cell 细胞,窦、房

cell adhesion molecules 细胞-黏附分子

cell matrix 细胞基质

cellular blue nevus 细胞性蓝痣

cellular differentiation 细胞分化

cellular impairment 细胞损伤

cellulitis 蜂窝组织炎

cemental dysplasia 牙骨质发育不良

cementifying fibroma 成牙骨质细胞纤维瘤

cementoblastoma 成牙骨质细胞瘤

cemento-osseous dysplasia 牙骨质发育异常

central centrifugal cicatricial alopecia 中央型脱发

central giant cell granuloma 中央型巨细胞肉芽肿

central mentum 颏中央部

central mound technique 中央柱法

central nervous system 中枢神经系统

central paralysis 中枢性麻痹

central slip tenodesis test 中央腱检查

central tubercle 中央结节

centrifugal machine 离心机

centrifuge 离心

centrofacial flattening procedure 面中部舒平术

cephalic vein 头静脉

cephalogram X线头影测量片

cephalometric 头部测量的

cephalometric analysis 头部测量法分析

cephalometry 头影测量学

ceramic 陶瓷的,陶瓷制品

cerebral 大脑的

cerebral anomalies 大脑畸形

cerebral concussion 脑震荡

cerebral contusion 脑挫伤

cerebral edema 脑水肿

cerebral function monitoring 大脑功能监护

cerebral ischemia 脑缺血

cerebrospinal fistula 脑脊液瘘

cerebrospinal fluid 脑脊液

cerebrospinal fluid leakage 脑脊液漏出

cerebrospinal fluid rhinorrhea 脑脊液鼻漏

cerebrospinal otorrhea 脑脊液耳漏

cervical 颈部的

cervical cyst 颈部囊肿

cervical deformity　颈部畸形

cervical fistula　腮瘘

cervical hygroma　颈水囊瘤

cervical lymphadenectomy　颈部淋巴结清扫术

cervical lymphatics　颈部淋巴管

cervical nerve　颈神经

cervical obliquity　颈部前倾

cervical osteomyelitis　颈椎骨髓炎

cervical plexus　颈丛

cervical spondylosis　颈椎病

cervical sprain　颈部扭伤

cervico-aural fistula　颈耳瘘管

cervico-aural sinus　颈耳窦道

cervicofacial　面颈部的

cervicofacial fascia　面颈筋膜

cervicofacial fat　面颈部脂肪

cervicofacial flap　颈面部皮瓣

cervicohumeral flap　颈肱皮瓣（以锁骨上区为蒂的颈部皮瓣，可扩展到上臂肱骨部，用于修复面部组织缺损）

cervicomandibular angle　颌颈角

cervicomental angle　颏颈角

cervicoplasty　颈成形术

cervicosubmental fat　颏颈部脂肪

cessation　休止，停止，断绝

CGH＝comparative genomic hybridization　比较基因组杂交

chainlink flap　串联皮瓣

chalazion　霰粒肿，睑板腺囊肿

Charcot neuroarthropathy　Charcot 关节病，神经性关节病

CHARGE syndrome（Coloboma of the eye, Heart defects, Atresia of the choanae, Retardation of growth, Genital abnormalities, Ear abnormalities）　CHARGE 综合征（先天性全身多器官畸形，表现为眼组织缺损、后鼻孔闭锁、颅内神经异常、内外耳畸形、心脏畸形和生殖器畸形）

checkrein ligaments　马缰韧带，驾驭韧带（掌板在 PIP 关节近端两侧呈条索状延伸，附着在近节指骨两侧的韧带）

cheek　颊

cheek flap　颊瓣

cheek lift　颊部除皱，颊部提升

cheek reconstruction　颊重建

cheilectropion＝eclabium　唇外翻

cheilitis　唇炎

cheilognatho-palatoschisis ＝ cheilognatho-uranoschisis　唇颌腭裂

cheilognatho-prosoposchisis　唇颌面裂

cheiloplasty＝labioplasty　唇成形术，唇整形术

cheiloschisis＝cleft lip　唇裂

cheilostomatoplasty　唇口成形术

chemabrasion　化学磨削术

chemical abrasion＝chemical peeling　化学脱皮术，化学剥脱术

chemical exposure　化学药品接触

chemical injury　化学（性）损伤

chemical sympathectomy　化学性失交感，化学交感神经切除术

chemoprevention　化学预防（癌症）

chemosis　结膜水肿

chemosurgery　化学外科

chemotherapeutic agents　化疗药物

chemotherapy　化学疗法，化疗

cherry angioma　樱桃状血管瘤，老年性血管瘤

cherubism　巨颌症，颌骨增大症

chest reconstruction　胸腔重建

chest wall　胸壁

chest wall defect　胸壁缺损

chest wall irradiation 胸壁放疗

chest wall reconstruction 胸壁重建

chiasma 交叉

chiasma tendinum 腱交叉

chilblain＝frostbite＝pernio 冻疮

chimeric flaps 嵌合皮瓣

chin 颏,下巴,下颚

chin augmentation 隆颏术

chin deviation deformity 颏部偏斜
畸形

chin plasty＝mentoplasty 颏成形术

chin post-condensation 颏后缩

chin projection 颏前突

chin reconstruction 颏重建

Chinese flap＝forearm flap 中国皮
瓣,前臂皮瓣

chip skin graft 邮票状皮片移植

chloasma＝melasma 黄褐斑

chloasma gravidarum 妊娠性黄褐斑

choanal atresia 先天性鼻后孔闭锁

choke arteries 动脉阻塞

cholesterol 胆固醇,胆甾醇

choline acetyltransferase 胆碱乙酰基
转移酶

chondrectomy 软骨切除术

chondritis 软骨炎

chondrocutaneous flap 皮肤软骨复合
瓣(常指耳复合组织瓣)

chondrocytes 软骨细胞

chondrodermatitis 软骨皮炎

chondrodystrophy 软骨营养障碍

chondroid syringoma 软骨样汗管瘤

chondrolaryngoplasty 喉结成形术
(常指男性变女性时的喉结
缩小术)

chondroma 软骨瘤

chondromalacia 软骨软化

chondro-mucosal flap 软骨黏膜瓣

chondromucosal graft 软骨黏膜移植

chondromyxoid fibroma 软骨黏液样
纤维瘤

chondroplasty 软骨成形术

chondrosarcoma 软骨肉瘤

chordee＝gryposis penis 阴茎下弯畸
形,痛性阴茎勃起

chorionic villus sampling 绒膜绒毛取
样

chromatolysis 染色质色原溶解

chromic catgut 铬肠线

chromosomal analysis 染色体分析

chromosome 染色体

chronic 慢性的

chronic obstructive pulmonary disease
慢性阻塞性肺疾患,肺慢性阻
塞性疾病

chronic regional pain syndrome 慢性
区域性疼痛综合征

chronic venous insufficiency 慢性静
脉功能不全

chronic wound 慢性不愈创面

chrysiasis＝chrysoderma 金质沉着
病,金沉着性皮变色(使用含有金
的注射药物后产生的)

chyle 乳糜

chyloid 乳糜样的

chylothorax 乳糜胸,乳糜胸液

chylous 乳糜的

chylous fistula 乳糜瘘

cicatrices periorales radialis 口周放
射状瘢痕

cicatricial adhesion 瘢痕性粘连

cicatricial alopecia 瘢痕性脱发

cicatricial contracture 瘢痕挛缩

cicatricial diathesis 瘢痕体质

cicatricle 瘢痕性的,瘢痕

cicatrix＝scar 瘢痕

cicatrization 瘢痕形成

cilia＝eyelash 睫毛

ciliary neurotrophic factor 腱状节神经细胞营养因子

cinefluoroscopy 荧光屏摄影检查术

circular excision 环切术,圆形切除

circulation 循环

circulatory testing 循环测试

circumareolar incision 环乳晕切口

circumcision 包皮环切术

circumferential 周围的,周缘,环状面的

circumferential panniculectomy 环状脂肪切除术(常指腰部脂肪整形)

cirsoid aneurysm 蔓状动脉瘤

CL=cleft lip 唇裂

clamp 夹,钳,夹子,血管夹

clasped thumb 扳机指

classification 分类

clavus=corn 鸡眼

claw hand 爪形手

claw nail 钩形指甲(甲弯曲)

clear cell hidradenoma 透明细胞汗腺瘤

clear cell odontogenic tumor 牙源性透明细胞瘤

cleft 分开,分裂

cleft alveolus 齿槽裂

cleft chin 颏裂

cleft closure 裂隙关闭

cleft depth 裂隙深度

cleft earlobe=cleft lobule 耳垂裂

cleft foot 足裂

cleft hand=split hand 分裂手

cleft lip=cheiloschisis=harelip 唇裂

cleft lip and palate 唇腭裂

cleft lip nose 唇裂鼻

cleft lip repair 唇裂修复

cleft nose=rhinoschisis 鼻裂畸形

cleft sternum 胸骨裂

cleft tongue 舌裂

cleft uvula 悬雍垂裂(复数形式为uvulae)

cleidocranial dysplasia 锁骨颅骨发育不全

Cleland ligament Cleland 韧带(手指近节指关节部位的腱鞘皮纤维,功能类似于皮肤支持韧带,起自指骨两侧,呈 V 字形附着于两侧的皮肤,位于血管神经束的深面,其作用是固定皮肤和皮下的血管神经,掌腱膜挛缩症时一般不会受累)

clenched fist syndrome 握拳综合征(手部小创伤或手术后强迫性握拳及疼痛,多由心理障碍引起,甚至有强迫性截指要求)

clenched thumb=clasped thumb 钩状拇指,拇内钩

clicking 弹响

clinical examination 临床检查

clinical feature 临床特征

clinical manifestation 临床表现

clinodactylism 指弯曲

clinodactyly 指(趾)侧弯

clitoral foreskin resection 阴蒂包皮切除术

clitoral hypertrophy 阴蒂肥大

clitoridectomy 阴蒂整形切除术

clitoromegaly 阴蒂增大,阴蒂肥大

clitoroplasty 阴蒂成形术

clivus 斜坡(由颅骨的枕大孔向上至背鞍)

clonal deletion 克隆排除

cloning 克隆化

closed bite 闭锁𬌗,闭式咬合

closed flap 闭合式皮瓣

closed reduction 闭合性复位术

closed rhinoplasty 闭合式鼻整形术

closed wound 闭合性损伤

clostridial 梭状芽孢杆菌的,梭菌的

clostridial myonecrosis 气性坏疽

closure 关闭,缝合

cloverleaf skull 分叶状颅

club fingers＝clubbed fingers 杵状指

club hair 杵状毛

club hand 球棒手畸形(手及前臂一侧的骨、软组织发育不良,导致手向一侧偏斜,形如棒球杆,以桡侧更常见)

clubbed penis 杵状阴茎弯曲畸形

clubfoot 足内翻畸形,马蹄内翻足

CMC＝carboxymethylcellulose 羧甲纤维素

CMCJ＝carpometacarpal joint 腕掌关节

CMF＝cisplatin, melphalan, 5-flu-orourouracil 顺铂、苯丙酸氮芥、5-氟尿嘧啶(化疗方案)

coagulation 凝固,凝血

coagulator 电凝装置,凝固器

coagulopathy 凝血障碍,凝血病

coaptation sutures 对合缝合术

coarse hair 较粗的毛发(因其易于分离制作毛囊单位而作为毛发移植术的首选)

coblation 等离子射频低温消融术

cocaine 可卡因,古柯碱

cocked hat flap 三角帽皮瓣(用于修复拇指端缺损)

cockle shell ear 贝壳耳(畸形)

cock-up splint 腕关节背屈(上翘)夹板

cock-up wrist hand orthosis 腕关节背屈校正器

cogs thread＝APTOS thread 锯齿线

cohesive gel 黏合胶

cohort study 群组研究

cold compress 冷敷

cold injury 冻伤

cold preservation 低温保存

cold storage 冷藏

cold therapy 冷冻疗法

collaboration 合作,共同研究

collaborative research 合作研究

collagen 胶原

collagen conduit 胶原导管

collagen disorders 胶原病,胶原(代谢)障碍

collagen fiber 胶原纤维

collagen fibril 胶原原纤维

collagen type 胶原类型

collagen vascular disease 胶原血管病

collagenase 胶原酶

Collagraft 骨替代材料商品名(由牛 I 型胶原、羟磷灰石及磷酸钙组成)

collapse 塌陷,虚脱

collateral circulation 侧支循环

collateral ligament 侧副韧带

collateral sprouting 侧索生芽

collateral vein 侧支静脉

Colles' fascia Colles 筋膜(会阴浅筋膜深层)

Colles' fracture Colles 骨折,桡骨下端骨折

colloid 胶体,胶质

coloboma 眼睛缺损

coloboma of eyelid 睑缺损

colon interposition 结肠间置术,结肠代食管术

colonic flap 结肠瓣

color duplex imaging 彩色双重成像

colpoplasty＝vaginoplasty 阴道成形术

colpostenosis 阴道狭窄

columella 小柱,中轴

combination flap＝combined flap 联

合皮瓣,复合组织皮瓣

comitant vein 伴随静脉

comminuted fracture 粉碎性骨折

comminution 粉碎,粉碎性骨折

commissural ligaments 连合的,连接的韧带

commissure 连合,接合缘

commissure flap 接合缘皮瓣(指位于指蹼或口角处的皮瓣)

commissuroplasty 口角成形术

common baldness 普通脱发

common blue nevus 普通蓝痣

common digital artery 指总动脉

common digital nerve 指总神经

common interosseous artery 骨间总动脉

common peroneal nerve compression 腓总神经

common plantar digital nerve 跖趾总神经

common wart 寻常疣,疣

communicating branch 交通支

communicating vein 交通静脉

communication 通信,交通,传达

communication approaches 沟通途径

Comp Cult Skin 人工皮肤商品名(表皮层由人类表皮细胞构成,真皮层由人纤维母细胞和胶原构成)

compact bone 密质骨

comparative 相当的,比较的

comparative anatomy 比较解剖学

compartment 室,间隔,层

compartment syndrome 间隔综合征

compensation 代偿

complement 补体,补充

complete 完整的,完成,结束

complete abdominoplasty 全腹壁整形术

complete syndactyly 完全并指(趾)

complex 合成物,复杂的

complex defect 复合组织缺损

complex deformities 复杂性畸形

complicated syndactyly 复杂并指(趾)

complication 并发症

composite flap 复合皮瓣(是指携带有皮下组织如肌肉、骨或软骨的皮瓣)

composite grafts 复合移植术(多种组织共同移植)

composite tissue transplantation 复合组织移植

compound 化合物,复合

compound flap 复合皮瓣

compound nevus 复合痣,混合痣

comprehensive treatment of cleft lip and palate 唇腭裂序列治疗

compression bandage 加压绷带

compression dressing = pressure dressing = compression bandage 压缩敷料,加压包扎

compression garments 紧身衣

compression therapy 加压疗法

compressive splint 压力夹板

computed tomographic myelography CT脊髓造影术

computer-aided 计算机辅助的

computer-assisted surgery 计算机辅助手术

concealed penis = inbedded penis 隐匿阴茎

concealed polydactyly 隐匿多指(趾)

concentric 同心的,同轴的

concha 外耳,耳甲

concha nasalis 鼻甲

conchal alteration 耳甲改形

conchal cartilage 耳甲软骨

conchal cavity 耳甲腔

conchal cymba 耳舟

conditioning of skin flap 皮瓣训练

conduction 传导

condylar 髁的

condylar dislocation 颞下颌关节脱位

condylar fracture 髁骨折

condylar process fracture 髁突骨折

condylar reconstruction 髁重建

condylion 髁,髁状突

condyloma 湿疣,尖锐湿疣

congelation 凝固,冻结

congenital 先天性的

congenital abnormalities = congenital deformities 先天性畸形

congenital absence of vagina = atresia of vagina 先天性无阴道

congenital amputation = congenital limb deficiency 先天性肢体缺如

congenital anomalies 先天异常

congenital cleft lip 先天性唇裂

congenital defects 先天性缺陷

congenital double lip 先天性重唇

congenital hand coarctation ring = congenital hand erode ring 先天性手缩窄环

congenital hypospadias 先天性尿道下裂

congenital lip sinus 先天性唇窦道

congenital microcheiria 先天性小手畸形

congenital microtia 先天性小耳畸形

congenital pollical maldevelopment 先天性拇指(趾)发育不良

congenital preauricular fistula 先天性耳前瘘管

congenital preauricular sinus 先天性耳前窦道

congenital ptosis 先天性上睑下垂

congenital trigger thumb 先天性扳机拇指

congenital ring syndrome 先天性环状挛缩缩带综合征

congested lymphedema = congestive lymphedema 充血性淋巴水肿

congestion 充血

conjunctiva 结膜

conjunctiva incision 结膜切口

conjunctival 结膜的

conjunctival sac 结膜囊

conjunctivodacryo-cystostomy 结膜泪囊吻合术

conjunctivo-rhinostomy 结膜鼻腔吻合术

connective tissue 结缔组织

connective tissue diseases 结缔组织病

connective tissue framework 结缔组织框架

conscious sedation 清醒镇静

consent form 知情同意书

conservative treatment 保守疗法

consistency 一致性

constricted 缩小的

constricted ear 环缩耳,杯状耳

constricting scar 挛缩性瘢痕

constriction band syndrome = constriction ring syndrome 环状狭窄综合征(指先天性的手指或肢体环状缩窄畸形)

constriction ring 痉挛性狭窄环

constrictor 缩肌,环形缩肌

construction of vagina 阴道成形术

consultation 会诊,咨询,顾问

contact dermatitis 接触性皮炎

contagious pustular dermatitis 触染性脓疱性皮炎,传染性脓疱性

皮炎

contamination 污染

contiguous skin flap = adjacent skin flap = ortho-position skin flap 邻位皮瓣

continuous suture 连续缝合

continuous transverse mattress suture 连续横褥式缝合

continuous Z-plasty 连续Z成形术

contour 轮廓

contour defects 轮廓缺陷

contour deformity 体形异常

contour irregularity 轮廓凹凸不平

contour line 轮廓线

contract 收缩,合同

contracted scar 挛缩性瘢痕

contraction 收缩,牵缩

contracture 挛缩

contracture release 挛缩松解

contraindication 禁忌证

contralateral 对侧的

contralateral breast 对侧乳房

contrast lymphography 对照法淋巴管造影术

contused wound = bruised wound 挫伤

convection 对流

conventional 常规的

converse 相反,颠倒

conversion disorde 转换障碍

coralline 珊瑚的,生产珊瑚的

coralline hydroxyapatite 珊瑚羟基磷灰石

cord 索,带

cord bladder 脊髓病性膀胱

core body temperature 核心体温,体核温度

core needle biopsy 芯针活组织检查,中心穿刺活组织检查

core-binding factor 核心结合因子

corn = clavus 鸡眼

cornea 角膜

corneal 角膜的

corneal abrasion 角膜擦伤

corneal graft 角膜移植片

corneal reflex 角膜反射

cornification 角化

cornified layer 角质层

corn-row plugs 玉米地样植株外露（毛发移植术后并发症,表现为发际缘清晰可见的移植毛囊的植株）

cornu cutaneum 皮角

coronal angled grafting 冠状打孔（毛发）移植

coronal brow lift 冠状切口额部除皱术

coronal incision 冠状切口

coronal plane 冠状平面,额平面

coronal slit 冠状面孔隙（植毛）

coronary artery bypass 冠状动脉分流术

coronary artery disease 冠心病

coronocanthopexy 结合额部除皱的眦固定术

coronoid process 冠突,喙突

coronoplasty 牙冠成形技术

corpulmonale 肺源性心脏病

corpus cavernosum 海绵体

corpus cavernosum penis 阴茎海绵体

corpus mandibulae 下颌骨体

corpus spongiosum 尿道海绵体

corpus spongiosum penis 阴茎尿道海绵体

correction 修正,校正

correction of clubbed penis 阴茎矫直术

corrective orthosis 矫形器

corrective surgery 矫形外科

corrosion 腐蚀,侵蚀

corrosive agent injury 腐蚀剂损伤

corrugator = corrugator supercilii
  muscle 皱眉肌

cortical 皮质的

cortical bone 皮质骨

cortical tunnel (颅)骨皮质下隧道
  (除皱术中用于锚着悬吊面部
  组织)

corticocancellous 皮质网状层的,皮
  质海绵的

corticosteroid therapy 类皮质甾酮
  疗法

corticosteroids 皮质激素

corticotomy 骨皮质截骨术

cortisol 氢化可的松,皮质醇

cortisone injection 可的松注射,激素
  注射

corundum 金刚砂,刚玉

corundum implant 金刚砂植入物

corynebacterium parvum 短小棒状
  杆菌

cosmetic operation 美容手术

cosmetic surgery 美容外科,美容
  手术

cosmetics 美容术,化妆品

cosmetology 美容学,美容术

costal cartilage 肋软骨

costochondral graft 肋软骨移植

counterreaction 逆反应

countertransference 反向移情,逆
  移情

coverage 覆盖,覆盖度

covermark 涂饰剂

Cowden syndrome Cowden 综合征,
  错构瘤综合征(胃肠道多发性息
  肉伴面部小丘疹、肢端角化病和
  口腔黏膜乳突样病变)

cowlick 额前蓬乱的卷发

CP = cleft palate = palatoschisis 腭裂

cranial 颅的

cranial base 颅底

cranial base anomalies 颅底异常

cranial dysraphism 颅裂,颅闭合
  不全

cranial nerve abnormalities 脑神经
  畸形

cranial sutures 颅缝

cranial vault remodeling 颅盖骨重塑

craniofacial 颅颌面的,颅面的

craniofacial cleft 颅面裂

craniofacial complex 颅面复合体

craniofacial deformity 颅面畸形

craniofacial dysostosis 颅面成骨发育
  不全

craniofacial exposure 颅颌面暴露性
  (创面)

craniofacial fibrous dysplasis of bone
  颅面骨纤维异常增生症

craniofacial fracture 颅面骨折

craniofacial growth 颅面发育

craniofacial microsomia 颅面短小

craniofacial osteotomy 颅面截骨术

craniofacial syndrome 颅面综合征

cranio-maxillofacial plasty 颅颌面
  整形

craniopharyngioma 颅咽管瘤

cranioplasty 颅骨成形术

craniosynostosis = craniosynostoses 颅
  缝早闭(症)

cranium 头盖,颅骨,头盖骨

crease 折,折缝,皱纹

creativity 创造力

cremasteric muscle 提睾肌

crepitation 捻发音

criteria 标准,规范,尺度

critical arterial stenosis 动脉临界

狭窄

crooked nose 歪鼻

cross bite 错𬌗,反𬌗

cross digital artery island flap 交叉指动脉岛状皮瓣

cross facial nerve graft 跨面神经移植

cross flap 交叉皮瓣

cross foot flap 交足皮瓣

cross leg flap 交腿皮瓣

cross lip flap = lip switch flap 交叉唇瓣

cross-finger flap 交指皮瓣

crosshatched 画有阴影交叉线的,阴影部

cross-hatching 画剖面线

crossmatching 交叉配血

cross-stitch suture 交叉缝合

Crouzon syndrome = Crouzon craniofacial dysostosis Crouzon 综合征(颅面骨发育不全及尖头并指畸形综合征Ⅱ型)

crown 顶点,头顶

crow's feet 鱼尾纹

CRPS = complex regional pain syndrome 复杂区域疼痛综合征(机制不清楚的难治性神经病理性疼痛疾病)

cruciate 十字形的,十字状的

cruciate ligament 十字韧带

crura of antihelix 对耳轮脚

crus 脚,小腿

crush injury = crushed wound 挤压伤

crust 痂皮,结痂

cryogen 冷冻剂

cryogen spray 冷冻喷雾剂

cryopreservation 冰冻保存

cryoprotective agent 冷冻保护剂

cryosurgery 冷冻外科

cryotherapy 冷冻治疗

cryptorchidism 隐睾症,隐睾

cryptotia = invaginated ear = pocket ear 隐耳

crystalloid administration 晶体补液

CSA = circumflex scapular artery 旋肩胛动脉

CSF rhinorrhea 脑脊液鼻漏

CT = computed tomography 计算机(X线)断层摄影术

cubital flap 前臂尺侧皮瓣(以尺动脉背侧支为蒂的皮瓣,无需牺牲动脉主干)

cubital fossa 肘窝

cubital tunnel 肘管

cubital tunnel syndrome 肘管综合征

cubitus varus 肘内翻

cuffed oropharyngeal airway 带气囊的口咽通气管

cultured allograft 培养的同种异体移植物

cumulative 累积的,蓄积的

cumulative trauma disorder 累积性创伤疾病

cup ear 杯状耳畸形

Cupid's bow 丘比特弓(特指唇峰正中红白唇交界处的弓状曲线)

curative therapy 治愈性治疗,根治疗法

curettage = curettement 刮除术

curliness of hair 卷曲发

Curling's ulcer Curling 溃疡(严重烧伤后出现的上消化道应急性溃疡)

curly hair 卷曲毛发

Cushing's ulcer Cushing 溃疡(严重颅脑外伤或手术后继发的上消化道溃疡)

cuspid 尖牙,犬齿

cutaneous 皮肤的,皮的

cutaneous adnexal tumors 皮肤附件
肿瘤

cutaneous neoplasms 皮肤肿瘤

cutaneous nerves 皮神经

cutaneous perforator （血管神经的）
皮肤穿支

cutaneous resurfacing 换肤

cutaneous vascular territories 皮肤血
管分布区

cutaneous veins 皮静脉

cuticle 表皮层,角质层

cutis marmorata telangiectatica con-
genita = congenital generalized
phlebectasia 先天性毛细血管扩
张性大理石样皮肤,先天性泛发
性静脉扩张

cylindrical breast = tubular breast 筒
状乳房

cylindroma 圆柱瘤

cyproterone acetate 环丙孕酮

Cyrano nose Cyrano 鼻,大鼻畸形
（Cyrano 是喜剧《大鼻子情圣》中
的男主角,鼻子很大）

cyst 囊肿

cystic adenomatoid malformation 囊
性腺瘤样畸形

cystic hygroma 囊性水瘤,囊性淋巴
管瘤

cystic mass 囊块

cytokines 细胞因子

cytoskeleton 细胞支架

D

Da Vinci Surgical System 达芬奇手
术机器人系统

dacryocystitis 泪囊炎

dacryocystography 泪囊造影

dacryocystorhinostomy 泪囊鼻腔造
口术

Dandy-Walker syndrome 丹迪－沃克
综合征（第四脑室孔闭锁后肿大、
小脑发育不全、脑膨出畸形）

dark shadowed eyelid 黑眼圈

Darrach's procedure 尺骨头切除术
（可用于治疗陈旧性下尺桡关节
紊乱）

dartos fascia 肉膜(阴囊)

data simulation 数据模拟

database analysis 数据库分析

Davis graft＝pinch graft 颗粒状植皮

DB＝deep burn 深度烧伤

DBD＝dermolytic bullous dermatitis
大疱性皮肤松解症

DCA＝dorsal carpal arch 背侧腕动
脉网,腕背侧弓

DCIA＝deep circumflex iliac artery
旋髂深动脉

DCIS＝ductal carcinoma in situ 乳腺
导管原位癌

DDB＝deep dermal burn 深度真皮
烧伤

De Quervain syndrome＝tenosynovitis
De Quervain 综合征(桡骨茎突
狭窄性腱鞘炎)

dead space 死腔

debridement 清创术,创面切除

debriding 清创

debris 碎片,残骸

debulking 皮瓣削薄,斑块切除

decollement＝dissection＝stripping
剥离,分离

decompression 减压

decompression incision 减张切口

decortication 胸膜剥脱术,骨皮质剥
除术

decubitus ulcers＝bedsore＝pressure
sore 褥疮

decussation 相互交叉,十字交叉

deep circumflex iliac artery flap = Rubens flap 旋髂深动脉皮瓣,Rubens 皮瓣

deep dermal layer 真皮深层

deep fascia 深筋膜

deep palmar arch 掌深弓

deep palmar space 掌深间隙

deep venous thrombosis 深静脉血栓

deepithelialization = deepithelization 去表皮

deep-plane hike flap 深层推进瓣(常指面颈部的推进皮瓣,将皮瓣深层韧带松解并悬吊到受区的骨膜上以减轻皮瓣的张力,常用于修补颧部、下睑和颞部的缺损)

defat 脱脂

defatting 减脂术,脂肪去除

defatting of neck and jowls 颏颈部去脂术

defect 缺失,缺点,瑕疵

defect closure 缺损关闭

defense mechanism 防御机制

deficiency 缺乏,不足

definition 确定,定义,定界,清晰度

definitive 确定的

deflation (肺)放气,排气

deflected 偏斜的,偏曲的

deflected nasal septum 鼻中隔偏曲

deflected nose 歪鼻

defocused beam 散焦光束

deformation 畸形

deformation sequence 变形序列征

deformity 变形,畸形

degeneration 变性,退化

degenerative ectropion 退行性睑外翻

degloving injury 手套状撕脱伤,脱套伤

degradation 降解,分解

dehiscence 开裂

dehydration 脱水

delayed breast reconstruction 后期乳腺重建术

delayed flap 延迟皮瓣

delayed healing 延期愈合

delayed transfer 延迟转移

delta phalanx 三角指骨畸形(第二节指骨呈三角形,使手指出现成角畸形)

deltoid 三角肌,三角形的

deltoid flap 三角肌皮瓣

deltoid to triceps transfer 三角肌代三头肌术(使用三角肌的后半部转位替代三头肌,用于恢复肘关节的伸展功能)

deltopectoral flap 胸三角皮瓣

demarcation line 分界线

dendritic cell 树突状细胞

denervation 去神经支配

dense packing techniques 高密度(毛发)移植技术

densitometry 光密度(测定)法

dental 牙齿的,牙科的

dental fixation 牙固定术

dental implants 牙种植,牙植入体

dental injury 牙损伤

dental occlusion 牙咬合

dental orthodontics 牙齿正畸

dental plate 牙板,牙基托

dental prosthesis 假牙

dental reconstruction 牙重建

dental splint 牙用夹,牙夹板

dentigerous 有齿的

dentigerous cyst 萌牙囊肿,萌出期囊肿

dentition 齿系,牙列

dependent personality 依赖性人格

depigmentation 色素脱失,去色

depilation 脱毛

depilatory 脱毛剂

depressed fracture 凹陷性骨折,压入骨折

depressed scar 凹陷瘢痕

depression 忧郁

depressor 抑制剂

depressor anguli oris 降口角肌

depressor labii inferioris 降下唇肌,下唇方肌

depressor septi nasi muscle 降鼻中隔肌

depressor septi translocation 降鼻肌转位术

depressor superciliaris 降眉肌

dermabrader 皮肤磨削机

dermabrasion 皮肤磨削

Dermagraft 人造皮肤商品名（组织工程技术制造的皮肤替代品,内含有活性的成纤维细胞、各种生长因子和胶原等）

Dermagraft-TC = Dermagraft-Transitional Covering 人造皮肤商品名（将新生儿的成纤维细胞种植培养在人造材料表面,此材料为外包硅胶薄膜的尼龙网,这种半通透的材料可以起到表皮的屏障作用,冷冻保存后细胞活性消失）

dermal 皮肤的,真皮的

dermal appendage 皮肤附属器

dermal fat flap 真皮脂肪瓣

dermal graft 真皮移植片

dermal papilla 真皮乳头

dermal replacement materials 真皮替代材料

dermal ridge 皮纹,皮肤纹理

dermal sheath 真皮鞘

dermal transplantation 真皮移植

dermal-epidermal junction 真皮表皮交界部

dermal-orbicular pennant lateral canthoplasty 眼轮匝肌肌皮瓣外眦成形术

dermatitis 皮炎

dermatofibroma 皮肤纤维瘤

dermatoglyphics 皮纹学

dermatoheliosis 光老化

dermatolipectomy = dermolipectomy 皮肤脂肪切除术

dermatome 取皮机,取皮刀

dermatosis 皮肤病

dermatosis papulosa nigra 黑色丘疹性皮肤病

dermis 真皮,皮肤

dermis graft 真皮片

dermis grafting 真皮移植术

dermis-fat flap 真皮脂肪瓣

dermis-fat graft 真皮脂肪移植物

dermis-fat grafting 真皮脂肪移植术

dermofasciectomy 皮肤筋膜切除

dermoid cyst 皮样囊肿

dermojet 皮肤无针注射器,皮肤无针喷注器

dermo-lipo glandular flap 真皮脂肪腺体瓣（巨乳缩小时使用的一种组织瓣）

dermolipoma 皮肤脂肪瘤

dermomastopexy 乳房真皮固定术

descending genicular artery perforator 膝降动脉穿支

desflurane 地氟烷

desiccant agent 干燥剂

desmoid tumor 硬纤维瘤,韧带样纤维瘤

desmoplastic 促结缔组织增生的

desmoplastic fibroma 促结缔组织增生性纤维瘤

desmoplastic melanoma 结缔组织增

生性黑素瘤

developmental anomaly　发育异常

deviated nasal septum　鼻中隔偏曲

deviated nose　歪鼻

deviation　偏斜

dextran　右旋糖酐

DFSP = dermatofibrosarcoma protube-
　rans　隆突性皮肤纤维肉瘤

DGA = descending genicular artery　膝
　最上动脉,膝降动脉

D-galactose　右旋半乳糖

diabetes mellitus　糖尿病

diabetic　糖尿病的

diabetic foot　糖尿病足

diabetic neuropathy　糖尿病神经病变

diabetic ulcers　糖尿病性溃疡

diagnosis　诊断

diagnostic criteria　诊断标准

dialysis　透析

diaphragm　横膈膜

diaphragmatic　膈肌的

diaphragmatic hernia　膈疝

diazepam　安定

DIC = disseminated intravascular coa-
　gulation　弥散性血管内凝血

diced cartilage graft　软骨屑移植,软
　骨碎块移植

DIEA = deep inferior epigastric artery
　腹壁下动脉

DIEP = deep inferior epigastric artery
　perforator flap　腹壁下动脉穿
　支皮瓣

diet　饮食,节食

dietary supplements　营养保健品,膳
　食补充剂

dietary treatment　饮食治疗

Dieterich disease　掌骨头缺血性坏死
　(非常罕见,可见于外伤、激素应
　用、先天性短指畸形及 SLE

患者)

differential diagnosis　鉴别诊断

difficult patient　重症患者,疑难患者

diffuse lymphoma　弥漫性淋巴瘤

diffuse patterned alopecia　弥漫性男
　性型脱发

diffuse plane xanthoma　泛发性扁平
　黄色瘤

diffuse unpatterned alopecia　弥漫性
　非特征性脱发

digastric muscles　二腹肌

DiGeorge syndrome = congenital thymic
　hypoplasia　DiGeorge 综合征,迪
　乔治综合征(又名先天性胸腺发
　育不全,因 22 号染色体异常所致
　第三、四咽囊发育不全,患儿胸
　腺、甲状旁腺、主动脉弓、唇和耳
　朵均发育不良,T 细胞不足)

digit　指,趾,数字

digit duplication　复指(趾)

digit separation　分指(手术)

digital artery　指(趾)动脉

digital flexion contracture　手指屈曲
　挛缩

digital lengthening　手指延长术

digital nerve block　指(趾)神经阻断

digital nerve repair　指(趾)神经修复

digital replantation　断指再植

digital transposition　手指转位术

dihydrotestosterone　双氢睾酮

dimensions　尺度,量纲

dimple　凹陷点,酒窝

dimpleplasty　酒窝成形术,笑靥成
　形术

DIP = distal interphalangeal　远侧指
　间的

DIPJ = diatal interphalangeal joint
　远侧指间关节

diplegia　双侧瘫痪

diplopia = double vision　复视

diprosopus　双面畸胎

direct cutaneous artery　直接皮肤动脉

direct skin flap　直接皮瓣(指一期手术即可以完成转移的皮瓣)

direction　方向,方位

disability　残疾,无力

disadvantages　缺点

disclosure　外露,暴露

discoid breast　盘状乳房

discoloration　变色,脱色,褪色

disease transmission　疾病传播

disfigurement　毁容,缺陷

DISI = dorsal intercalated segment instability　近排腕骨背伸不稳定

disinfection　消毒

disinsertion　腱断裂,视网膜剥离

dislocation　脱位,脱臼

dismasking flap　面具皮瓣(常指冠状切口时向下方掀起的前额及面上部皮瓣)

disomy　二体性

disorder　紊乱

displacement　移置,顶替,取代

disruption　断裂,中断

disruption sequence　阻断序列征

dissatisfied patient　不满意的患者

dissection extent　分离范围

dissection techniques　分离技术,解剖技术

dissection = decollement = stripping　剥离,分离

dissociation　分离,分裂,游离

distal　远侧的,末梢的,远中的(牙),离心的,末端的

distal digital crease = distal interphalangeal crease　远侧指间纹

distal finger joint = distal interphalan-

geal joint　远侧指间关节

distal interphalangeal joint deformities　远端指(趾)间关节变形

distal palmar crease　远侧掌褶

distal phalanx fractures　远节指骨骨折

distal radius fracture　桡骨远端骨折

distal shaft hypospadias　阴茎远端型尿道下裂

distal wrist crease　远侧腕折痕

distant skin flap = remote skin flap　远位皮瓣

distortion　扭曲,变形

distraction　牵引

distraction device　牵引器

distraction lengthening　牵引延长

distraction osteogenesis　牵张成骨,牵拉骨生成技术

distraction procedure　牵引术

distribution　分布,分配

diverticulum　憩室,支囊

dizziness　头晕

DMAS = deep musculoaponeurotic system　深层肌肉腱膜系统

DMSO = dimethyl sulfoxide　二甲亚砜

DNA = deoxyribonucleic acid　脱氧核糖核酸

dobutamine　多巴酚丁胺

dog ear　猫耳朵(缝合切口两端多余的皮肤)

dominance　优势

donor scar = donor-site scarring　供区瘢痕

donor site = donor area　供区,供皮区

donor site complication　供区并发症

donor site morbidity　供区畸形

donor site repair　供区修复

dopamine　多巴胺

Doppler flowmeter 多普勒流速计

Doppler imaging 多普勒成像

Doppler mapping 多普勒图

Doppler monitoring 多普勒监测

Doppler ultrasonography 多普勒超声

dorsal 背,背侧

dorsal arteries （指）背动脉

dorsal branch 背侧支

dorsal compartment 手背间隔室

dorsal contracture 背侧挛缩

dorsal dislocation 背侧脱位

dorsal intercarpal ligament 背侧腕骨间韧带

dorsal radiocarpal ligament 桡腕背侧韧带

dorsal retinaculum 背侧支持韧带

dorsal reversed homodigital flap 逆行性患指背岛状瓣

dorsal scapular island flap 肩胛背动脉岛状皮瓣

dorsal subaponeurotic space 腱膜下背侧间隙

dorsal subdislocation 背侧半脱位

dorsal surface 背面,背侧面

dorsal-ventral axis 背腹轴

dorsoulnar flap 背尺侧皮瓣

DOT＝double-opposing tab 反向对偶法（S 形皮瓣）

double Abbé flap 双 Abbé 瓣

double blade 双刃刀

double chin 重颏,双下巴

double crush syndrome 双重挤压综合征

double eyelid 重睑

double eyelid fold＝double fold 重睑线

double eyelid operation＝double eyelid surgery＝double eyelid plasty 重睑术

double eyelid procedure 重睑成形术

double ligature 复扎法,双重结扎

double lip 重唇畸形

double opposing tab flap 双对偶皮瓣（用于乳头再造）

double opposing Z-plasty technique 双向对偶 Z 成形术

double pedicle flap＝bipedicle flap 双蒂皮瓣

double ring method 双环法

double vision＝diplopia 复视

double-chin deformity 双下巴畸形

double-fold eyelids 双眼皮

double-lumen 双腔

Down syndrome Down 综合征,唐氏综合征,21-三体综合征（患者比正常人多一条 21 号染色体,患儿通常生长迟缓,有精神异常,并且有严重的头、面、心脏和肢体畸形）

downturned mouth 口周衰老

DPA＝dorsalis pedis artery 足背动脉

DPAA＝deep palmar arterial arch 掌深动脉弓

DPIA＝dorsal branch of posterior intercostal artery 肋间后动脉背侧支

drainage 引流,导液

drains 引流

draping 覆盖

dressing 敷料,包扎

dressing change 换药

dressing material 敷料

drooping 下垂的

drop finger 槌状指

drop foot 下垂足

drop hand 垂手畸形

drowsiness 嗜睡

drug abuse　药物滥用

drug discontinuation　停药

drug treatment　药物治疗

drug-associated　药物相关的

drug-induced　药物造成的

drum type dermatome　鼓式取皮器

DSA＝dorsal scapular artery　肩胛背动脉

ductal lavage　导管灌洗

ductility　延性,延展

Dufourmentel flap　改良的菱形皮瓣

duplicated thumb　复拇畸形

duplication　复制,重复畸形

dupuytren disease fasciectomy　掌腱膜挛缩症筋膜切除术

Dupuytren's disease ＝ palmar fascia contracture　掌腱膜膜挛缩症

dural damage　硬脑膜损伤

dural puncture　硬脑(脊)膜穿刺

dye laser　染料激光(发光物质为液态的染料)

DynaGraft gel　人造骨材料(脱钙骨基质,在人体温度下黏性增加,冷却后变硬)

dynamic suspension＝dynamic support　动力悬吊

dynamic wrinkle　动力性皱纹

dynamics　动力学

dyschromia　皮肤变色,肤色改变

dysesthesias　感觉迟钝

dysfunction　功能障碍

dyskeratosis congenita　先天性角化不良

dysmorphology　畸形学

dysmorphophobia　畸形恐惧症,恐畸形症

dysplastic nevus＝atypical nevus　非典型痣

dystonia　张力障碍,张力失调

dystopia　异位,错位颅面裂

dystrophic　营养不良的

dystrophy　营养障碍

E

Eagle Barrett syndrome　梨状腹、梅干腹综合征(先天性腹壁肌肉发育不良或缺如,伴有大而无张力膀胱、扩张迂曲的输尿管及双侧隐睾)

ear　耳朵

ear canal stenosis　耳道狭窄

ear deformity　耳畸形

ear lobe＝earlobe　耳垂

ear lobe cleft＝earlobe cleft　耳垂裂

ear lobe defect　耳垂缺损

ear malformation　耳畸形

ear pit　先天性耳瘘

ear reconstruction　耳再造

earlobe deformity　耳垂变形(多指面部提升术后)

earlobe transposition　耳垂转位

early active motion　早期主动活动

early complication　早期并发症

early debridement　早期清创术

early excision　早期切除

early motion　早期运动

eating disorders　饮食紊乱,进食障碍

EB＝epidermal burn　表皮烧伤

ecchondroma　外生软骨瘤

ecchymosis　淤血,淤斑

eccrine carcinoma　小汗腺癌

eccrine duct carcinoma　小汗腺管癌

eccrine duct tumor　小汗腺管瘤

eccrine gland　外分泌腺

eccrine hidrocystoma　小汗腺囊瘤

eccrine nevus　小汗腺痣

eccrine porocarcinoma　小汗腺汗孔癌

eccrine poroepithelioma　小汗腺汗孔

上皮瘤

eccrine poroma 小汗腺汗管瘤

eccrine spiradenoma 汗腺螺旋腺瘤

eclabium＝cheilectropion 唇外翻

ECRB＝extensor carpi radialis brevis 桡侧腕短伸肌

ECRL＝extensor carpi radialis longus 桡侧腕长伸肌

ectodermal dysplasia 外胚层发育不良症

ectomesenchymal odontogenic tumor 牙源性外胚层间（充）质肿瘤

ectopia cordis 异位心，体外心

ectopic 异位的

ectrodactyly 先天性缺指（趾）

ectrodactyly, ectodermal dysplasia and cleft lip/palate（EEC）syndrome 缺指-外胚层发育不良-唇腭裂综合征，EEC 综合征

ectropion＝eversion of eyelid 睑外翻，外翻

ectropion of nostril 鼻孔外翻

ECU＝extensor carpi ulnaris 尺侧腕伸肌

eczema 湿疹

EDC＝extensor digitorum communis 指总伸肌

edema 水肿

edentulous 无齿的，无牙的

EDM＝extensor digiti minimi 小指（趾）伸肌

efferent nerve 传出神经

efficiency 效率

effluvium 脱发

effusion 流出

EGF＝epidermal growth factor 表皮生长因子

EHL＝extensor hallucis longus 拇长伸肌

Ehlers-Danlos syndrome 埃勒斯-当洛斯综合征（皮肤弹性过度综合征，须具备所有以下三个特征：皮肤弹性过度而松弛、关节异常松弛尤其是拇指可过度反伸、皮肤及其血管松脆易碎）

Eikenella corrodens infection 侵蚀艾肯菌感染

EIP＝extensor indicis proprius 示指固有伸肌

elastic 弹性的

elastic bandage 弹性绷带

elastic cartilage 弹性软骨

elastic fiber 弹性纤维

elastic splint 弹性夹板

elastic tape 弹力胶带

elastic traction 弹性牵引

elasticity 弹性

elastofibroma 弹力纤维瘤，弹性纤维瘤

elastomer 弹性体，合成橡胶

elbow 肘部

electric(al) coagulation＝electrocoagulation 电凝

electrical 电的

electrical burns 电烧伤

electrical injury 电损伤

electrical stimulation 电刺激

electricity 电流的

electrocardiography 心电图学

electrocautery 电灼术，电灸

electrode 电极

electrodiagnosis 电（刺激反应）诊断法

electrolyte 电解质

electrolyte imbalance 电解质失衡

electromyography 肌电图学

electroneuronography 神经电图

electrosurgery 电外科学，电外科

手术

elemental　要素的,基本的

elemental diet　要素饮食,成分营养法

elemental feeding　成分营养法(常指通过外界手段给予的肠外或肠内营养补充)

elephantiasis　象皮病,象皮肿

elevation　高度,海拔

elevator　剥离子,起子,挺

ellipse　椭圆形,椭圆

ELND＝elective lymph node dissection　选择性淋巴结清扫术

embolism　栓塞

embolization　栓塞术,栓塞

embryo　胚胎

embryogenesis　胚胎发生,胚胎发育

embryologic　胚胎学的

embryology　胚胎学

emergency care　急救医护

emergency treatment　急诊处理

EMG＝electromyograph　心电图

EMLA cream　恩纳乳膏(外用局部麻醉药膏,内含高浓度利多卡因)

emotional response　情绪反应

emphysema　气肿

empyema　积脓

encephalocele　脑膨出,脑疝

encephalofacial　颅面的

enchondroma　内生软骨瘤

end plate　运动终板

end to end anastomosis＝end to end suture　(血管神经的)端端吻合

end to side anastomosis＝end to side suture　(血管神经的)端侧吻合

endocanthion＝medial canthus　内眦

endocarditis　心内膜炎

endochondral　软骨内的

endocrine system　内分泌系统

endocrine therapy　内分泌疗法

endogenous infection　内源性感染

endogenous toxin　内毒素

endonasal　鼻内的

endorphins　内啡肽

endoscope　内镜

endoscopic　内镜的

endoscopic brow lift　内镜下额部提升术

endoscopic face rhytidectomy　内镜面部除皱术

endoscopic harvest　内镜下获取

endoscopic management　内镜处理

endoscopic rhytidectomy　内镜下除皱术

endoscopic surgery　内镜外科手术

endoscopic techniques　内镜技术

endoscopic transaxillary breast augmentation　内镜腋路隆乳术

endoscopy　内镜检查法

endosteum　骨内膜

endothelial cell　内皮细胞

endothelin　内皮缩血管肽

endothelium　内皮

endothelium-derived relaxing factor　内皮舒张因子

endotracheal anesthesia　气管内麻醉

endotracheal intubation　气管内插管

end-to-end　端端,头尾相接

end-to-side　端侧

end-to-side neurorrhaphy　端侧神经吻合术

enflurane　安氟醚,安利醚,恩氟烷

enlargement　扩张,增大

enophthalmia　眼球陷没

enophthalmos　眼球内陷

enteral feeding　肠道喂养,肠饲

enteral nutrition　肠内营养,经肠营养

entrapment 嵌顿,包埋

Entrez retrieval system Entrez 核酸
序列数据检索系统

entropion 睑内翻

enucleation 剜出术,摘出术

envelope deformity 包囊畸形

envenomation 螫刺毒作用,注毒(液)
作用

enzymatic 酶的

enzyme 酶

eosinophilic granuloma 嗜酸性肉
芽肿

EPA = external pudendal artery 阴部
外动脉

EPB = extensor pollicis brevis 拇短伸
肌

ephedra 麻黄

ephelis = freckle 雀斑

epiblepharon 睑赘皮

epicanthal plasty 内眦赘皮矫正术

epicanthic fold = epicanthus 内眦
赘皮

epicanthoplasty 眦成形术

Epicel 人工皮肤商品名(体外培养并
扩增的患者自体表皮角质细胞,
用于治疗大面积的烧伤及皮肤
缺损)

epicondyle 上髁

epicondylitis 上髁炎

epicranial aponeurosis 帽状腱膜

epicranius muscle 颅顶肌

epidemiology 流行病学

epidermal 表皮的

epidermal appendage 表皮附属器

epidermal cyst 表皮囊肿

epidermal nevus 表皮痣,表皮母斑

epidermis 表皮

epidermization 皮肤移植,表面形成

epidermodysplasia verruciformis 疣

状表皮发育不良

epidermoid 表皮样的,表皮样瘤

epidermoid carcinoma 表皮样癌

epidermoid cyst 表皮样囊肿

epidermolysis bullosa 大疱性表皮
松解

epidural 硬膜外的

epidural anesthesia 硬膜外麻醉

epidural block 硬膜外阻滞麻醉

epidural hematoma 硬膜外血肿

epigastric 上腹部的

epigastric flap 腹壁皮瓣

epigastric fullness 腹部胀满感

epigastric hernia 上腹疝

epigastric vessels 腹壁上血管

epiglottis 会厌

epiglottitis 会厌炎

epiglottopexy 会厌固定术

epiglottoplasty 会厌成形术

epilation 脱毛法,脱毛术

epilepsy 癫痫

epinephrine 肾上腺素

epineurium 神经外膜

epiphyseal fracture 骨骺骨折,骺
骨折

epiphyseal growth plate 骺生长板

epiphysis 骺,骨端

epispadias 尿道上裂

epithelial 上皮的

epithelialization 上皮形成

epithelioid 上皮样的

epithelioid sarcoma 上皮样肉瘤

epitheliomas 上皮瘤

epithelium 上皮,上皮细胞

EPL = extensor pollicis longus 拇长
伸肌

eponychium 甲上皮

equilibrium 平衡,平衡状态

Er：YAG laser 掺铒钇铝石榴石激光

Erb palsy 厄尔布瘫痪,欧勃氏麻痹
（产伤致臂丛损伤）

erectile dysfunction 勃起功能障碍

ergonomics 人体工学,人类工程学

eruption 出疹,喷发

eruption cyst 萌出囊肿,牙龈囊肿

erythema 红斑

erythema multiforme 多形性红斑

erythromycin 红霉素

erythroplakia 黏膜红斑病

eschar 焦痂

escharectomy 焦痂切除术

escharotomy 焦痂切开术

esophageal reconstruction 食管重建

esophagus 食管

ESR＝erythrocyte sedimentation rate
血沉

esthesioneuroblastoma 鼻腔神经胶质
瘤,成感觉神经细胞瘤

esthetic 美的,美容的

esthetic operation 美容手术

esthetic surgery 美容外科

esthetic unit 美学单位

Estlander flap＝Abbé Estlander flap
Estlander 皮瓣,Abbé 瓣（使用带
血管蒂的全层下唇组织修复上唇
缺损的方法）

ethics 伦理学

ethmoid 筛骨,筛骨的

ethmoid sinuses 筛窦

ethmoidal cells 筛房

etiology 病因学,病原学

etiopathogenesis 发病机制

EuroQol（European Quality of Life）
Scale 欧洲健康质量评价标准

Eustachian tube 咽鼓管,耳咽管

evaluation 估价,评价,定值

everting suture 外翻缝合术

evidence-based decision-making 循证
决策

Ewing sarcoma Ewing 肉瘤,尤文肉
瘤（分化差的外周原始神经外胚
层肿瘤）

examination 检查,诊察,考试

excess scarring 过度瘢痕形成

excess skin resection 多余皮肤切除

excessive elevation 提升过多

excessive fat removal 多余脂肪切除

excision 切除,切除术

excision in stages 分次切除术

excisional biopsy 切除活组织检查

excisional surgery 切除手术

exfoliative 表皮剥脱的,化学剥脱术

exit point of perforator artery 穿支
动脉浅出点

exogenous 外源性,外生性

exophthalmos 眼球突出,突眼

exorbitism 突眼症

exostoses 外生性骨疣

expanded flap 扩张皮瓣

expanded forehead flap 扩张后额部
皮瓣法

expanded skin graft 扩张皮肤移植

expander 扩张器

expander inflation 扩张器膨胀

expander malfunction 扩张器故障

expander placement 扩张器放置

expander/implant breast reconstruction
皮肤扩张后假体置入乳房再造术

expander-implant 扩张器植入

expectation 期望,预期

experiment 实验

experimental model 实验模型

experimental study design 实验研究
设计

experimentation 实验,试验

expert opinion 专家意见,司法判断

expert witness 专家证人,司法证据

explantation 外植,外植体,组织培养

explosion injury = blast injury 爆炸伤,冲击伤

exposed bone 骨暴露

exposure 外露

exposure keratitis 暴露性角膜炎

exstrophy 外翻

extended 扩展的

extended dissection 大范围分离

extension 延伸,伸展

extension contracture 伸直挛缩

extensor 伸肌

extensor digitorum brevis 趾短伸肌

extensor digitorum longus 趾长伸肌

extensor tendon 伸肌腱

exterior 外表,外部

external 体外的,外部的

external approach 外侧入路

external auditory canal 外耳道

external ear 外耳

external ear malformation 外耳畸形

external oblique muscle 腹外斜肌

external oblique muscle flap 腹外斜肌瓣

external ocular examination 外眼检查

external pin fixation 外钉固定术,口外骨钉固定法

extetnal ear reconstruction 外耳再造术

extracellular matrix 细胞外基质

extracraniofacial anomalies 颅面外畸形

extramammary Paget's disease 乳房外 Paget 病,湿疹癌

extraocular muscle injury 眼外肌损伤

extraocular muscles 眼外肌

extraoral 口外的

extravasation 溢出,溢出物

extremity 肢,(上下)肢

extrinsic characteristics 外在特征

extrinsic factor 外因,外源性因子

extrinsic theory 外在理论说,外因学说

extrusion 挤出,挤压

exudate 渗出液,分泌物

eye 眼

eye deformity 眼部畸形

eye haustra = eyebag 眼袋

eye lift 眼部提升

eye prosthesis 义眼

eye socket 眼窝

eyeblink 眨眼

eyebrow 眉毛

eyebrow defect 眉缺损

eyebrow deformity 眉畸形

eyebrow displacement 眉错位

eyebrow lifting 提眉术,眉提升术

eyebrow reconstruction 眉再造

eyebrow replacement 眉复位

eyebrows grafting 眉毛移植

eye-ear plane = Frankfort horizontal plane 眼-耳平面,Frankfort 水平面

eyelash = cilia 睫毛

eyelash defect 睫毛缺损

eyelash transplant = eyelash grafting 睫毛移植

eyelet wiring 小环结扎术,扣眼式结扎

eyelid 眼睑

eyelid deficiency 眼睑缺失

eyelid deformity 眼睑畸形

eyelid ectropion = palpebral ectropion 眼睑外翻

eyelid entropion 眼睑内翻

eyelid fold　眼睑皱褶

eyelid malposition　睑错位

eyelid plasty　眼睑整形

eyelid ptosis　上睑下垂

eyelid reconstruction　眼睑再造

eyelid reconstruction　眼睑重建

eyelid tarsorrhaphy　睑缘缝合术，睑缝合术

eyepiece　目镜，接目镜

F

FA＝facial artery　面动脉

face　面部

face lift＝face rhytidectomy　面部除皱术，面部提升术

face mask　面罩

face rhytidectomy＝face lift　面部除皱术，面部提升术

facial　面部的

facial abnormalities　面部畸形

facial aesthetics　面部美容学

facial analysis　面部分析

facial angle (FH to N-Po)　面角（法兰克福平面 FH 和鼻根颏前点连线 N-Po 的夹角，正常值在 82°～95° 之间，反映出下颌的前后位置）

facial asymmetry　面部两侧不对称

facial benign hypertrophy　面部良性肥大

facial bipartition osteotomy　中面部切开截骨术

facial burn　面部烧伤

facial cleft　面裂

facial concavity　面部凹度

facial contouring surgery　面部轮廓外科

facial convexity　面部凸度

facial danger zone　面部危险区（常指

手术中易伤及面神经的区域）

facial expression muscles　面部表情肌

facial feature　面部特征

facial fracture　面部骨折

facial growth　面部发育

facial height　面高

facial injury　面部外伤

facial liposculpture　面部脂肪雕塑术

facial liposuction　面部吸脂

facial nerve　面神经

facial nerve anastomosis　面神经吻接术

facial nerve injury　面神经损伤

facial palsy＝facial paralysis　面瘫，面神经麻痹

facial primordia　面原基

facial prostheses　面部赝复体，面部假体

facial rejuvenation　面部年轻化手术，面部回春术

facial resurfacing　面部换肤，面部磨削

facial rhytidectomy　面部皱纹切除术

facial skeleton　面部骨骼

facial soft tissue trauma　面部软组织外伤

facial spasm　面肌痉挛

facial trauma　面部创伤

faciocervical rhytidectomy＝faciocervical lifting　面颈部除皱术

factitious illness　自家诱发疾病

failed decompression　减压失败（常指神经减压治疗）

failure　衰竭

fall-related injury　坠落伤

false hermaphroditism ＝ pseudohermaphroditism　假两性畸形

false joint＝pseudarthrosis　假关节

false negative　假阴性

familial　家族的，家传的

family incidence　家族发生率

fan flap　扇形唇瓣

fascia　筋膜

fascia flap＝fascial flap　筋膜瓣

fascia stripper　筋膜条抽取器

fascia transplantation　筋膜移植

fascial　筋膜的

fascial plication　筋膜折叠

fascicular anastomosis＝fascicular suture　束状吻合，束状缝合

fascicular pattern　（神经）束的模式

fasciectomy　筋膜切除术

fasciitis　筋膜炎

fasciocutaneous flap　筋膜皮瓣

fasciotomy　筋膜切开术

fasting　禁食，空腹

fat　脂肪

fat accumulation　脂肪堆积

fat assessment　肥胖评估

fat embolism　脂肪栓塞

fat embolism syndrome　脂肪栓塞综合征

fat excision　脂肪切除

fat flap　脂肪瓣

fat graft　脂肪移植物

fat grafting　脂肪移植术

fat granule grafting　脂肪颗粒移植术

fat injection　脂肪注射

fat necrosis　脂肪坏死

fat pad　颊脂垫，髌后脂垫，脂肪垫

fat transfer＝fat transplantation　脂肪移植

fatal　致命的，致死的

fatigue　疲劳

fatty belly　腰腹肥胖

FBC＝full blood count　全血细胞计数

FCR＝flexor carpi radialis　桡侧腕屈肌

FCU＝flexor carpi ulnaris　尺侧腕屈肌

FDA＝Food and Drug Administration　食品及药物管理局（美国）

FDM＝flexor digiti minimi　小指（趾）屈肌

FDP＝flexor digitorum profundus　指深屈肌

FDS＝flexor digitorum superficialis　指浅屈肌

feeding　喂养，加液（组织培养）

female　女性，雌性

female alopecia　女性脱发

female hermaphroditism　女性两性畸形

female hypospadias　女性尿道下裂

female pattern hair loss　女性型脱发

female pseudohermaphrodite　女性假两性体

female pseudohermaphroditism　女性假两性畸形

female-to-male surgery　女变男手术

female-to-male transformation　女变男，变性

feminization　女性化，男性女性化

femoral nerve　股神经

fetal　胎的，胎儿的

fetal diaphragmatic hernia　胎儿膈疝

fetal intervention　胎儿干预

fetal scarless wound healing　胎儿（期）创伤无瘢痕愈合

fetal surgery　胎儿外科，胎内手术

fetal wound healing　胎儿创口愈合

fetus　胎儿

FGF＝fibroblast growth factor　成纤维细胞生长因子

fibrin　纤维素，纤维蛋白

fibrin cuff theory 纤维蛋白包裹理论(指机体在病理情况下,纤维蛋白原渗出至皮肤内,变硬并包裹毛细血管,导致其通透性下降,可能和皮肤溃疡的形成有关)

fibrin glue 纤维蛋白胶

fibroblast 成纤维细胞

fibrocartilage 纤维软骨

fibrocystic disease 纤维囊肿性疾病

fibrolipoma 纤维脂肪瘤

fibroma 纤维瘤

fibroma molle = acrochordon 软垂疣,软性纤维肿

fibromatosis colli 颈部纤维瘤病

fibroplasia 纤维组织增生

fibrosarcoma 纤维肉瘤

fibrosis 纤维化

fibrous 纤维的,纤维性的

fibrous dysplasia 纤维结构不良,纤维发育不全

fibroxanthoma 纤维黄色瘤

fibula 腓骨

fibula flap 腓骨瓣

field block 区域阻滞

field cancerization 区域性癌变

figure-of-eight suture "8"字缝合

fillet flap 剔骨皮瓣(指从废弃的肢体、手指等组织上切取下来再利用的皮瓣)

filling port 注射口,(扩张器)注射壶

film 薄膜,胶片

fine hair 汗毛,细小的毛发

fine-needle aspiration biopsy 细针抽吸活组织检查

finger 手指

finger contracture 手指挛缩

finger extension 伸指

finger fracture 手指骨折

finger overlength 长指(趾)畸形

finger pulp 指腹

finger reconstruction 指再造

finger replantation 断指再植

finger swan-neck deformity 手指鹅颈畸形(PIP 关节过伸,伴 DIP 关节屈曲,常见于烧伤后瘢痕及类风湿关节炎)

finger transposition 手指转位术

finger web 指蹼

fingernail transplantation 指甲移植

fingernails 指甲

fingertip 指尖

Finkelstein maneuver Finkelstein 检查法(拇指置于掌心并握拳尺偏腕关节,如此时桡骨茎突处出现疼痛,则为阳性,是 Quervain 腱鞘炎的典型症状)

first aid 急救学,急救

first and second branchial arch syndrome 第一、二鳃弓综合征

first branchial arch 第一鳃弓

first branchial arch syndrome 第一鳃弓综合征

first dorsal compartment 第一手背间隔室

first dorsal metacarpal artery flap 第一掌背动脉皮瓣

first web space 虎口

fissural 裂的

fist hand deformity 拳形手畸形

fistula 瘘管,瘘

fistulectomy 瘘管切除术

fixation 固定

flag flap 旗形皮瓣(利用手指背侧神经血管蒂设计旗帜形的皮瓣,此皮瓣首先由 Vilianyu 于 1973 年报道)

flank 侧翼,侧腰部,两肋

flap 皮瓣

flap coverage 皮瓣覆盖

flap debulking 皮瓣修薄术

flap delay 皮瓣延迟

flap design 皮瓣设计

flap failure 皮瓣（移植）失败

flap fixation 皮瓣固定

flap folding 皮瓣折叠

flap insetting 皮瓣嵌入

flap ischemia 皮瓣缺血

flap necrosis 皮瓣坏死

flap optimization 皮瓣优选

flap prefabrication 皮瓣预构

flap reconstruction 皮瓣重建

flap reperfusion injury 皮瓣再灌注
损伤

flap shaping 皮瓣修整,皮瓣塑形

flap undermining 皮瓣潜行剥离

flaring 渐张的,喇叭形的

flaring ear 招风耳

flat foot 平足,扁平足

flat wart 扁平疣

Fleur-de-lis abdominoplasty Fleur 腹
壁成形术（联合垂直和水平切口
的 T 形腹壁成形术）

flex 弯曲,屈曲

flexibility 弹性,适应性

flexion 屈曲

flexion contracture 屈曲性挛缩

flexion deformity 屈曲性畸形

flexion strap 挛缩带

flexion-adduction of thumb 拇指屈曲
内收

flexor 屈肌

flexor digiti minimi brevis 小指（趾）
短屈肌

flexor digitorum brevis 指（趾）短
屈肌

flexor superficialis tendon 浅屈肌腱

flexor tendon 屈肌腱

Flexzan 一种消毒的、超薄、半封闭
的聚亚胺脂泡沫敷料

flip-flap procedure 翻转皮瓣（1932
年 Mathien 报道的一种尿道下裂
手术方法,将皮瓣翻转向内形成
尿道）

floating thumb 浮动拇指

floppy 松软的

flow-through flap 流经皮瓣（皮瓣的
营养血管的近心端和远心端都吻
合在受区上,可同时修补组织缺
损和血管缺损）

flow-through venous flap 流经皮瓣
（吻合在静脉上的）

flow-through venous flap 流经静脉
皮瓣（皮瓣的营养血管的近心端
和远心端都吻合在受区静脉上）

fluid imbalance 体液（内环境）失衡

fluid management 液体治疗,输液
治疗

fluid replacement 补液治疗

fluid resuscitation 液体复苏

fluorescein monitoring 荧光监测（一
种监测皮瓣血运的方法）

fluorescent in situ hybridization 荧光
原位杂交

fluoroscopy 荧光透视检查,X 线透
视检查

FNA = fine needle aspiration 细针
抽吸

foam 泡沫

FOBMD = focal osteoporotic bone
marrow defect 局灶性骨质疏松
样骨髓缺损

fold 褶皱

folded ear=flapping ear 折叠耳

foldless eyelid=single eyelid 单睑,单
眼皮

follicle regeneration 毛囊再生

follicular degeneration syndrome 毛囊变性综合征

follicular family graft 毛囊族移植体

follicular stem cell 毛囊干细胞

follicular unit 毛囊单位

follicular unit graft 毛囊单位移植物

follicular unit transplant 毛囊单位移植

follicular units 卵泡单位

folliculitis 毛囊炎

follow-up 随访,追踪观察

foot 足

foramen 孔

foramina 孔,口

forceps 镊子,钳子

forearm 前臂

forearm flap = Chinese flap 前臂皮瓣,中国皮瓣

forehead 额,前额,颜

forehead flap 前额皮瓣,额部皮瓣

forehead lift 前额除皱术,额部提升术

forehead lifting = forehead rhytidectomy 额部除皱术

forehead rejuvenation 额部年轻化治疗

forehead rhytidectomy = forehead lifting 额部除皱术

foreign body 异物

foreign body aspiration 异物吸入

foreskin replacement 包皮复位

formaldehyde 甲醛

formulation 组成,成分

fossa 小窝,凹,沟

four-flap technique 四瓣法(常指四瓣法 Z 改形术)

Fournier disease 特发性阴囊坏疽,富尼埃病(一种累及阴囊、阴茎等的感染坏死性筋膜炎)

fourth dorsal compartment (手背)伸肌腱第四间隙

FPB = flexor pollicis brevis 拇短屈肌

FPL = flexor pollicis longus 拇长屈肌

fractionated protocol 分馏方法,分馏步骤

fracture 骨折,破裂

fracture dislocation 骨折脱位

fracture stress 骨折应力,断裂应力

fracture subluxation 骨折半脱位

framework 支架

framework fabrication 支架制作

framework implantation 支架植入

Frankfort horizontal plane = eye-ear plane 法兰克福平面(眼-耳平面)

freckle = ephelis 雀斑

free 游离的

free composite flap 游离复合组织瓣

free composite hair-bearing graft 游离复合毛发组织移植

free composite tissue 游离复合组织

free fat graft 脂肪组织块移植

free fibula transfer 游离腓骨移植(常指带血管蒂的移植)

free flap 游离皮瓣

free skin grafting 皮片移植术

free tissue transfer 组织游离移植

free TRAM flap = free transverse rectus abdominis muscle flap 下腹部横行腹直肌游离皮瓣,游离 TRAM 皮瓣

Freeman-Sheldon syndrome Freeman-Sheldon 综合征,弗谢二氏综合征,颅、腕、跗结构不良综合征(罕见先天性畸形,表现为小关节挛缩伴有面部肌肉的严重挛缩,导致眼角下拉、鼻唇沟突起、颏部 H 形

凹陷、唇部紧缩呈吹口哨状面容，
常误诊为 Sheldon-Hall 综合征）

free-style flap 自由皮瓣

freeze injury 冷冻伤

freeze-dried grafts 冻干组织移植

freeze-drying 冻干，冷冻干燥

frenotomy 系带切开术

frenulum 系带

frequency 频率

Frey's syndrome 弗莱（氏）综合征，
耳颞神经综合征（腮腺手术或外
伤之后，在进食时耳前和颞下区
出汗或潮红等不适，与耳颞神经
损伤有关）

Froment sign 弗罗曼夹纸征（因拇内
收肌瘫痪，无法完成拇指与食指
夹捏纸张的动作，而用指间关节
屈曲代偿，为典型的 Froment 征
阳性）

frontal bone 额骨

frontal hairline 前额发际线

frontal nerve 额神经

frontal process 额突

frontal sinus 额窦

frontal zygomatic process 额颧突

frontalis deactivation 前额扁平

frontalis fascia flap 额肌筋膜瓣

frontalis muscle 额肌

frontalis muscular flap 额肌瓣

frontal-temporal recession 额颞退缩

frontoethmoidal 额筛骨的

frontoethmoidal meningoencephalocele
额筛骨的脑膜脑膨出

frontonasal angle＝nasofrontal angle
额鼻角，鼻额角

fronto-orbital advancement 额眶前移

fronto-orbital osteotomy 额眶截骨

frontotemporal recession 额颞（发际
线）后退

frostbite 冻伤，冻疮

frown lines ＝ interbrow furrows 眉
间纹

Fryns syndrome Fryns 综合征（罕见
的先天性畸形，表现为面部发育
不良、膈疝、远端肢体及肺部发育
不全等）

FUE＝follicular unit extraction 毛囊
单位抽取（技术）

fullness 满，充满

full-thickness 全厚，全层（皮肤）

full-thickness excision 全层切除

full-thickness skin graft 全层皮片

function 功能

functional 功能的

functional anatomy 功能解剖学

functional assessment 功能评价，功
能评定

functional outcome 功能性预后

functional position 功能位

functional recovery 功能性恢复

fungal 真菌的，霉菌的

fungi 真菌，霉菌

funnel chest ＝ pectus excavatus 漏
斗胸

Furlow's method Furlow 手术法（反
向双 Z 术修复软腭裂的方法）

furuncle 疖

fusiform 梭状的

fusiform excision 梭形切除

fusion 熔化，融合物

G

GAG＝glycosaminoglycan 糖胺聚糖

gait 步法，步态

gait analysis 步态分析

galea aponeurotica 帽状腱膜

galeal flap 帽状腱膜瓣

Galeazzi fracture 加莱亚蒂骨折（合并

尺骨远端脱位的桡骨下端骨折）

gallium scan 镓扫描（体内注入含有
微量放射功能的镓-67,1～2 天
后行同位素扫描以检测炎症及肿
瘤组织）

ganglion 神经节,腱鞘瘤

ganglion cyst 腱鞘囊肿

ganglionectomy 神经节切除术

gangrene 坏疽,脱疽

gangrenous 坏疽性,坏疽性的

gastric bypass surgery 胃分流术

gastric pull-up 胃上提,胃代食管

gastrocnemius 腓肠肌

gastrocnemius flap 腓肠肌瓣

gastroesophageal reflux 胃食管反流

gastrointestinal 胃肠的

gastrointestinal manifestations 胃肠
道症状

gastrointestinal system 胃肠系统

gastrointestinal ulcer 胃肠溃疡

gastroschisis 腹裂（畸形）

gastrostomy 胃造口术

gastrulation 原肠形成

gate flap 门式皮瓣（带血管蒂的鼻唇
沟皮瓣,用于上下唇的再造）

gauze 纱布

gauze dressing 纱布敷料

gauze wrapping 纱布包扎

GCS = Glasgow coma scale Glasgow
昏迷分级（昏迷患者按照睁眼、运
动反应和语言反应打分,最高 15
分,最低 3 分）

gender = sex 性别

gender dysphoria syndrome 性焦虑综
合征

gender identity disorder 性身份障
碍,性别认知紊乱

gender-related variations 性别相关性
差异

gene linkage 基因连锁

gene therapy 基因治疗

general 一般的,全身性,总的

general principle 总则

genetic analysis 遗传分析

genetic factor 遗传因素,遗传因子

genetic features 遗传特征

genetic theory 发生说

genetics 遗传学

genicular artery 膝动脉

genioplasty 颏成形术

genital 生殖的,生殖器的

genital gland prosoplasia 性腺分化
异常

genital lymphedema 生殖器淋巴水肿

gcnitalia 外生殖器,外阴

genitofemoral nerve 生殖股神经

**genitourinary fistula = urogenital fistu-
la** 泌尿生殖道瘘

gentamicin 庆大霉素

germinal matrix 生发基质

GHN = giant hairy naevus 巨大毛痣

giant 巨大的

giant cell 巨细胞,巨大细胞

giant cell angioblastoma 巨细胞血管
母细胞瘤

giant cell granuloma 巨细胞肉芽肿

giant cell tumor 巨细胞瘤（破骨细胞
瘤）

giant digit = macrodactyly 巨指（趾）

giant nevus 巨痣

gigantism 巨人症

gigantomastia 巨乳,乳房过大

gillies fan flap 扇形唇瓣

gingival 齿龈的

gingival cyst 牙龈囊肿

gingival plexus 牙龈丛

gingivoperiosteoplasty 牙龈骨膜成
形术

ginseng　人参

glabella　眉间

glabellar area　眉间区

glabellar flap　眉间皮瓣

glabellar line　眉间纹

glandular　腺样的

glandular cyst　腺性囊肿

glans　阴茎头

glioma　神经胶质瘤

gliosis　神经胶质增生

globe　眼球

globe prominence　眼球凸度

globulomaxillary　球颌突的

globulomaxillary cyst　球颌突囊肿，球状上颌囊肿

glomangioma　血管球瘤

glomus tumor　血管球瘤，血管神经肌瘤

glossectomy　舌切除术

glossopharyngeus　舌咽肌

glossotomy　舌切开术

glottic　声门的，舌的

glottic web　声门襞

glucose　葡萄糖

gluteal　臀的

gluteal augmentation　隆臀术，臀部充填术

gluteal flap　臀部皮瓣

gluteal myocutaneous flap　臀大肌肌皮瓣

gluteal thigh flap　臀股沟皮瓣

gluteus maximus　臀大肌

gluteus maximus flap　臀大肌皮瓣

gnathion（Gn）　颏顶点，颏下点

goal　目标，终点

goal determinations　目标确定

Goes＝gas（nitrous oxide），oxygen and ether　笑气、氧气、乙醚混合麻醉合剂

gold implant　黄金植入物

golden section　黄金分割

Goldenhar syndrome＝oculoauriculovertebral sequence　Goldenhar综合征，戈尔登哈综合征，眼、耳、脊柱发育不良综合征

gonadal　生殖腺的，性腺的

gonion（Go）　下颌角点

gonococcal　淋球菌的

Gordon syndrome　Gordon综合征（也称为家族性高钾性高血压或Ⅱ型假性醛固酮减低症，表现为高血钾、高血氯、低肾素性高血压）

Gore-Tex　高泰克斯，膨体聚四氟乙烯植入材料商品名

Gorlin cyst　戈林囊肿，牙源性钙化囊肿

Gorlin syndrome＝nevoid basal cell carcinoma syndrome　戈兰综合征，痣样基底细胞癌综合征

gout　痛风，尿酸盐储积病

gouty tophus　痛风石

gracilis　股薄肌

gracilis flap　股薄肌皮瓣

gracilis muscle　股薄肌

gracilis muscle transfer　股薄肌转移

grading system　分级系统

graft　移植，移植物

graft fixation　移植物固定

graft rejection　移植物排斥

graft shaping　移植物塑形

grafting technique　移植技术

Gram stain　革兰（氏）染色剂，革兰（氏）染色

Gram-negative　革兰（氏）（染色）阴性

granular cell odontogenic fibroma　粒细胞性牙源性纤维瘤

granulation　肉芽形成

granulation tissue　肉芽组织

granule 颗粒,粒

granulocyte-macrophage colony-stimulating factor 粒细胞巨噬细胞集落刺激因子

granulocytes 粒细胞

granuloma 肉芽肿,肉芽瘤

granuloma annulare 环状肉芽肿

grasp 握法,抓握

grasping core suture 抓握腱心缝合法(肌腱的缝合方法)

gray 灰质,灰色

Gray(Gy) 戈瑞,戈雷(电离辐射吸收剂量的标准单位,相当于每千克1焦耳)

grayline 灰线(眼睑缘)

Grayson ligament Grayson 韧带(手指掌面的腱鞘皮纤维,较薄,始于屈肌腱鞘,沿水平方向分布并附着于两侧皮肤,位于指神经血管束的掌侧,屈指时此韧带可防止血管神经束呈弓弦状变形,掌腱膜挛缩症时往往被累及)

Grayson nasoalveolar molding Grayson 法鼻牙槽骨塑形(用于唇腭裂患儿的早期手术前塑形)

grease 动物脂肪

great auricular nerve 耳大神经

greater palatine neurovascular bundle 腭大神经血管束

greater trochanter 大转子

greenstick fracture 青枝骨折

Greig syndrome 格雷格综合征,眼距过宽综合征

grid 网格

groin 腹股沟

groin flap 腹股沟皮瓣

groove 沟,凹槽

growth anomaly 生长异常

growth cycle 生长周期,生活周期,生活史

growth effect 生长作用

growth factor 生长因子

growth failure 生长不良

growth plate 生长板,生长面

growth retardation 生长障碍,生长迟缓,生长发育迟缓,生长阻滞,生长停滞

gryposis penis＝chordee 阴茎下弯畸形,痛性阴茎勃起

GSR＝galvanic skin response 皮电反应(皮肤的导电性,会随着心理活动而发生变化)

guideline 方针,指引

gunpowder tattoo 火药文身

gunshot injury＝gunshot wound 枪击伤

Guyon canal 尺管

Guyon canal syndrome 尺管综合征

gynecomastia＝gynaecomastia 男性乳腺发育症,男性乳房增大

H

hair 头发,毛发

hair density 毛发密度

hair follicles 毛囊

hair graft 毛发移植物

hair grafting＝hair transplantation 毛发移植

hair grafts 移植毛发,毛束

hair line 发际线

hair loss 脱发

hair mass index 头发质量指标

hair matrix 毛基质

hair micrograft 显微毛发移植术

hair minigraft 微株毛发移植

hair plug transplantation 插入式毛发移植术

hair removal 脱毛

hair restoration　头发修补

hair shaft　毛干

hair transplantation　毛发移植

hair-bearing free skin grafting　带发皮片移植术

hairline　发际线

hairline displacement　发际线异位

hairline incisions　发际切口

hairy nevus　毛痣

half-buried horizontal mattress suture　半埋入横褥式缝合

Haller index　Haller 指数,胸廓指数(用来评价漏斗胸的严重程度,即胸骨最凹陷平面测量到的胸廓内侧最大横径与相应平面胸骨后缘到椎体前缘间的最短距离的比值)

hallux valgus　拇外翻

halo nevus　晕痣

hamartoma　错构瘤

Hamstring musculocutaneous flap　大腿后侧肌皮瓣(由股二头肌、半膜肌、半腱肌组成的肌皮瓣,常用于修复褥疮等骶尾部的缺损)

hamulus　钩状突起

hand　手

hand dissection　手解剖

hand dominance　手优势

hand injury　手外伤

hand instruments　手用器械

hand positioning　手位置

hand reconstruction　手再造

hand replantation　手再植

hand rhytidectomy　手部除皱术

hand surgery　手外科

handedness　用右手或左手的习惯

hand-heart syndrome　心手症候群

handwashing　洗手

Hapsburg jaw　哈布斯堡型突颌(由于该家族近亲结婚导致的一种遗传性颌骨过度增长)

hard palate　硬腭

hardness　硬度,硬性

harelip＝cleft lip＝cheiloschisis　唇裂

harvest　收获,采集,收获物

hateful patient　令人头痛的患者

hawk nose＝aquiline nose　鹰钩鼻

Hb＝haemoglobin　血红蛋白

head and neck cancer　头颈癌

head and neck reconstruction　头颈部修复重建

head injury　头部损伤

headache　头痛

healing　愈合

Healos　骨替代材料商品名(牛胶原外包裹有羟基磷灰石的人造材料,和细胞一起植入人体,起到支架的作用)

hearing　听觉,听

heart block　心脏传导阻滞,(心)传导阻滞

heart failure　心衰竭,心力衰竭

heat shock　热休克,热激

heat therapy　热疗法,热疗

heel pain syndrome　足跟痛综合征

height　高度

helical crus＝crus of helix　耳轮脚

helical fossa　耳蜗

helical rim　耳轮缘

helix　耳轮,螺旋

hemangioendothelioma　血管内皮瘤

hemangiolymphangioma　血管淋巴管瘤

hemangioma＝angioma　血管瘤

hemangioma simplex＝capillary hemangioma　单纯性血管瘤,毛细血管瘤

hemangiomatosis　多发性血管瘤,血

管瘤病

hemangiopericytoma　血管外皮细胞瘤

hematogenous spread　血源性播散

hematologic disease　血液病

hematoma　血肿

hematoma formation　血肿形成

hemiatrophy　单侧萎缩,偏侧萎缩

hemidesmosomes　半桥粒

hemifacial atrophy＝Romberg's disease　进行性半侧颜面萎缩症

hemifacial hyperplasia　半侧面肥大

hemifacial microsomia　半侧面部发育不良,半侧面部肢体发育不良

hemifacial spasm　半侧颜面痉挛

hemihypertrophy　偏身肥大

hemilaryngectomy　半喉切除术

hemimandibular hypertrophy　半侧下颌肥大

hemiplegia　偏瘫,半身不遂

hemispherical breast　半球形乳房

hemodialysis　血液透析

hemorheologic abnormalities　血液流变异常

hemorrhage　出血

hemostasis　止血,止血法

heparin　肝素,肝磷脂

hepatitis C　丙型肝炎

herbal medicine　草药,中药

Herbert screw　Herbert 螺钉(是一种自攻螺钉,中间是光滑的金属杆,两端是直径及间距不同的螺纹)

hereditary　遗传性的,遗传的

Hering's law　赫林(氏)定律,双眼神经支配定律(两眼的肌肉受相等的神经支配)

hermaphroditism　两性畸形

hernia　疝,突出

hernia repair　疝修复

herniated orbital fat　眶脂肪疝

herpes simplex virus　单纯疱疹病毒,单纯性疱疹病毒

Hester technique　Hester 技术(中央锥形蒂巨乳缩小术)

heterogeneity　异质,不均一性

heterotopic ossification　异位性骨化

HHT＝hereditary hemorrhagic telangiectasia　遗传性出血性毛细血管扩张症(毛细血管扩张及常发性鼻出血)

hidradenitis suppurativa　化脓性汗腺炎

hidradenoma　汗腺瘤,汗腺腺瘤

high airway obstruction syndrome　高位气道阻塞综合征

high median nerve palsy　高位正中神经麻痹

high nipple　高乳头

high SMAS flap　高位 SMAS 瓣(瓣的上缘在颧弓以上)

high SMAS suspension　高位 SMAS 悬吊

high ulnar nerve palsy　高位尺神经麻痹

hindfoot　后足,足后部

hinge flap　铰链式皮瓣,合页状皮瓣

Hippocratic Oath　希波克拉底誓言

Hippokratic face　希波克拉底面容(垂危患者的面容)

hirsuties＝hirsutism　多毛症

histiocytosis　组织细胞增生症

histologic classification　组织学分类

histology　组织学

histopathology　组织病理学

historical origin　历史起源

historical perspective　历史展望,历史回顾

history　病史,历史

histrionic personality 癔症样人格

HIV = human immunodeficiency virus 人类免疫缺陷病毒

hives 荨麻疹

HLA = human leucocyte antigen 人类白细胞抗原

HLA typing 组织相容抗原分型

HLS = hypertonic lactated saline 高渗乳酸生理盐水,高张盐水

Hodgkin's disease 霍奇金病,何杰金氏病,恶性淋巴瘤

Hoffmann reflex 霍夫曼反射(手足抽搐症的感觉神经兴奋性增高引起的病理性指反射)

hollow upper eyelid = upper orbital hollow 上睑凹陷

holoprosencephaly 前脑无裂畸形

Holt-Oram syndrome 霍尔特-奥拉姆综合征(心脏和上肢异常症候群)

homogenous graft = homograft = autologous graft 自体移植,同源移植

homotransplant 同种移植

hooked nail 沟状甲

hooked nose 鹰钩鼻,钩形鼻

hordeolum 麦粒肿

horizontal bipedicle technique 水平双蒂技术(乳房缩小整形)

horizontal facial plane 面部平面

horizontal mattress suture = transverse mattress suture 水平褥式缝合术

horizontal scar technique 水平切口技术(乳房整形)

hormone receptor 激素受体

hormone therapy 激素疗法

Horner syndrome 霍纳综合征(颈交感神经麻痹)

host response 宿主反应,应答反应

hot pack 热包裹法,热裹法,致热包

House intrinsic tenodesis House 肌腱固定术(是一种拇指侧捏力重建手术方法)

HPV = human papilloma virus 人乳头状瘤病毒

Hubbard tank 蝶形水浴槽(适用于肢体瘫痪、功能障碍等患者的康复)

human bites 人咬(伤)

humeral osteotomy 肱骨截骨术

humerus 肱骨

hump nose 驼峰鼻

Hurler syndrome 赫尔利综合征(黏脂沉积症Ⅰ型,脂肪软骨营养障碍)

Hutchinson freckle 哈欣森雀斑,黑素雀斑

hyalase = hyaluronidase 透明质酸酶

hyaline 透明的,玻璃样的

hyaluronic acid = hyaluronan 透明质酸

hydranencephaly 积水性无脑畸形

hydrocarbon 碳氢化合物,烃

hydrocephalus 脑积水

hydrochloric acid injury 盐酸损伤

hydrocolloid 水状胶质

hydrocolloid dressing 水胶体敷料

hydrofluoric acid 氢氟酸,氟化氢

hydrogel 水凝胶

hydrogel dressing 水凝胶敷料

hydrogen peroxide 过氧化氢

hydronephrosis 肾积水

hydrops fetalis 胎儿水肿

hydroquinone 氢醌,对苯二酚

hydrothorax 胸膜(腔)积水,水胸

hydroxy acid 羟基酸,羟酸

hydroxyapatite 羟基磷灰石

hydroxyl radical 羟根,羟基

hygroma 水囊瘤

hymen repair＝hymenorrhaphy 处女
　膜修补术

hyoid suspension 舌骨悬吊术

hyperbaric 高压的,高气压的

hyperbaric oxygen 高压氧

hyperesthesia 感觉过敏

hyperextension 过伸,伸展过度

hyperkalemia 高钾血症

hyperkeratosis 角化过度

hypermastia 乳房肥大,多乳症

hypernasality 鼻音过多,鼻音过强

hyperostosis 骨肥厚,骨质增生

hyperpigmentation 色素沉着,着色
　过度

hyperplasia 过度增生

hypersensitive state 过敏状态

hypersensitivity reaction 超敏反应,
　过敏性反应

hypertelorism 距离过远

hypertension 高血压,压力过高

hyperthermia 体温过高、过热

hyperthyroidism 甲状腺功能亢进

hypertrichosis 多毛症

hypertrophic 肥大的,增生的

hypertrophic labia minora＝hypertro-
　phy of labia minora 小阴唇肥大

hypertrophic masseter muscle 咬肌
　肥大

hypertrophic scar 增生性瘢痕

hypertrophy 肥大,过度增大

hypertrophy copper nose＝hypertro-
　phic rosacea 肥大性酒渣鼻

hypertrophy of the orbicularis muscle
　眼轮匝肌肥厚

hypoesthesia 感觉减退

hypoglossal nerve transplantation 舌
　下神经移植

hypogonadism 性腺机能减退症

hypomastia＝hypoplastic breast 小乳

症,乳房发育不全

hyponasality 鼻音过少

hyponychial 甲下的

hyponychium 甲下皮

hypopharyngeal 咽下部的

hypopharyngeal reconstruction 下咽
　重建

hypopharynx 下咽部

hypopigmentation 色素不足,色素
　减退

hypoplasia 发育不全,细胞减生

hypoplastic 发育不全的

hypoplastic breast 乳房发育不全

hypoplastic nail 指甲发育不良

hypoplastic thumb 拇指发育不全

hypopnea 呼吸减弱,呼吸不足,呼吸
　不全

Hypospadias 尿道下裂

hypothenar muscle 小鱼际肌

hypothenar space 小鱼际间隙

hypothermia 低体温,体温过低

hypovolemia 血容量减少,血容量
　过低

hypoxia 低氧,缺氧

hysterectomy 子宫切除术

I

iatrogenic 医源性的,受医师影响的

ICD＝intercanthal distance 内眦
　间距

ICP＝intercranial pressure 颅内压

idiopathic 原发性的,自发性的

IF＝interferon 干扰素

IGA＝inferior gluteal artery 臀下
　动脉

IGAP＝inferior gluteal artery perfora-
　tor 臀下动脉穿支

IGF＝insulin-like growth factor 胰岛
　素样生长因子

IL＝interleukin　白介素

iliac crest　髂嵴

iliac osteocutaneous flap　髂骨骨皮瓣

iliofemoral flap　髂股皮瓣

iliohypogastric nerve　髂腹下神经

ilioinguinal nerve　髂腹股沟神经

iliolumbar flap　髂腰部皮瓣

ilium　髂骨

ilium flap　髂骨瓣

ilium graft　髂骨移植

image-guided core biopsy　影像技术引导下的中央区活检

IMF＝intermaxillary fixation　颌间固定

immediate reconstruction　即刻重建

immediate transfer　即时转移

immersion foot　浸泡足

immobilization　固定化

immune deficiency　免疫缺乏,免疫缺陷

immune factor　免疫因子

immune globulin　免疫球蛋白,人免疫血清球蛋白

immune response　免疫反应

immune system　免疫系统

immunodeficiency　免疫缺陷,免疫缺乏

immunoglobulins　免疫球蛋白类

immunohistochemistry　免疫组织化学

immunohistopathology　免疫组织病理学

immunologic screening　免疫学筛查

immunologic tolerance　免疫耐受性

immunomodulators　免疫调节剂

immunosuppressants　免疫抑制剂

immunosuppression　免疫抑制

impact tests　冲击试验

impaired cellular function　细胞功能损伤

impairment　损伤,损害

impartiality　不公,偏倚

impeachment　弹劾,指摘

implant　假体,植入物

implant design　植入物设计

implant explantation ＝ implant exposure　假体外露,植入体外露

implant extrusion　植入体排异

implant filler　植入性充填物

implant inflation　植入物扩张

implant malposition ＝ implant migration　植入体移位

implant palpability　植入体触及

implantation cyst　植入性囊肿

implant-related infection　植入体相关的感染

impotence　无能力,阳痿

impression　印象,初步诊断

imprinting　印记,胎教,铭记

impurity　不纯,杂质

in situ cancer　原位癌

in vitro　体外,体外研究

in vivo　体内,体内研究

inadequate　不足,不充分

inadequate skin envelope　覆盖皮肤不足

incidence　发生率,发病率

incision　切口

incision inferius　下颌中切牙切缘点

incision method　切开法

incision superius　上切点

incisional scar　切口瘢痕

incisive foramen　切牙孔,门齿孔

incisura＝notch　切迹,刻痕

inclusion cyst　包涵囊肿

incomplete　不完的,未闭合的

incorporation　掺和,合并

index digit　食指

index finger abduction 示指外展

index ray 指示光

Indian flap 印度皮瓣（额部皮瓣鼻再造）

indication 适应证

indirect 间接

indirect distant flap 迂回远距皮瓣

indirect flap 间接皮瓣,迂回皮瓣（指要分次手术才能完成转移的皮瓣,如皮管及延迟皮瓣）

indirect lymphangiography 间接淋巴管造影（术）

indirect perforator 间接穿支（指从知名血管分出后,先供养其他组织后再进入皮瓣内的穿支）

indirect skin flap 间接皮瓣

indirect transfer 间接转移

individualization 个体化,个别化

induction agents 诱导因子

infancy 幼年,幼儿期

infant 婴幼儿

infected wound 感染伤面

infection 感染

inferior 下的,下级的

inferior alveolar nerve 卜牙槽神经

inferior crus of antihelix 对耳轮脚

inferior gluteal artery perforator flap 臀下动脉穿支皮瓣

inferior margin 下缘

inferior palpebral sulcus(fold) 下睑沟（皱襞）

inferior pedicle technique 下方蒂技术（乳房整形）

inferior retinacular 下方支持韧带的

inferior turbinate flap 下鼻甲黏膜瓣

inferior turbinoplasty 下鼻甲缩小整形术

infiltration 浸润,渗透

inflammation 燃烧,发炎

inflammatory breast cancer 炎性乳癌

inflammatory phase 炎症状态

inflatable breast prosthesis 充注式乳房假体

inflatable implant 可膨胀的植入体（可充水、充气、吸收液体等）

informed consent 知情同意

infraclavicular 锁骨下的

infraclavicular block 锁骨下（臂丛神经）阻滞

infradentale 下齿槽缘点

inframammary extended circumflex scapular flap 乳房下扩大旋转肩胛皮瓣

inframammary fold 乳房下皱襞

inframammary incision = submammary incision 乳房下皱襞切口

inframammary line 乳房下皱襞线

infraorbital foramen = suborbital foramen 眶下孔

infraorbital groove 眶下沟

infraorbital hollow 眶下凹陷

infraorbital hollowness 眶下窝

infraorbital margin transconjunctival fornix incision 眶脂释放法眼袋成形术

infraorbital nerve 眶下神经

infraorbital nerve block 眶下神经阻滞

infratemporal fossa 颞下窝

infratrochlear nerve 滑车下神经

infrazygomatic hollow 颧下凹陷

ingrown fingernail = ingrown nail 指甲内向生长,嵌甲（由于外伤或畸形,导致指甲的两侧向甲床内呈嵌入状生长,可产生异物性炎症反应和甲沟炎）

inguinofemoral 腹股沟的

inheritance　遗传,遗传特性

inhibition　抑制作用,禁止

injectable filler　注射填充剂

injury-related factors　损伤相关的因素

inner canthal ligament　内眦韧带

inner canthal orbicularis oculi　内眦部眼轮匝肌

inner preputial island flap　（包皮）内板岛状瓣（用于尿道再造手术）

inner root sheath　毛根内鞘

innervated gracilis transfer　带神经支配的股薄肌移植

innervation　神经支配

insertion　插入

instability　不稳定性,不安定

instrument　器械,仪器

instrumentation　仪器使用,手段

intact　完整的,完好的

Integra　人工皮肤商品名（表皮层和真皮层分别由硅胶、胶原、糖胺聚糖等人工材料构成）

integrin　整合素（一种细胞表面的黏附分子,与细胞外基质结合后可以传导多种细胞信号）

integument　体被

intellectualization　智能化

interbrow furrows = frown lines　眉间纹

intercalated　插入的,中间的

intercalated segment　中间体

intercanthal axis　眼轴（内外眦连线）

intercarpal ligament　腕骨间韧带

intercellular adhesion molecule　细胞间黏附分子

intercostal nerve　肋间神经

interferon alfa　α 干扰素

intermaxillary elastics　颌间牵引

intermaxillary fixation screw　颌间固定螺丝

intermaxillary wiring　颌间结扎（固定）

intermetacarpal ligament　掌骨间韧带

intermetacarpal ligament reconstruction　掌骨间韧带重建

intermuscular septum　肌间隔

internal derangement　内紊乱症

internal fixation　内固定

internal nose　内鼻部

internal oblique muscle　内斜肌

interorbital space　眶间隙,眼间隔

interosseous muscles　骨间肌

interosseous nerve　骨间神经

interosseous recurrent artery　骨间返动脉

interphalangeal　指（趾）节间的

interphalangeal extension　指（趾）节间的伸展

interpolation flap　插入皮瓣（是一种邻位皮瓣,供区和受区不相连,需要二次断蒂,如额部皮瓣、鼻唇沟皮瓣和耳后皮瓣等）

interscalene nerve block　斜角肌间神经阻滞

intersection syndrome　交叉综合征（炎症侵犯拇指附近时感到前臂桡侧疼痛）

intersex　两性畸形（两性人）,雌雄间性

intervention　介入,干涉

intracavernosal injection　海绵窦内注射

intracranial　颅内的

intracranial hematoma　颅内血肿

intracranial pressure　颅内压

intradermal injection　皮内注射

intradermal nevus　皮内痣

intralesional excision　病灶内切除（术）

intralesional steroid injection　病灶内
　激素注射(常指增生性瘢痕及瘢
　痕疙瘩的激素注射)
intranasal lining flaps　鼻黏膜瓣
intraocclusal splints　殆夹板
intraoperative　术中的
intraoral　口内的
intraoral approach　口内(手术)入路
intraoral carcinoma　口腔癌
intraoral splint　口内夹板
intrathoracic　胸腔内的
intrauterine　子宫内的
intravelar veloplasty　腭肌成形术
intravenous　静脉的
intravenous adjuvant　静脉辅助(治疗)
intravenous infusion　静脉输液
intrinsic　内在的,本质的
intrinsic characteristics　固有特征,内
　在特点
intrinsic factors　(造血)内因子,内源
　因素
intrinsic ligament　固有韧带
intrinsic theory　内在理论说,内因
　学说
intubation　插管法(尤指喉管插入法)
invasion　侵入,发病,侵袭
invasive　侵入性的,侵袭的
inverted L osteotomy　倒 L 形截骨术
inverted L ramus osteotomy　倒 L 形
　下颌支截骨术
inverted nipple = retracted nipple　乳
　头内陷
inverted T shape incision　倒 T 形
　切口
inverting suture　内翻缝合
involuted phase　退化完成期(常指血
　管瘤)
involuting phase　退化期(常指血管
　瘤)

IOA = infraorbital artery　眶下动脉
Iodoflex / Iodosorb　卡地姆碘外用抗
　菌消毒药(碘和卡地姆的络合物,
　用于治疗渗出性和感染性创伤,
　主要用于静脉溃疡、褥疮、糖尿病
　足部溃疡等有渗出物伤口的
　治疗)
iontophoresis　离子电渗疗法,离子透
　入疗法
IOP = interorbital distance　眶间距
IP = interphalangeal joint　指(趾)间
　关节,IP 关节
IPA = internal pudendal artery　阴部
　内动脉
IPJ = interphalangeal joint　指间关节
IPL = intense pulse light　强脉冲光,
　光子
IPPV = intermittent positive pressure
　ventilation　间歇性正压通气
IPRAS = International Confederation
　of Plastic, Reconstructive and
　Aesthetic Surgery　国际整形美
　容外科联盟
IPRS = International Confederation for
　Plastic and Reconstructive Surgery
　国际整形外科联盟
IRI = ischemia-reperfusion injury　缺
　血-再灌注损伤
irradiated　受辐射的
irradiated tissue　受辐照的组织
irregular contour　不规则外形
irregular pigmentation　不规则色素
　沉着
irrigation　冲洗,灌洗
ISAPS = International Society of Aes-
　thetic Plastic Surgery　国际美容
　整形外科学会(成立于 1970 年的
　国际性学术组织,会员为世界各
　地的整形美容外科医生)

ischemia 缺血,组织缺血

ischemia time 缺血时间

ischemia-related complication 缺血相关并发症

ischemic 组织缺血的

ischemic preconditioning 缺血预处理

ischium 坐骨

island fascial flap 岛状筋膜瓣

island flap 岛状皮瓣

isoforms 亚型

isolated frontal forelock 孤立额发丛(毛发移植术后并发症,表现为前额发绺,植发时前额发际线设计过低,并发生后期发际线退缩)

isolation 游离

ITA = internal thoracic (mammary) artery 胸廓内动脉

Italian flap = Tagliacotian flap 意大利皮瓣,Tagliacotian 皮瓣(用于鼻再造的上臂内侧转移皮瓣)

IUCA = inferior ulnar collateral artery 尺侧下副动脉

J

Jackson -Weiss syndrome Jackson-Weiss 综合征(颅缝早闭、面中部发育不良、拇指宽大、跖骨合并畸形)

Jacobson nerve 鼓室神经

Jadassohn-Lewandowsky syndrome Jadassohn-Lewandowsky 综合征,雅-雷二氏综合征(Ⅰ型先天性厚甲症)

Jadassohn-Pellizari anetoderma 雅-佩二氏皮肤松垂,雅得松型皮肤松弛(炎症或荨麻疹性皮疹后发生的原发性皮肤松垂)

Jadassohn's sebaceous nevus = linear sebaceous nevus syndrome 雅达逊脂腺痣,线状脂腺痣综合征

Jaffe-Lichtenstein syndrome Jaffe-Lichtenstein 综合征(单骨纤维性发育不良综合征,囊状骨纤维瘤)

jaw 颌,颚

jaw deformity 颌部畸形

jaw jerk 颌反射,颌跳反射(拍击颏部使咬肌收缩的反射)

jaw winking phenomenon = Marcus Gunn syndrome 颌动瞬目综合征,下颌-瞬目综合征,Marcus Gunn 综合征

jawline 下颌外形,下颌轮廓线

jejunal flap 空肠瓣,空肠移植

jersey finger jersey 指(指深屈肌腱损伤导致患指的远侧指间关节主动屈曲功能丧失)

Jeune syndrome Jeune 综合征,热纳综合征(胸廓窒息性发育不良,胸廓萎缩)

joint 关节,连接,联合

joint axes 关节轴

joint deformity 关节变形

joint reconstruction 关节重建

Joule's law 焦耳定律

jowl sag 面颊部下垂

jowls 颌,颚骨,面颊

jugal malar sulcus 颧颊沟

jump flap 迁移瓣,跳跃皮瓣

junctional 连接

junctional nevus 交界痣

juncturae tendinum 腱结合

Juri flap Juri 皮瓣,面颈部旋转推进皮瓣(在颊部、耳前、耳后及颈部进行广泛的皮下潜行分离,以利于皮瓣向内侧旋转推进,用于修复面颊部的组织缺损)

juvenile angiofibroma 幼年血管纤维瘤

juvenile papillomatosis 少年型乳头状瘤病

juxtacortical 近皮质的

juxtacortical osteosarcoma 皮质旁骨肉瘤

K

KA=keratoacanthoma 角化棘皮瘤

Kanavel sign Kanavel 征,卡纳维尔氏征(手部尺侧滑液囊或腱鞘炎症时,在手掌尺侧部及小指根处出现显著压痛)

Kaposi sarcoma 卡波西肉瘤(特发性多发性色素沉着性肉瘤)

Kaposiform hemangioendothelioma 卡波济氏血管内皮瘤

Karapandzic flap Karapandzic 瓣,唇部双侧推进皮瓣(利用缺损两侧带有神经血管蒂的皮瓣,从双侧向中间推进会合修复唇组织缺损)

Karfik classification Karfik 颅面裂分类法(Karfik 于 1966 年依据胚胎学和形态学将颅面裂畸形分成额鼻、鳃弓、眼眶、颅脑、非典型面部发育障碍五大类)

karyotype 核型

Kasabach-Merritt syndrome 卡-梅二氏综合征(先天性血小板减少及血管内凝血,同时伴有严重的血管瘤)

KCL=Kaplan cardinal line KCL 线(手部的标记线,有 4 种不同方法,比较常用的是:在拇指外展时,从食指和拇指的交界点到钩骨钩的连线)

keloid 瘢痕疙瘩

keratin 角蛋白

keratin cysts=milia 角质囊肿,粟粒疹

keratinization 角质化,角化

keratinocyte 角质化细胞,角质形成细胞

keratitis 角膜炎

keratoacanthoma 角化棘皮瘤

keratoma 角化病,皮肤角化

keratoses=keratosis 角化病

ketamine 氯胺酮

key pinch 钥匙捏,侧捏

keyhole design 锁孔设计

keystone flap 拱顶石皮瓣

KID syndrome = keratitis, ichthyosis, and deafness syndrome KID 综合征(角膜炎、鱼鳞病和失聪)

Kienböck disease 金伯克氏病(1910 年由奥地利放射科医生 Kienböck 首先报道,由于前臂血管疾病导致的月骨缺血性坏死)

Kimura's disease = eosinophilic granuloma Kimura 氏病,金氏病,木村氏病,嗜酸性肉芽肿

kinky hair 卷曲发,扭结发

Kirner's syndrome Kirner 综合征,柯纳尔氏综合征(先天性小指末节内弯畸形)

Kirschner wires 克氏针,基尔希纳氏钢丝

kite flap 风筝状皮瓣(常指带有皮下蒂的邻位皮瓣)

Kleeblattschädel's syndrome Kleeblattschädel 综合征(先天性软骨营养不良性脑积水)

Klinefelter's syndrome 克氏综合征(先天性睾丸发育不全,又称曲细精管发育不全症)

Klumpke's palsy Klumpke 麻痹(产伤导致的臂丛下段损伤,常伴有同侧 Horner 综合征)

knotted suture = interrupted suture
间断缝合

knuckle 指节

knuckle pads 指节垫

Koenen's tumor Koenen 瘤,甲周纤
维瘤(甲周鲜红色光滑而坚韧的
瘢痕疙瘩样赘生物)

Krukenberg procedure Krukenberg
前臂分叉术(将前肢残端通过手
术变成具有钳夹功能的分叉状,
1951 年由 Krukenberg 首先报
道)

KTS = Klippel-Trenaunay syndrome
静脉畸形骨肥大综合征,KT 综
合征(血管淋巴管畸形、静脉曲
张、骨及软组织肥大三联症)

Kuhnt-Szymanowski procedure Ku-
hnt-Szymanowski 下睑紧缩术
(用于治疗下睑松弛或下睑外翻
的手术方法,需要劈开下睑睑缘,
并切除部分睑板和皮肤以收紧下
睑)

Kutler flap Kutler 皮瓣,指侧 V-Y
皮瓣(指端两侧两个三角形皮瓣,
向指尖做 V-Y 推进,用于修复指
端的缺损)

Kuttner tumor Kuttner 肿瘤,慢性硬
化性涎腺炎

L

L shape or J shape incision L 形或者
J 形切口

LA = local anaesthesia 局部麻醉

LA = lumbar artery 腰动脉

labial 唇的,唇音的

labial artery 唇动脉

labial cleft 唇裂

labial frenulum 唇系带

labial tubercle 唇结节,唇尖

labiogingival sulcus 唇龈沟

labiomental groove (fold) 颏唇沟

labioplasty = cheiloplasty 唇成形术

labium majora 大阴唇

labium minora 小阴唇

laboratory evaluation 实验室鉴定,实
验室评估

laboratory study 实验室研究

laboratory test 实验室试验

laboratory-produced 实验室生产的

labyrinth 迷路

laceration 撕裂,裂伤

lacrimal duct = lacrimal tract 泪小管

lacrimal duct cyst 泪管囊肿

lacrimal gland 泪腺

lacrimal groove = lacrimal sulcus
泪沟

lacrimal obstruction 泪道梗阻

lacrimal point (spot) = lacrimal punc-
tum (puncta) 泪小点

lacrimal sac 泪囊

lacrimal system 泪器,泪系统

lactation 泌乳,授乳,哺乳期

lag phase 停滞期

lagophthalmos 兔眼,睑裂闭合不全

lambdoid 人字形的

lambdoid craniosynostosis = lambdoid
suture synostosis = lambdoid synos-
tosis 人字缝融合,人字缝颅缝
早闭

lamellar dissection 分层剥离(特指面
部除皱术中皮肤和 SMAS 层的
分层分离)

lamellar graft 角膜板层移植片

lamina densa 致密板

lamina lucida 透明板

laminated thick skin grafting = over-
lapping skin grafting 重叠植
皮术

laminin 层粘连蛋白

landmark 界标,划时代的事

Langerhans cell 朗格汉斯细胞,朗氏细胞

Langer's lines = skin line 朗格(氏)线,皮纹与褶皱线

lanugo 胎毛

large cohort study 大样本定群调查

large-volume 大容量

large-volume liposuction 大量抽脂

laryngeal 喉部的

laryngeal cancer 喉癌

laryngeal cleft 喉裂

laryngeal mask airway 口咽通气管

laryngectomy 喉切除术,喉头切除术

laryngomalacia 喉软骨软化病

laryngotracheobronchitis 喉气管支气管炎

larynx 喉

LASER = light amplification by stimulated emission of radiation 激光,受激辐射光放大

laser Doppler 激光多普勒

laser Doppler flowmetry 激光多普勒血流测定仪

laser Doppler perfusion imaging 激光多普勒灌注成像

laser hair transplantation 激光毛发移植(术)

laser resurfacing 激光皮肤磨削,激光换肤

LaserSkin 人工皮肤商品名(表皮层由患者自身的表皮角质细胞组成,真皮层由透明质酸组成)

late complication 晚期并发症

latency period 潜伏期

lateral advancement flap 侧向推进瓣

lateral arm flap 腕侧皮瓣,前臂外侧皮瓣

lateral arm free flap 前臂外侧游离皮瓣

lateral canthal tendon 外眦肌腱

lateral canthal tightening 外眦收紧

lateral canthoplasty 外眦韧带成形术

lateral canthus 外眦

lateral cartilage (鼻)外侧软骨

lateral cleft nose 鼻侧裂

lateral decubitus 侧卧位

lateral descent 外侧下垂

lateral epicondylitis (肱骨)外上髁炎

lateral femoral cutaneous nerve 股外侧皮神经

lateral first-toe flap 第一足趾腓侧皮瓣,拇趾腓侧皮瓣

lateral hooding 眉外侧兜帽状(眉下垂)

lateral lip incisions 侧唇切口

lateral pedicle technique 外侧蒂技术(乳房整形)

lateral periodontal cyst 侧牙周囊肿,根侧牙周囊肿

lateral pharyngectomy 侧咽部分切除术

lateral plantar artery flap 足底外侧皮瓣

lateral pterygoid muscle 翼外肌,外侧翼状肌

lateral supramalleolar flap 踝上腓侧皮瓣

lateral tarsorrhaphy 外侧睑缝合术

lateral tension abdominoplasty 侧面提紧的腹壁成形术

lateral thigh flap 大腿外侧皮瓣,股外侧皮瓣

lateral transverse thigh flap 横行股外侧皮瓣

latissimus dorsi 背阔肌

latissimus dorsi flap 背阔肌皮瓣

latrodectus bite 毒蛛蜇咬

laxity 松弛

laxity of upper eyelid 上睑松弛

layered closure technique 分层闭合技术

LCA＝lateral calcaneal artery 跟骨旁动脉

LCFA＝lateral circumflex femoral artery 旋股外侧动脉

LCIS＝lobular carcinoma in situ 小叶原位癌

Le Fort fracture （双侧）上颌横行骨折

Le Fort Ⅰ osteotomy Le Fort Ⅰ 截骨术

Le Fort Ⅱ osteotomy Le Fort Ⅱ 截骨术

Le Fort Ⅲ osteotomy Le Fort Ⅲ 截骨术

leak 渗漏,漏孔

Ledderhose disease Ledderhose 病,足底纤维瘤病,跖部纤维瘤病

leech 水蛭

leech therapy 水蛭疗法(用水蛭吸除组织内的淤血)

left lateral decubitus position 左侧卧位

leiomyosarcoma 平滑肌肉瘤

Lejour technique Lejour 法乳房缩小整形术(又名直线瘢痕乳房缩小整形术)

lengthening 延长

lentiginosis profusa 多发性雀斑样痣病

lentigo 小痣,斑痣

Leopard syndrome Leopard 综合征,豹皮综合征(先天性皮肤多发性黑痣合并心血管疾病)

leprosy 麻风病

Leriche sympathectomy Leriche 交感神经切除术

lesion depth 损伤深度,病变深度

letero-orbitale 眶外侧点

Letterer-Siwe disease 莱-赛二氏病,非类脂组织细胞增多症(可有眼球突出及眼眶内黄色瘤样病变)

leukemia 白血病,白细胞过多症

leukodermia 白斑病

leukomelanoderma 白斑黑皮病

leukoplakia 黏膜白斑病

levator 提肌

levator anguli oris 口角提肌

levator aponeurosis 上睑提肌腱膜

levator labii superioris 上唇提肌

levator palpebrae superioris 上睑提肌

levator resection＝levator shortening 上睑提肌缩短术

levator scapulae 肩胛提肌

levator veli palatini muscle 腭帆提肌

liability 易感性,易患性

lichen planus 扁平苔癣

lichenoid 苔癣样的

lichenoid keratosis 苔癣样角化病

lid margin incision 睑缘切口

lidocaine 利多卡因

life cycle 生命周期

LIGA＝lateral inferior genicular artery 膝下外侧动脉

ligament 韧带

ligamentous adhesion 韧带粘连

ligation 结扎,结扎法

light source 光源

limb lengthening＝heighten operation 增高术

limb salvage 肢体挽救,保肢治疗

Limberg flap Limberg 皮瓣，菱形皮瓣

line of expression 表情线，表情纹

lines of maximal tension （皮肤）最大张力线（平行于皮肤胶原纤维和弹力纤维束的走行方向，由 Gibson 提出）

lines of minimal tension （皮肤）最小张力线（平行于皮肤胶原纤维和弹力纤维束的走行方向，由 Converse 在 1964 年提出）

lines of minimum extensibility （皮肤）最小延展线（平行于皮肤张力线）

lines of tension （皮肤）张力线（平行于皮肤胶原纤维和弹力纤维束的走行方向，由 Dupuytren 在 1832 年提出）

linea alba （腹）白线

linea semicircularis 腹直肌鞘弓状线

linea semilunaris 半月线

linear scar 线状瘢痕

lingual 舌的

lingual frenulum 舌系带

lip 唇

lip augmentation = lip enhancement 丰唇术

lip lift 提唇术

lip measurement 唇部测量

lip reconstruction 唇重建术

lip rejuvenation 唇部年轻化

lip switch flap = cross lip flap 交叉唇瓣

lipectomy 脂肪切除术

lipidemia 脂血（症）

lipidosis 脂肪沉积

lipoatrophy 脂肪萎缩

lipodermatosclerosis 脂性硬皮病

lipodystrophy 脂肪萎缩，脂营养不良

lipogranulomas 脂肪肉芽肿

lipolysis 脂肪溶解

lipoma 脂（肪）瘤

lipomatosis 脂肪过多症

lipomatous 脂肪瘤的

lipoplasty 脂肪整形术

liposarcoma 脂肉瘤

liposculpture 脂肪雕塑，体形雕塑

liposuction = suction lipectomy 脂肪抽吸（术）

liposuction in abdominal wall 腹壁脂肪抽吸（术）

Lisfranc amputation Lisfranc 截肢术，跖跗关节离断术

Lister's tubercle 李斯特结节，桡骨背结节

liver spot 肝斑，黄褐斑

LM = lentigo maligna 恶性雀斑样痣

LME = line of maximum extensibility 皮肤最大张力线

LMM = lentigo maligna melanoma 恶性雀斑样黑素瘤

lobule 小裂片，小叶

local flap 局部皮瓣

local infiltration 局部浸润

Lockwood's ligament （下睑）门栓悬韧带（下睑囊状筋膜的增厚部分，有悬挂及支撑眼球的作用）

long face syndrome 长面综合征

long lip 长唇

long radiolunate ligament 长桡月韧带

longitudinal 纵向的，经度的

longitudinal cord 纵向束

longitudinal deficiency 纵行缺损

longitudinal study 纵向研究

long-lasting filler 长效填充剂

long-term outcome 远期效应

loop suture 间断缝合

loose body 游动体

loose body removal 游离体切除

lop ear　垂耳,横位耳甲,招风耳

loss　损耗,遗失

loss weight　减肥,体重减轻

low median nerve palsy　低位正中神经麻痹

lower　低位的,较低的

lower extremity　下肢

lower extremity edema　下肢水肿

lower extremity lymphedema　下肢淋巴水肿

lower extremity ulcer　下肢溃疡

lower eyelid　下睑

lower eyelid ectropion　下睑外翻,下睑退缩

lower incisor　下切牙点

lower lid　下睑

lower lid laxity　下睑松弛

lower lip deformity　下唇畸形

lower lip paralysis　下唇麻痹

lower lip reconstruction　下唇重建

lower pedicle technique　下部蒂(缩乳)技术

low-molecular-weight dextran　低分子右旋糖酐

LPA=lateral plantar artery　足底外侧动脉

LPIA=lateral branches of posterior intercostal artery　肋间后动脉外侧支

LSA=lateral sacral artery　骶外侧动脉

LSA=lateral sural artery　腓肠外侧动脉

LSGA=lateral superior genicular artery　膝上外侧动脉

L-shaped scar technique　L形切口技术(乳房整形术)

LTA=lateral thoracic (mammary) artery　胸外侧动脉

lubrication　润滑

Ludwig angina　Ludwig 咽峡炎,坏死性颈筋膜炎(是口底、颌下和颈部的一种弥漫坏死性感染,该病发展凶猛,可在数小时内出现呼吸道梗阻而危及生命)

lumbosacral　腰骶的,腰骶骨的

lumbrical　蚯蚓的,蚓状的,蚓状肌

lump　块,团,肿块

lumpectomy　病灶切除术,肿块切除术

lumpiness　团块,结块状

lunate bone　月骨

lunotriquetral instability　月三角关节不稳定

lunotriquetral interosseous ligament　月三角韧带

lunula　甲弧影

lupus　狼疮

lye injury　碱性灼伤

lymphadenectomy　淋巴结切除术

lymphadenopathy　淋巴结病

lymphangiography　淋巴管造影术

lymphangioma　淋巴管瘤

lymphangioma circumscriptum　局限性淋巴管瘤

lymphangiomatosis　淋巴管瘤病

lymphangioplasty　淋巴管成形术

lymphangiosarcoma　淋巴管肉瘤

lymphatic drainage　淋巴引流

lymphatic malformation　淋巴管畸形

lymphatic mapping　淋巴定位

lymphatic network　淋巴网络

lymphatic spread　淋巴播散

lymphatic supply　淋巴分布

lymphatic system　淋巴系统

lymphatic vascular malformation　淋巴血管畸形

lymphatic-venous anastomoses　淋巴

管静脉吻合

lymphedema 淋巴水肿

lymphedema praecox 早发型淋巴水肿,原发性淋巴水肿

lymphedema tarda 迟发性淋巴水肿

lymphedematous 淋巴水肿的

lymphocyte 淋巴细胞

lymphocyte toxicity assay 淋巴细胞毒力测定

lymphoma 淋巴瘤

lymphoscintigraphy 淋巴闪烁造影术

M

MA = mental artery 颏动脉

macrocephaly 大头畸形

macrocheilia 巨唇,巨唇症

macrodactyly = megalodactyly 巨指(趾)

macroglossia 巨舌症,舌肥大

macrognathia 巨颌

macromastia 乳房过大(巨乳症)

macrophage 巨噬细胞

macrostomia 巨口(畸形)

macrotia 大耳畸形,巨耳

MACS-lift = minimal access cranial suspension lift 小切口拉皮术

Madelung deformity 马德隆畸形(腕关节进行性半脱位),腕桡偏畸形

Madlung's disease Madlung 病(良性对称性脂肪堆积症,常见于颈肩部,由酗酒引起)

Maffucci syndrome Maffucci 综合征,马富奇综合征(软骨发育不良伴软组织静脉畸形)

maggots 蛆(用于清创术)

magnifying loupe 放大镜

MAGPI = meatal advancement and glanuloplasty incorporated 尿道口前移龟头成形术

major 主要,大

major pectoral muscle 胸大肌

malalignment 排列错乱

malar bone 颧骨

malar bone fracture = zygomatic fracture 颧骨骨折

malar crease 颧颊沟

malar eminence 颧突

malar eminences 颧骨隆起,颧突

malar fat pad 颧部脂肪垫

malar flap = cheek flap 颊部皮瓣

malar hypoplasia 颧弓发育不良

malar implant 颧部(假体)埋植术

male 男性,雄性生物

male pattern baldness 男性秃发

male pattern hair loss 男性脱发

male pseudohermaphrodite 男性假两性体

male pseudohermaphroditism 男性假两性畸形

male-to-female surgery 男变女手术

male-to-female transformation 男变女变性

malformation 畸形

malformation sequence 畸形序列

malfunction 功能障碍

malignant 恶性的

malignant histocytoma 恶性组织细胞瘤

malignant hyperthermia 恶性高热

malignant mesenchymoma 恶性间叶瘤

malignant mixed tumor 恶性混合瘤

malignant transformation 恶变

malingering 诈病,装病

malleolar 踝的

mallet finger = baseball finger = drop finger = hammer finger 槌状指,

棒球指,锤状指

malnutrition 营养不良

malocclusion 咬合不正,错位咬合,错𬌗

malposition 错位

malunion （骨）连接不正,畸形愈合

mamillary line 乳头线

mamma 乳房

mammaplasty 乳房整形术

mammary 乳腺的,乳房的

mammary augmentation 隆乳术,隆胸术

mammary ptosis 乳房下垂

mammectomy＝mastectomy 乳房切除术

mammilla＝nipple 乳头

mammography 乳房造影

mammometry 乳房皮肤热度测定(用于乳腺癌的辅助诊断)

mammoplasia 乳房发育,乳房组织增生

mammoplasty 乳房成形术

management 管理,处理

management team 管理团队

mandible 下颌骨

mandible ablation 下颌骨去除术

mandible reconstruction 下颌骨重建

mandible rotation 下颌骨旋转

mandible template fabrication 下颌骨模型建立

mandible-splitting procedures 下颌骨离断术

mandibular 下颌骨的

mandibular angle 下颌角

mandibular angle plasty 下颌角整形

mandibular arch 下颌弓,第一鳃弓,下牙弓

mandibular canal 下颌管

mandibular condyle 下颌骨髁状突

mandibular deformity 下颌骨畸形

mandibular distraction 下颌骨牵引

mandibular distraction osteogenesis 下颌骨牵张成形术

mandibular foramen 下颌孔

mandibular ligaments 下颌韧带

mandibular nerve 下颌神经

mandibular osteotomy 下颌骨截骨

mandibular plane 下颌平面

mandibular prognathism（protrusion） 下颌前突

mandibular ramus 下颌骨升支

mandibular reconstruction 下颌重建

mandibular retrognathism（retrusion） 下颌后缩

mandibular swing procedure 下颌骨旋转术

mandibular symphysis 下颌联合

mandibulectomy＝mandibulotomy 下颌骨切除术

mandibulofacial dysostosis 下颌面骨发育不全

manducatory force 咬力,咀嚼力

mangling injury 压榨机损伤

manipulative personality 控制人格

mannitol 甘露醇

mapping of perforator 穿支定位,穿支标测

Marcus-Gunn syndrome＝jaw winking phenomenon Marcus-Gunn综合征,颌动瞬目综合征,下颌-瞬目综合征

margin 边缘,界限,限度

margin reflex 边缘反射

marginal excision 边缘切除,(肿瘤)边缘切除术

marginal tragal incision 耳屏缘切口

marionette line 木偶纹(口角纹)

Marjolin ulcer 马乔林溃疡,瘢痕癌

marking　标记

marsupial flap　袋状皮瓣（如手指脱套伤后置入腹部的袋状皮瓣内）

marsupialization　袋形缝术,造袋术

mask face　面具脸

masseter muscle　咬肌

masseteric cutaneous ligaments　咬肌皮肤韧带

masseteric fascia　咬肌筋膜

masseteric hypertrophy = masseter hypertrophy　咬肌肥大

massive　大量

massive-weight-loss　体重剧减

mastalgia = mastodynia　乳腺痛,乳房痛

mastatrophy = breast atrophy　乳房萎缩

mastectomy = mammectomy　乳房切除术

mastication　咀嚼

mastitis　乳腺炎

mastodynia = mastalgia　乳房痛,乳腺痛

mastoid process　乳突

mastopexy = breast lift　乳房提升术,乳房固定术,乳房悬吊术

mastoptosis = breast ptosis　乳房下垂

mattress suture　褥式缝合

maturation　化脓,成熟

maxilla　上颌骨

maxilla molding　上颌骨成形

maxillary　上颌骨的

maxillary artery　上颌动脉

maxillary fracture　上颌骨骨折

maxillary growth　上颌骨生长

maxillary labial frenum　上唇系带

maxillary mobility　上颌骨移动度

maxillary plane　上颌平面

maxillary prognathism　上颌前突

maxillary sinus-cutaneous fistula　上颌窦皮肤瘘

maxillary sinuses　上颌窦

maxillectomy　上颌骨切除术

maxillofacial　上颌面的

maxillomandibular distraction　上下颌骨牵引

maxillomandibular orthognathic surgery　正颌外科

McCune-Albright syndrome　麦-奥二氏综合征（纤维性骨营养不良综合征）

MCFA = medial circumflex femoral artery　旋股内侧动脉

McGregor's line　麦格雷戈（氏）线（颅底内陷的基底线,枕骨大孔后缘中点至硬腭后缘连线）

McGregor's patch　颧骨皮肤韧带

McKissock technique　McKissock巨乳缩小术（垂直双蒂法）

McMaster Health Index Questionnaire　McMaster 健康指数问卷

MCPJ = metacarpophalangeal joint　掌指关节

measurement　测量

meatoplasty　耳道成形术

meatoplasty and glansplasty procedure　尿道口及龟头成形术

mechanical load　机械负荷

mechanical property　力学性能,机械性能

mechanism　机制,机理

medial antebrachial cutaneous nerve neuroma　前臂内侧皮神经瘤

medial canthal　内眦的

medial canthopexy　内眦固定术

medial canthoplasty　内眦成形术

medial canthus = endocanthion　内眦

medial epicondylitis　内上髁炎

medial palpebral ligament　内眦韧带

medial pedicle technique　内侧蒂技术
（乳房缩小术）

medial plantar artery flap　足底内侧
动脉皮瓣

medial thigh flap　股内侧皮瓣

medial thigh lift　股（大腿）内侧提
紧术

median　中间的，正中的

median cleft face syndrome　面中裂综
合征

median cleft nose＝bifid nose　鼻正中
裂

median cleft of lower lip　下唇正中裂

median cleft of upper lip　上唇正中裂

median cubital vein　肘正中静脉

median cyst　正中囊肿

median mandibular cyst　下颌正中
囊肿

median nerve　正中神经

median nerve palsy　正中神经麻痹

median palatal cyst　腭中囊肿，腭正
中囊肿

mediastinum　纵隔

medical malpractice　医疗失当，医疗
事故

medical malpractice suits　医疗事故
诉讼

medical treatment　内科治疗

medication history　用药史

medications　药物治疗

medicolegal　法医学的

Medifil　人工皮肤商品名（仅有重组
牛胶原蛋白组成的真皮层）

Medpor　多孔高密度聚乙烯植入
材料

megalodactyly＝macrodactyly　巨指
（趾）

meibomian gland　睑板腺

Meige disease ＝ Meige syndrome
Meige 病，Meige 综合征（特发性
眼肌痉挛及口下颌肌张力障碍）

Meissner corpuscles　触觉小体，梅（斯
纳）氏小体

melanin　黑素

melanocytes　黑素细胞

melanocytic nevus ＝ nevomelanocytic
nevus　黑素细胞痣

melanoma　黑色素瘤

melanosomes　黑色素小体

melanotic neuroectodermal tumor　黑
色素神经外胚层瘤

melasma＝chloasma　黄褐斑

meloplasty　颊成形术

membranous　膜状的

meningeal artery　脑膜动脉

meningioma　脑(脊)膜瘤

meningitis　脑脊膜炎

meningocele　脑脊膜膨出

meningoencephalocele　脑膜膨出

meningomyelocele　脊髓脊膜膨出

menopause　绝经，更年期

mental cervical contracture　颏颈挛缩

mental foramen　颏孔

mental nerve　颏神经

mental prominence ＝ mental protube-
rance　颏突

mental status　精神状态

mental sternal adhesion　颏胸粘连

mental sternal contracture　颏胸挛缩

mentalis　颏肌

mentolabial fold ＝ mentolabial groove
＝mentolabial sulcus　颏唇沟

menton（Me）　颏下点

mentoplasty＝chin plasty　颏成形术

meralgia paresthetica　感觉异常性股
痛综合征，伯恩哈特氏病

Merkel cell　默克尔细胞，梅克尔细胞

（位于表皮基底层内的有神经内
分泌功能的细胞）

Merkel cell carcinoma 默克尔细胞癌
（神经内分泌癌）

Merkel corpuscle 梅克尔小体

mesenchymal chondrosarcoma 间质
软骨肉瘤

mesenchymoma 间叶瘤

mesh graft 网状移植

mesh dermatome 网状轧皮机

mesh（skin）graft 网状皮片

mesh（skin）graft dermacarrier 网状
皮片盒

mesh-only technique 单网孔技术

metabolic changes 代谢更换

metabolic diseases 新陈代谢疾病

metabolism 新陈代谢

metacarpal 掌部的,掌骨

metacarpal arteries 掌动脉

metacarpal bones 掌骨

metacarpal flap 掌骨皮瓣

metacarpal fractures 掌骨骨折

metacarpal head 掌骨头

metacarpal hypoplasia 掌骨发育不全

metacarpal osteotomy 掌骨截骨

metacarpal synostosis 掌骨融合

metacarpophalangeal joint deformities
掌指关节畸形

metacarpus 掌部,掌骨

metal 金属

metal implants 金属植入体

metastases （肿瘤）转移

metastasis 转移,转移灶

metastatic 转移的,迁徙的

metastatic carcinoma = metastatic
tumor 转移性肿瘤

metastatic disease （肿瘤）转移性
疾病

metastatic lesions 转移病灶

metatarsus 跖

methyl methacrylate 甲基丙烯酸甲酯

methyl methacrylate glue 甲基丙烯
酸甲酯胶水

metoidioplasty 阴核释出术,阴茎成
形术（尤指女性变男性的生殖器
成形术）

metopic 额的

metopic craniosynostosis 前额颅缝
早闭

MFH = malignant fibrous histicytoma
恶性纤维组织瘤

MFU = multi-follicular unit 多毛囊
单位

MHC = major histocompatibility com-
plex 主要组织相容性复合物

Mibelli porokeratosis Mibelli 汗孔角
化症

microarray analysis 生物芯片分析

microarterial system 微动脉系统

microcephaly 小头畸形

microcheiria 小手畸形

microcrania 小颅症（狭颅症）

microdactyly 小形趾,小形指,手指
过细

microdialysis monitoring 微量透析
监测

microelectrodes 微电极

microgenia 小颏畸形

microglossia 小舌畸形

micrognathia 小颌畸形

micrograft 微型移植

micromastia 小乳畸形,小乳症,乳房
过小

micrometastases 微转移

microne free skin graft 微粒皮片

microphthalmia 小眼畸形

micropenis = microphallus 阴茎短
小,小阴茎

microphthalmia 小眼畸形

microscopes　显微镜

microscopic dissection　显微分离,显微解剖

microsomia　短小,身材矮小

microstomia　小口畸形

microsurgery　显微外科

microsurgical replantation　显微再植

microsuture　显微缝合

microtia　小耳畸形

microvascular composite tissue transplantation　微血管复合组织移植

microvascular free flap　微血管游离皮瓣

microvascular surgery　显微血管外科

microvascular tissue transplantation　显微血管组织移植

midaxillary line　腋中线

midcarpal clunk test　腕骨间弹响测试

midcarpal joint　腕中关节,腕骨间关节

midcolumella incision　鼻小柱正中切口

middle cerebral artery　大脑中动脉

middle cerebral artery embolism　大脑中动脉栓塞

middle ear　中耳

midface　面中部

midface advancement with bone graft　面中部骨瓣前徙

midface distraction devices　面中部撑开牵引装置

midface lift　面中部提升术

midface osteotomy　面中部截骨

midface ptosis　面中部下垂

midface reconstruction　面中部重建

midface rejuvenation　面中部年轻化,面中部回春术

mid-frontal point　前额正中点

midline　中线

midline agenesis　中线发育不全

midline glossotomy　舌中线切开术

midpalmar space　掌中间隙

MIGA = medial inferior genicular artery　膝下内侧动脉

migraine　偏头痛

mild　轻的,缓和的

milium/milia（pl.）　粟粒疹

milk lines　乳线

mimetic muscles　表情肌,面肌

mimics　拟态的,模仿的

minimal　最低限度的,最小的

minimally invasive　微创

minimally invasive technique　微创技术

miniplate fixation systems　小（钢）板固定系统

minor histocompatibility antigens　次要组织相容性抗原

minor pectoral muscle　胸小肌

minors　较小的,次要的,未成年人

mirror hand = ulnar dimelia　镜手畸形,尺骨重复畸形（罕见的先天畸形,拇指缺失、其他手指均成对分布于两侧、两块尺骨、前臂粗短、肘关节及腕关节活动障碍）

misconceptions　错觉

misdirection　指示错误

misinterpretation　误解

misplacement　异位

mitochondrial　线粒体的

mitosis　有丝分裂

mitten deformity = mitten-like deformity　连指手套状并指

mixed grafts　混合移植

MM = malignant melanoma　恶性黑色素瘤

Moberg volar advancement flap Moberg掌侧推进瓣

mobility 移动性,迁移率,灵活性

mobilization 动员,使活动

Mobius syndrome 默比乌斯综合征,先天性面肌双瘫综合征(双侧面神经和展神经麻痹,可伴有其他脑神经异常)

model(l)ing 制造模型,造型

moderate 中度的,缓和

modification 改良

modified 改良的

modified radical 改良根治

MOF=multiple organ failure 多脏器功能衰竭

moist dressing 湿敷料

mole 痣

molecular biology 分子生物学

molluscum contagiosum 传染性软疣

moment arm 力臂

Mondor disease 蒙多病(胸腹壁血栓性静脉炎)

Mongolian fold 蒙古襞(内眦赘皮)

Mongolian spot 蒙古斑,骶斑

monitored anesthesia care 麻醉监护

monitored care 监护

monitoring 监测

monobloc osteotomy 截骨外置牵引术

monoclonal antibodies 单克隆抗体

monocytes 单核细胞

monodactyl 单爪的

monodactyly 先天性单指

monofilament 单丝线

monomaxillary 单颌的

monomorphic adenoma 单形性腺瘤的

monopolar coagulator 单极电凝装置

monsplasty 外阴成形术(尤指女性外阴)

Montgomery's glands 乳晕腺

morbidity 发病率,病态

morphologic classification 形态学分类

morphologic varieties 形态学变异

morphology 形态学

mortality 死亡率,死亡数

Morton neuroma 莫顿神经瘤

morula 桑葚胚

mosquito clamp 蚊式血管钳,蚊式钳

motion 运动,移动

motion loss 运动损失

motor branch (神经)运动支

motor end plate 运动神经终板

motor innervation 运动神经支配

motor nerve injury 运动神经损伤

motor retraining 运动训练

motor units 运动单位

mound deformity 丘状畸形

mountain sickness 高山病

mouth angle=commissure 口角

mouth gag 开口器

movements 运动

MP joint=metacarpophalangeal joint MP关节,掌指关节

mRNA=messenger ribonucleic acid 信使核糖核酸

MRSA=methicillin resistant staphylo-coccus aureus 耐甲氧西林金黄色葡萄球菌

MSA=medial sural artery 腓肠内侧动脉

MSGA=medial superior genicular ar-tery 膝上内侧动脉

MSH=melanocyte-stimulating hor-mone 黑素细胞刺激素

mucocele 黏液囊肿

mucocutaneous junction 黏膜皮肤连

接,黏膜皮肤接合处

mucoepidermoid carcinoma 黏液表皮样癌

mucoperiosteal flap 黏膜骨膜瓣

mucosa＝mucous membrane 黏膜层

mucosa grafting 黏膜移植术

mucosal 黏膜的

mucosal flap 黏膜瓣

mucosal transplantation 黏膜移植

Muenke syndrome Muenke 综合征（一种常染色体显性异常的颅缝早闭综合征）

Müller muscle Müller 氏肌

multi-blade knife 多刃刀

multifocal 多病灶的

multimodal analgesia 多种止痛法

multiple 多重的,多发的

multiple digits 多指（趾）畸形

multiple enchondromatosis 多发性内生软骨瘤病,骨性内生软骨瘤病

multiple hereditary exostoses 遗传性多发性骨软骨瘤

multiple injury 多发伤

multiple lentigines syndrome 多发性雀斑样痣综合征,多发性色素斑综合征（利奥伯德综合征）

multiple myeloma 多发性骨髓瘤

multiple neurofibromatosis 多发性神经纤维瘤病

multiple surgeries 多重手术,多阶段手术

multiple syndactyly 多指并指

multipotent differentiation 多能分化

Munchausen syndrome 孟乔森综合征

Munsell color system 孟塞尔颜色系统

muriatic acid injury 盐酸灼伤

muscle action 肌肉动作

muscle anatomy 肌肉解剖

muscle atrophy 肌肉萎缩

muscle belly 肌腹

muscle closure 肌肉闭合

muscle conduit 肌肉管

muscle coverage 肌肉覆盖

muscle flap 肌瓣

muscle function 肌功能

muscle graft 肌移植物

muscle plication 肌肉折叠（术）

muscle regeneration 肌肉再生

muscle relaxants 肌肉松弛剂

muscle resection 肌肉切除术

muscle response 肌反应

muscle testing 肌力测试

muscle tone 肌紧张,肌肉紧张度

muscle transfer 肌肉转位

muscle transplantation 肌肉移植

muscles of facial expression 面肌,面部表情肌

muscles of mastication 咬肌

muscular 肌肉的

muscular perforating flap 肌肉穿支瓣

muscular torticollis 肌源性斜颈

musculocutaneous amputation 肌皮瓣切断术

musculocutaneous artery 肌皮动脉

musculocutaneous flap＝myocutaneous flap 肌皮瓣

musculocutaneous nerve 肌皮神经

musculocutaneous perforator 肌皮穿支

musculocutaneous perforator flap 肌皮穿支皮瓣

musculofascial 肌筋膜的

musculofascial lengthening technique 筋膜延长术

musculomucosal flap＝myomucosal

flap   肌肉黏膜瓣

musculotendinous flap   肌肉肌腱瓣

musculotendinous reconstruction   肌（与）腱的修复

musculus uvulae   腭垂肌，悬雍垂肌

mustache   小胡子

mustard gas   芥子气

mutilated finger   残缺的手指

myasthenia gravis   重症肌无力

mycobacteria   分枝杆菌

mycosis   真菌病，霉菌病

myectomy   肌切除术

myelin   （神经）髓鞘，髓鞘素，髓磷脂

myelography   脊髓造影

myelomeningocele   脊髓脊膜膨出

mylohyoid muscle   下颌舌骨肌

myoblast   成肌细胞，肌细胞

myocardial infarction   心肌梗死

myoclonus   肌阵挛

myocutaneous flap = musculocutaneous flap   肌皮瓣

myocyte proliferation   肌细胞增殖

myoelectric   肌电的，肌电动性的

myofascial   肌筋膜的

myofiber   肌纤维

myofibroblast   肌纤维细胞

myogenic torticollis   肌性斜颈

myonecrosis   肌肉坏死

myositis   肌炎

myotendinous junction   肌-腱连接

myotomy   肌切开术

myxoid cyst   黏液囊肿，黏液样囊肿

myxoma   黏液瘤

N

NAC = nipple areolar complex   乳头乳晕复合体

NAF = nipple aspiration fluid   乳头吸引液

Nager syndrome（acrofacial dysostosis）   纳赫尔综合征，Nager 综合征（面骨发育不全综合征）

nail absence   指甲缺失

nail bed   甲床

nail flap   甲瓣

nail graft   甲移植物

narcissistic personality   自恋性人格

narial cosmesis   鼻孔美容术

naris = nostril   鼻孔

naris atresia = nostril atresia   鼻前孔闭锁

nasal   鼻的

nasal apex   鼻尖，鼻准

nasal artery   鼻动脉

nasal bone grafting   鼻骨移植

nasal cannula   鼻导管

nasal cavity   鼻腔

nasal columella defect   鼻小柱缺损

nasal deformity   鼻畸形

nasal deviation   歪鼻畸形

nasal dorsum   鼻背

nasal fracture   鼻骨骨折

nasal lining   鼻衬里

nasal molding   鼻成型

nasal packing   鼻填塞术

nasal pit   鼻窝

nasal prosthesis   鼻赝复体

nasal pyramid   鼻锥体

nasal reconstruction   鼻再造

nasal root   鼻根

nasal septum   鼻中隔

nasal spine   鼻棘

nasal tip   鼻尖

nasal tip butterfly incision   鼻尖蝶形切口

nasal tip defect   鼻尖缺损

nasal wing   鼻翼

nasion（N） 鼻根点

nasoalveolar molding 鼻牙槽塑形

nasociliary nerve 鼻睫神经

nasoethmoidal 筛鼻（骨）的

nasoethmoidal-orbital fracture 鼻筛眶骨骨折

nasoethmoidal-orbital region 筛鼻（骨）-眶区

nasofacial angle 鼻面角（颜面线和鼻线之间的夹角，正常值约 33°）

nasofrontal 鼻额骨的

nasofrontal angle 鼻额角

nasojugal groove 鼻颧沟[有时与“泪槽（tear trough）”混用]

nasolabial angle 鼻唇角

nasolabial flap 鼻唇沟瓣

nasolabial groove = nasolabial fold = nasolabial line 鼻唇沟

nasolabial island flap 鼻唇沟岛状皮瓣

nasolacrimal duct injury 鼻泪管损伤

nasomaxillary complex 鼻颌复合体

naso-ocular facial cleft 鼻眼裂

naso-orbital 鼻-眶

nasopalatine 鼻腭的

nasopalatine artery 鼻腭动脉

nasopalatine duct cyst 鼻腭管囊肿

nasopharyngeal 鼻咽的

nasopharyngeal angiofibroma 鼻咽血管纤维瘤

nasopharyngeal carcinoma 鼻咽癌

nasopharyngeal hamartoma 鼻咽的错构瘤

nasopharyngeal insufficiency = nasopharyngeal incompetence 鼻咽闭合不全

nasopharyngeal intubation 鼻咽插管法

nasopharyngeal obstruction 鼻咽的阻塞

nasopharyngeal teratoma 鼻咽的畸胎瘤

nasopharynx 鼻咽

nasorostral hypertrophy 鼻尖肥大

nasospinale 鼻下点

natural appearance 外观自然，自然的外观

nausea 恶心

navel = umbilicus 脐，脐孔

Nd：YAG laser 掺钕钇铝石榴石激光，YAG 激光

neck contracture 颈部挛缩

neck lift = cervicoplasty 颈部提升术

neck reconstruction 颈部重建

neck rejuvenation 颈部年轻化手术

necrobiotic granulomas 渐进性坏死性肉芽肿

necrosis 坏死

necrotic chronic 慢性坏死

necrotizing 引起坏死的，坏死的

necrotizing fasciitis 坏死性筋膜炎

needle holders 持针器

negative 负的，阴性的

negative growth 负增长

neighbouring flap 邻位皮瓣

neoadjuvant chemotherapy 新辅助化疗法

neoadjuvant radiation therapy 新辅助放疗法

neonatal 新生儿的，新生的

neonate = newborn 新生儿

neoplasia 瘤形成，新生物形成

neoplasm 肿瘤，新生物

neoplastic disease 肿瘤性疾病

neovascularization 新生血管形成

neovascularized flap 植入血管束的预制皮瓣

nerve 神经

nerve ablation　神经消融

nerve block　神经阻滞

nerve compression　神经压迫

nerve compression injury　神经压迫
　损伤

nerve conduction　神经传导

nerve decompression　神经减压术

nerve degeneration　神经退变,神经
　变性

nerve entrapment syndromes　神经卡
　压综合征

nerve excision　神经切除术

nerve fibers　神经纤维

nerve gap　神经(断端间的)间隙

nerve graft　神经移植

nerve grafting　神经移植术

nerve growth　神经生长

nerve implantation　神经植入

nerve injury　神经损伤

nerve regeneration　神经再生

nerve supply　神经支配

nerve territory-oriented　沿神经分布

nerve testing　神经测试

nerve transplantation　神经移植

nerve-root avulsion　神经根撕脱伤

nervous system abnormalities　神经系
　统异常

neural　神经的

neural anatomy　神经解剖

neural crest　神经嵴

neural fibrolipoma　神经纤维脂肪瘤

neural plate　神经板,髓板

neural tube　神经管

neurapraxia　神经失用,神经失用症

neurilemoma　神经鞘瘤

neuroblastoma　成神经细胞瘤

neurocognition　神经认知

neurocranium　脑颅

neurofibroma　神经纤维瘤

neurofibromatosis＝von Recklinghausen's
　disease　神经纤维瘤病,Reck-
　linghausen 病

neurofibrosarcoma　神经纤维肉瘤

neurogenic tumors　神经源性肿瘤

neurokinin　神经激肽

neurologic disorder　神经系统紊乱

neurolysis　神经松解术

neuroma　神经瘤

neuromuscular blockade　神经肌肉
　阻滞

neuromuscular electrical stimulation
　神经肌肉电刺激

neuromuscular stimulation　神经肌肉
　刺激

neuropathy　神经病

neuropeptide　神经肽

neurorrhaphy　神经缝合术

neurosensory　感觉神经的

neurosensory skin flap　带感觉神经的
　皮瓣

neurosurgery　神经外科,脑外科

neurotization　神经再生,神经植入

neurotmesis　神经离断伤

neurotomy　神经切断术

neurotransmitter　神经递质

neurotrophic　神经营养的

neurotrophin　神经营养因子

neurotrophism　神经营养活性

neurotropism　神经亲和力,神经趋
　向性

neurovascular　神经血管

neurovascular bundle　神经血管束

neurovascular flap　神经血管蒂皮瓣

neurovascular injury　神经血管损伤

neurovascular island flap　神经血管
　岛状皮瓣

neurovascular pedicle　神经血管蒂

neurovascular territories　神经血管支

配区

neutrophil 中性白细胞,中性粒细胞

nevi 痣

nevocellular nevus = nevocytis nevus = nevus cell nevus 痣细胞痣

nevoid 痣样的

nevoid basal cell carcinoma 痣样基底细胞癌

nevoid basal cell carcinoma syndrome = Gorlin syndrome 痣样基底细胞癌综合征,Gorlin 综合征

nevomelanocytic nevus = melanocytic nevus 黑素细胞痣

nevus = naevus / nevi(pl.) 痣,母斑

nevus flammeus = port wine stain 焰色痣,鲜红斑痣,葡萄酒色斑

nevus of Becker 贝克痣

nevus of Ito = nevus fuscocaeruleus acromiodeltoideus 伊藤痣,伊藤斑

nevus of Ota = nevus fuscocaeruleus ophthalmomaxillaris 太田痣,太田母斑

nevus sebaceus 皮脂腺痣

nevus sebaceus of Jadassohn Jadassohn 皮脂腺痣

nevus spilus 斑痣

nevus verrucosus 疣状痣

nevus vitiligoide = nevus depigmentosus 脱色素性痣,贫血性痣(一种先天性的非进展性的低色素斑,黑化过程发育异常)

newborn = neonate 新生儿

nickel-titanium alloy implant 镍钛合金种植体

nicotine 烟碱,尼古丁

nicotine patch 尼古丁片

Nikolsky sign 尼科利斯基征(棘细胞松解征)

nipple = mammilla 乳头

nipple defect 乳头缺损

nipple graft 乳头移植

nipple hypertrophy 乳头肥大

nipple hypopigmentation 乳头色素缺失

nipple location = nipple position 乳头位置

nipple loss 乳头缺失

nipple malposition 乳头错位

nipple necrosis 乳头坏死

nipple numbness 乳头感觉迟钝

nipple plasty 乳头成形术

nipple projection 乳头凸度,乳头高度

nipple reconstruction 乳头再造

nipple sensation 乳头感觉

nipple-areola circulation 乳头-乳晕环

nipple-areola contour 乳头-乳晕轮廓

nipple-areola malposition 乳头-乳晕移位

nipple-areola necrosis 乳头-乳晕坏死

nitric oxide 一氧化氮

NK cell = natural killer cell 自然杀伤细胞

Nocardia 诺卡菌

node-negative 淋巴结阴性

nodular 结节性的

nodular fasciitis 结节性筋膜炎

nodule 结节,小结

nomenclature 命名法,名称,术语

nonabsorbable suture 不吸收性缝线

nonhealing wounds 不愈创面

non-Hodgkin lymphoma 非霍奇金淋巴瘤(非何杰金淋巴瘤)

non-infective granuloma 非炎性肉芽肿

non-invasive 非侵入的,非损伤的

non-neoplastic 非新生物的

nonodontogenic 非牙源性

nonodontogenic cysts 非牙源性囊肿

nonodontogenic tumors 非牙源性肿瘤

nonoperative treatment 非手术治疗

non-permanent filler 非永久填充剂

nonspecificity 非特异性

nonsurgical treatment 非手术疗法

nonsyndromic 非综合征性的

nonsynostotic plagiocephaly 非骨连接的斜头畸形

nonunion （骨）不连

nonvascularized bone graft 非血管化的骨（游离）移植

Noonan syndrome = male Turner syndrome Noonan 综合征,男性特纳综合征(性腺发育障碍症)

no-reflow phenomenon 无回流现象

normative standards 规范性标准

normothermia 常温

Northern blot Northern 印迹法(检测 RNA 的方法)

nose 鼻

nose augmentation 隆鼻术

nose cleft 先天性鼻裂

nose defect 鼻缺损

nose deformity 鼻畸形

nose reconstruction 鼻再造

nostril = naris 鼻孔

nostril floor 鼻底

nostrol atresia = naris atresia 鼻前孔闭锁

notch = incisura 切迹,刻痕

notochordal process 头突,脊索突

N-Pog（nasion-pogonion line） 面平面(鼻根点与颏前点连线)

NSAID = non-steroidal anti-inflammatory drug 非甾体抗炎药

nuchal region 颈后区,项区

nucleic acid 核酸

nucleus ambiguus 疑核

nutrient artery 滋养动脉

nutrient vein 滋养静脉

nutrient vessel 营养血管

nutrition 营养

nutritional disorder 营养性疾病,营养失调

nutritional treatment 营养治疗

O

OA = osteoarthritis 骨关节炎

obese 肥胖的,肥大的

obesity 肥胖症,肥胖,肥大

objective 客观的,目的

oblique 斜的

oblique facial cleft 面斜裂

oblique muscles 斜肌

oblique retinacular ligament 斜形韧带

observation 观察

obsessive compulsive personality 强迫性人格

obstetric 产科的,产科学的

obstetric brachial plexus palsy 分娩性臂丛神经损伤(产瘫)

obstruction 梗阻

obstructive 梗阻的

obstructive sleep apnea 阻塞性睡眠呼吸暂停

obturator nerve 闭孔神经

obturator prosthesis 赝复体

obtuse cervical deformity 钝颈畸形(各种原因导致的颈部颏颈角消失或变钝,常见于衰老)

OCA = occipital artery 枕动脉

occipital artery flap 枕动脉瓣

occipital nerve 枕神经

occipitalis 枕的,枕骨的

occipitofrontalis muscle 枕额肌

occlusal deviation 咬合偏差

occlusal plane 咬合平面

occlusion 闭合,闭塞

occlusive dressing 封闭敷料,包扎疗法

occult cleft lip = subcutaneous cleft 隐性唇裂

ocular = ophthalmic 眼的,视觉上的

ocular muscle 眼外肌

ocular prosthesis 义眼

oculoplastic surgery 眼睑整形术

oculoplasty 眼部整形

odontoameloblastoma 成釉细胞性牙瘤

odontogenic 牙源性的

odontogenic carcinoma 牙源性癌

odontogenic cyst 牙源性囊肿

odontogenic fibroma 牙源性纤维瘤

odontogenic myxoma 牙源性黏液瘤

odontogenic sarcoma 牙源性肉瘤

odontogenic tumor 牙源性肿瘤

odontoma 牙瘤

office 诊所,办公室

off-label use 标签外使用(指药品的应用超出了说明书上的适应证范围)

ointment 软膏(剂),软骨

olecranon 鹰嘴

oligodactylia 少指(趾)畸形

Ollier disease 奥利埃病(骨软骨瘤病,软骨发育不良)

Ollier-Thiersch graft = razor graft 刃厚皮片

OMENS classification OMENS 分类法(用于半侧颜面萎缩症的分类,5 个字母代表 5 个项目的异常,分别指眶部不对称、下颌骨萎缩、耳畸形、神经异常、软组织缺损,每一个项目又分为 3 个级别,总合后代表患者的畸形程度,1988

年首次报道)

omental flap = omentum flap = pedicle omentum flap 大网膜瓣

omental free tissue transfer 大网膜游离移植

omentum 大网膜

OML = orbitomeatal line 听眦线(又称眶耳线),OM 线(从目外眦到外耳门上缘的连线)

omphalitis 脐炎

omphalocele 脐突出,脐膨出

omphalomesenteric duct remnant 脐肠系膜管残留

oncocytic carcinoma 嗜酸细胞癌

oncogenic potential 潜在致癌性

one-hair follicular unit 单毛囊单位

onychocryptosis 嵌甲症

onychocutaneous flap 甲皮瓣,带指(趾)甲的皮瓣

onycholysis 甲剥离,甲床分离症

onychomycosis 甲癣

onychoplasty 甲成形术

onychotomy 甲切开术

oozing 漏出,渗出

OPA = ophthalmic artery 眼动脉

open arthrotomy 开放性关节切开术

open excisional biopsy 开放式活检

open wound 开放性损伤

operating forceps 手术钳

operating light 手术灯

operating microscope 手术显微镜

operation 手术

operation table 手术台,操作表

operative 手术的

OPG = orthopantomogram 口腔全景片

ophthalmic = ocular 眼睛的,用眼的,视觉的

ophthalmic nerve 眼神经

ophthalmologic sequelae 眼科后遗症

O

ophthalmoplasty　眼成形术，眼整
形术

ophthalmoscopic examination　眼底
检查

opioid　阿片类药剂，类罂粟碱

opioid analgesics　阿片类镇痛药，阿
片类止痛剂

opioid effect　阿片样作用

opioids　鸦片

opponens digiti minimi　小指对掌肌

opponens pollicis brevis　拇指对掌
短肌

opposition　对抗的

optic canal　视神经管

optic foramen　视神经孔

optic nerve　视神经

optimal　最佳的，理想的

optimal position　最佳体位

OR & IF = open reduction and internal
fixation　切开复位内固定

oral　口的，口服的

oral cavity　口腔

oral commissuroplasty　口角成形术

oral commissurotomy　口角开大术

oral hygiene　口腔卫生

oral lip reconstruction　口唇重建

oral-antral fistula　口窦瘘

orbicularis　轮匝肌

orbicularis arch　轮匝肌弓

orbicularis malar ligament　轮匝肌颧
弓韧带

orbicularis marginalis flap　轮匝肌边
缘皮瓣

orbicularis oculi　眼轮匝肌

orbicularis oris　口轮匝肌

orbicularis retaining ligament　轮匝肌
维持韧带

orbit = ortital cavity　眼眶，眶腔，
轨道

orbital　眼眶的

orbital apex syndrome　眶尖综合征
（病变侵犯眶尖而引起的症状
总称）

orbital defects　眼眶缺损

orbital deformity　眶畸形

orbital emphysema　眼眶气肿

orbital exenteration = socket ablation
眶内清除术

orbital expansion　眼窝开大

orbital fascial　眶内筋膜

orbital fat　眶隔脂肪

orbital fissure　眶裂

orbital fracture　眶骨骨折

orbital hypertelorism　眶距过宽症

orbital osteotomy　眶部截骨术

orbital rim　眶缘

orbital septum　眶隔

orbitale（Or）　眶点，眶最下点

organ system failure　系统性器官
衰竭

organ transplantation　器官移植

organism　有机体

organoids　类器官的

oriental　东方人（尤指中国人和日
本人）

oriental eyelid　单睑，东方人眼睑

origin　起源

original　原创的，最初的，原始的

orofaciodigital syndrome　口面指综合
征（面部畸形、口腔异常及骨骼畸
形的先天性综合征）

oronasal fistula　口鼻瘘

oro-ocular facial cleft　口眼裂

oropharyngeal　口咽的

oropharyngeal airway　口咽通气道

oropharyngeal cancer　口咽部癌

oropharynx　口咽

orthodontic band　正牙带环

orthodontic treatment　正畸治疗，牙矫正术

orthodontics　口腔正畸学

orthognathic surgery　正颌外科，正颌外科学

orthopedics　矫形外科学，整形外科

ortho-position skin flap=adjacent skin flap　邻位皮瓣

osmidrosis　腋臭，臭汗症

osseointegrated　骨性结合的

osseointegration　种植体

osseous　骨的，骨性的

osseous flap　骨瓣

osseous morphology　骨质形态学

ossification　骨化

ossification center　骨化中心

ossifying fibroma　骨化纤维瘤

ostectomy　骨切除术

osteitis　骨炎

osteoarthrosis　骨关节病

osteoblastoma　成骨细胞瘤

osteoblasts　成骨细胞

osteocalcin　骨钙素

osteochondroma　骨软骨瘤

osteoclast　破骨细胞

osteoclast differentiation factor　破骨细胞分化因子

osteoclastogenesis inhibitory factor　破骨细胞形成抑制因子

osteocutaneous flap　骨皮瓣，带骨皮瓣

osteocyte　骨细胞

osteogenesis　成骨作用，骨发生，骨生成

osteogenic　成骨的，骨源性的

osteogenic protein　成骨蛋白

osteogenic sarcoma　骨肉瘤，成骨肉瘤

osteogenic tumor　骨源性的肿瘤

osteoid osteoma　骨样骨瘤

osteoma　骨瘤

osteomusculocutaneous flap　骨肌皮瓣，带骨肌皮瓣

osteomyelitic　骨髓炎的

osteomyelitis　骨髓炎

osteonecrosis　骨坏死

osteonectin　骨粘连蛋白

osteoperiosteal flap　骨膜瓣

osteoplastic　成骨的

osteoplastic thumb reconstruction　皮管植骨拇指再造术

osteoplasty　骨成形术，骨整形术

osteopontin　骨桥蛋白

osteoporosis　骨质疏松（症）

osteoradionecrosis　放射性骨坏死

osteosarcoma　骨肉瘤

osteosynthesis　骨接合术

osteotendinous junction　骨腱结合部

osteotomy　截骨术

osteotomy of mandibular angle　下颌角截骨

Ota's nevus=nevus fuscocaeruleus ophthalmomaxillaris　太田痣

otitis media　中耳炎

otoplasty=auroplasty　耳成形术

outcome　结果，成果

overbite　覆𬌗

overcorrection　矫正过度

overexcision　切除过多

overexertion　用力过度

overgrafting　重叠植皮术

overgrowth　过度生长

overjet　上牙突出

overlapping skin grafting = laminated thick skin grafting　重叠植皮术

overlapping suture　重叠缝合

overresection　过度切除

overview　概述，概观

oxidizing agent injury   氧化剂损伤

oxygen   氧气

oxygen tension   氧分压

oxygenation   氧合(作用),氧化

P

PA＝penile agenesis   阴茎发育不全

PA＝popliteal artery   腘动脉

pachycheilia   唇肥厚

pachydermatocele   神经瘤性象皮病

pachydermia   厚皮,皮肥厚

pachydermoperiostosis＝Touraine-Solente-
　　Gole syndrome   厚皮性骨膜病,厚
　　皮厚骨膜综合征

Pacinian corpuscles   环层小体

Padgett-Hood dermatome   鼓式切皮机

PAF＝platelet activating factor   血小
　　板活化因子

Pagetoid premalignant melanosis   类
　　Paget 病癌前黑皮症

Paget's carcinoma   Paget 癌

Paget's disease   Paget's 病(阴囊、乳
　　头乳晕炎性癌,变形性骨炎)

pain   疼痛

pain control   疼痛控制

PAL＝power-assisted lipoplasty   振动
　　吸脂术(指吸脂管具有振动功能
　　的吸脂术)

palatal   腭的

palatal fistula＝palate fistula   腭瘘

palatal fusion   腭融合

palatal plane   腭平面

palatal plexus   腭神经丛

palate   腭

palatine bone   腭骨

palatine nerve   腭神经

palatine neurovascular bundle   腭神经
　　血管束

palatoglossus   腭舌肌

palatopharyngeal   腭咽的

palatopharyngeal incompetence   腭咽
　　机能不全

palatopharyngeus   腭咽肌

palatopharyngoplasty   腭咽成形术

palatoplasty   腭成形术

palatoschisis＝cleft palate   腭裂

palatothyroideus   腭甲状腺肌(从上
　　腭到喉的肌肉,是软腭提肌的拮
　　抗肌)

palisading granuloma   栅栏状肉芽
　　肿,栅状肉芽肿

palliative therapy＝palliative treatment
　　姑息疗法

palm   手掌

palmar aponeurectomy   掌腱膜切
　　除术

palmar digital   指掌侧的

palmar fascia   掌筋膜,掌腱膜

palmar fascia contracture＝Dupuytren's
　　disease   掌腱膜挛缩症

palmar opposition of thumb   拇指
　　对掌

palmar space   掌间隙

palmar surface   掌面

palmaris brevis   掌短肌

palmaris tendon   掌肌腱

palpability   可触知性

palpable   可触及的,明显的

palpation   触诊,扣诊

palpebra   眼睑

palpebral   眼睑的

palpebral artery   睑动脉

palpebral fissure＝rima palpebrarum
　　睑裂

palpebral margin   睑缘

palpebral spring   眼睑弹簧(用于代偿
　　面神经麻痹时的眼睑闭合不全)

palpebromalar groove 睑颊沟（下睑
外侧和颊部之间的凹陷）

palsy 麻痹

panfacial fracture 全颜面骨骨折

panic attacks 惊恐发作

Panner disease 潘纳尔病，青年畸形
性跖趾骨软骨炎

panniculectomy 脂膜切除术

panoramic tomography 全景体层摄
影术

panorex exam 曲面体层 X 线检查

papilla 乳头，乳突

papilledema 视神经乳头水肿

papilloma 乳头状瘤

papillomatosis 乳头状瘤病

papular eruption＝papule 丘疹

para-alveolar 侧牙槽，牙槽旁

paradental 牙周

paradental cyst 牙旁囊肿，牙周囊肿

paraffin 石蜡

parakeratosis＝dyskeratosis 角化不
全，角化不良

paralysis 麻痹

paralytic ectropion 麻痹性睑外翻

paramedian forehead flap 前额旁正
中皮瓣

paranasal 鼻旁的

paranasal sinus cancer 鼻旁窦癌，鼻
窦癌

paranasal sinuses 鼻旁窦

paranoid personality 偏执性人格

parasagittal 旁矢状面的

parascapular flap 肩胛皮瓣

paratendon 腱旁组织

paraumbilical perforator flap 脐旁穿
支皮瓣

paraverine 罂粟碱

paresthesia 感觉错乱，感觉倒错

paronychia 甲沟炎

parotid duct＝Stenon's duct 腮腺
导管

parotid gland 腮腺

parotidectomy 腮腺切除术

parotid-masseteric fascia 腮腺咬肌筋
膜

parotitis 腮腺炎

Parsonage-Turner syndrome Parson-
age-Turner 综合征，臂丛神经炎，
神经痛性肌萎缩症

partial 部分的，局部的

partial cleft lip 不完全性唇裂

partial ear defect 耳郭部分缺损

partial toe nail grafting 趾甲部分移
植术

partial nasal reconstruction 部分鼻
再造术

particle skin graft 微粒皮移植

Passavant ridge 帕萨万特嵴

passive 被动的，不活泼的

paste 糊（剂），膏剂

patch 补片，碎片，斑

patch graft 修补移植物

patch test 斑贴试验

patency 开放性

patency test 开放试验，（血管吻合后
的）通畅试验

pathobiology 病理生物学

pathogenesis 发病学，发病机制

pathologic anatomy 病理解剖学

pathology 病理学

pathomechanics 病理机制，病理力学

pathophysiology 病理生理学

patient consultation 患者咨询

patient demands 患者要求

patient evaluation 患者评估

patient expectations 患者期望值

patient history 病史，病历

patient motivation 患者动机

patient positioning 患者体位

patient preference 患者偏好

patient preparation 患者准备

patient refusal 患者拒绝

patient secrecy 患者私密性,患者隐私

patient-physician relationship 医患关系

patterns 模式

PAURA = posterior auricular artery 耳后动脉

PB = peroneus brevis 腓骨短肌

PBA = profunda brachial artery 肱深动脉

PCHA = posterior circumflex humeral artery 旋肱后动脉

PCR = polymerase chain reaction 聚合酶链反应

PDGF = platelet-derived growth factor 血小板衍生生长因子

PDT = photodynamic therapy 光动力(学)疗法

PE = pulmonary embolus = pulmonary embolism 肺栓塞

pectoralis flap 胸大肌皮瓣

pectoralis major 胸大肌

pectoralis major flap 胸大肌皮瓣

pectoralis major musculocutaneous flap 胸大肌肌皮瓣

pectus carinatum = pigeon breast 鸡胸

pectus excavatum = funnel chest 漏斗胸

pediatric 儿科的

pediatric facial fracture 小儿颜面骨折

pediatric facial trauma 小儿面部创伤

pediatric head injury 小儿头部外伤

pediatric hemangioma 婴幼儿血管瘤

pedicle 蒂,根,茎

pedicle flap = pedicled flap 有蒂皮瓣,带蒂皮瓣

pedicle omentum flap = omental flap = omentum flap 大网膜瓣

pedicled tissue graft 带蒂组织移植物

pedunculated scar = skin tag 赘状瘢痕

peel 剥脱,脱皮

peer review 同行评议,同行审核

pelvic reconstruction 骨盆重建

pelvic tilt 骨盆倾斜

pelvis 骨盆

penetrating injury = penetrating wound 贯通伤

penile 阴茎的

penile defect 阴茎缺损

penile elongation 阴茎延长术

penile enlargement surgery 阴茎增粗术

penile hypospadias 阴茎型尿道下裂

penile inversion 阴茎扭转

penile reconstruction 阴茎再造

penile stiffening technique 阴茎加强术

penis 阴茎

penis defect 阴茎缺损

penis reconstruction 阴茎再造术

penoscrotal 阴茎阴囊的

penoscrotal adhesion = webbed penis 蹼状阴茎

penoscrotal hypospadias 阴茎阴囊型尿道下裂

penoscrotal transposition 阴茎阴囊转位

penoscrotal web 阴茎阴囊蹼状粘连(阴囊表面的皮肤和阴茎根部的

皮肤因为先天性或后天性原因相互粘连,形成蹼状,导致勃起时过紧及阴茎弯曲)

Pentalogy of Cantrell Cantrell 五联症,胸腹联合异位症(一种罕见的先天性疾病,表现为腹壁缺陷如脐膨出、胸骨下端缺损、膈肌心包缺损、前膈肌缺损和心脏畸形,1958 年由 Cantrell 首先报道)

perceptual speech evaluation 语音感知评估(用于听力障碍者语音的评估)

perforator (血管)穿支

perforator flap 穿支皮瓣

perforator island metacarpal flap 掌动脉穿支岛状皮瓣

perforator vessels 穿支血管

perforator-to-perforator free flap 穿支-穿支游离皮瓣(以穿支血管作为受区血管的穿支皮瓣游离移植术,血管直径一般小于 1mm,需要采用超显微外科技术进行血管吻合)

perfusion 灌注

perialar 鼻翼旁

perialar crescentic flap 鼻翼旁新月形皮瓣

periapical cemental dysplasia 根尖周牙骨质异常增生

periareolar incision 乳晕缘切口

periarterial 动脉周围的

pericardial 心包的

pericardiocentesis 心包穿刺术

perichondrium 软骨膜

pericranial flap 颅骨膜皮瓣

pericranium 颅骨膜

perilunate ligament 月骨周围韧带

perinasal 鼻旁的

perineal 会阴的

perineal hypospadias 会阴型尿道下裂

perineal reconstruction 会阴修复

perineum 会阴

periocular 眼周的

periodic breathing 周期性呼吸

periodontal 牙周的,牙周病

periodontal cyst 牙周囊肿

periodontal plexus 牙周神经血管丛

perionychium 甲周膜

perioral 口周的

perioral cicatricial contracture 口周瘢痕挛缩

periorbita 眶骨膜

periorbital 眶周的,眼窝的,眶骨膜的

periorbital reconstruction 眶周重建

periorbital rejuvenation 眶周年轻化

periost 骨(外)膜

periosteal 骨膜的

periosteal elevator 骨膜起子,骨膜剥离器

periosteal graft 骨膜移植,骨膜移植物

periosteoplasty 骨膜瓣修补术(常指用于修补腭裂及齿槽裂)

periosteum 骨膜

peripheral nerve 周围神经

peripheral nerve injury 周围神经损伤

peripheral odontogenic fibroma 周缘性牙源性纤维瘤

peripheral vascular disease 周围血管疾病

peritoneum 腹膜

peritonsillar 扁桃体周围的

peritonsillar abscess 扁桃体周围脓肿

periumbilical 脐周围的

permanent dentition 恒牙列,恒齿系

peroneal artery flap 腓动脉皮瓣

peroneal artery perforator flap 腓动
　脉穿支皮瓣

peroneal nerve 腓神经

persistence 持续性,保留时间

persistent 永久的

personality 个性

personality conflicts 人格冲突

personalized reconstruction 个性化
　重建

petechiae 淤点

petechiae 淤斑

petrosectomy 岩锥切除术

petrous bone 颞骨岩部

petrous extension 岩部延伸

Peutz-Jeghers syndrome 杰格斯综合
　征,普-杰二氏综合征(着色斑性
　息肉消化道综合征)

Peyronie disease 阴茎纤维性海绵
　体炎

PFA＝profunda femoris artery 股深
　动脉

Pfeiffer syndrome 斐弗综合征(尖头
　并指畸形)

phakomatosis pigmentovascularis 斑
　痣性错构瘤病

phalangeal 指(趾)的

phalangeal level 指(趾)的水平

phalangealization 指骨化(常指掌骨
　指骨化)

phalanges 指骨,趾骨

phalangization 假指成形术

phalloplasty 阴茎成形术

pharmacologic therapy 药理疗法

pharmacology 药理学

pharyngeal 咽的

pharyngeal artery 咽动脉

pharyngeal constrictor muscle 咽缩肌

pharyngeal flap 咽瓣

pharyngeal plexus 咽丛

pharyngeal walls 咽壁

pharyngectomy 咽部分切除术

pharyngoepiglotticus muscle 咽会
　厌肌

pharyngoesophageal fistula 咽食管瘘

pharyngoesophagus reconstruction 咽
　食管重建

pharyngoplasty 咽成形术

pharyngoscopy 咽镜检查

pharyngotonsillitis 咽扁桃体炎

pharynx 咽喉部

phenols 酚类

phenotypic 表型的

phenotypic classification 表型分级

phenotypic sex 表现型性别

phenoxybenzamine 酚苄明

phentolamine 酚妥拉明

phenylephrine 去氧肾上腺素

phenytoin 苯妥英(抗癫痫药)

philosophy 哲学

philtrum 人中

philtrum column＝philtrum ridge＝
　philtrum eminence 人中嵴

philtrum dimple＝philtrum hollow 人
　中凹

phimosis 包茎

phlebography 静脉造影(术)

phlebolith 静脉石

phocomelia 海豹肢症

phosphorus 磷

photoaging 光老化

photocarcinogens 光致癌

photodamage 光损伤,光损害

photography 摄影术

photoplethysmography 光学体积描
　记术

photoradiation 光辐射

physical abuse 躯体虐待（心理学）

physical examination 体格检查,物理检查

physical therapy 理疗,物理治疗

physician profiling 医疗档案管理

physician-patient relationship 医患关系

physiological effect 生理效应

physiology 生理学

physiotherapy 物理疗法

Pierre-Robin syndrome Pierre-Robin 综合征,小颌腭裂综合征（小颌及舌后坠,半数患者还伴有腭裂畸形）

pigeon breast = pectus carinatum 鸡胸

pigment 色素

pigmentation 色素沉着

pigmented 色素沉着的,着色的

pigmented basal cell epithelioma 色素性基底细胞上皮瘤

pigmented nevus 色素痣

pigmented spot 色素斑

pilar 毛发的

pilar cysts 毛发囊肿

pilomatricoma = calcifying epithelioma 钙化上皮瘤,毛母质瘤

pilomatrixoma 毛基质瘤

pilomotor 毛发运动的

pilomotor muscle 竖毛肌

pilomotor nerve 动毛神经

pilosis 多毛(症)

pimple 丘疹,小脓疱

pincer nail 嵌甲的一种类型（指甲前端的两边向下向内深深嵌入甲床内,严重时两侧几乎会合而呈现钳子状）

pinch 捏

pinch graft = Davis graft 颗粒状植皮

pinch test 皮肤抓捏试验

pinch thickness （皮肤）抓捏厚度

Pindborg tumor Pindborg 瘤(牙源性钙化上皮瘤)

Pinkus's tumor Pinkus 纤维上皮瘤,外阴纤维上皮瘤（一种特殊类型的纤维上皮瘤,为癌前病变）

PIOA = posterior interosseous artery 骨间后动脉

PIPJ = proximal interphalangeal joint 近节指(趾)间关节

piriform aperture 梨状孔,鼻前孔

piriform aperture stenosis 梨状孔狭窄

piriform sinus 梨状隐窝

pisiform 豌豆骨

pisohamate ligament 豆钩韧带

pisotriquetral ligament 豆三角韧带

pitfall 缺陷

pitting 点状凹陷

pivot 支点,(皮瓣的)转折点

pivot point 枢轴点,旋转中心,旋转皮瓣的转折点

Pixy ear Pixy 耳(面颈部除皱术后的耳畸形,表现为拉长的耳垂直接与面颊部皮肤相连而失去自然的形态)

PL = palmaris longus 掌长肌

PL = peroneus longus 腓骨长肌

placebo 安慰剂

placement 放置

placenta 胎盘

plagiocephaly 斜头畸形

plain film radiography X线平片

plane wart 平疣

planta 足底

plantar 足底的

plantar artery 足底动脉

plantar artery flap 足底动脉皮瓣

plantar digital nerve 趾足底固有神经

plantar dissection 足底解剖

plantar flap 跖底皮瓣

plantar muscle 跖肌

plantar nerve 足底神经

plantar ulcer 足底溃疡

plaque 斑块

plasma 血浆,原浆,原生质

plasma cell neoplasm 浆细胞肿瘤

plasma skin regeneration 等离子皮肤再生,电浆治疗(由射频激发氮气分子产生离子高能量的电浆,用于皮肤表面的磨削治疗)

plasmacytoma 浆细胞瘤

plasmapheresis 血浆置换,血浆去除

plaster 石膏,灰泥,膏药

plaster bandage = plaster cast 打石膏,石膏绷带

plastic surgery 整形外科

plasticity 可塑性,塑性

plate 片,板

platelet 血小板

Platelet-endothelial cell adhesion molecule 血小板内皮细胞黏附分子

platinum 铂,白金

platyrrhiny 阔鼻

platysma 颈阔肌

platysma bands 颈部垂直条索,颈阔肌条索(火鸡脖畸形)

platysma decussation 颈阔肌的交叉肌纤维

platysma flap 颈阔肌皮瓣

platysma transplantation 颈阔肌转位术

platysmapexy 颈阔肌悬吊术

platysmaplasty 颈阔肌整形术

pleomorphic adenoma 多形性腺瘤

plethysmography 体积描记术

pleural effusion 胸腔积液

pleural space 胸膜腔

plexus 丛,(神经血管的)网状组织

plication 折叠缩短术,折叠术

plug 栓子,塞子,插头

PLUG = plug the lung until it grows 胎儿肺液阻塞疗法(一种宫内治疗胎儿先天性膈疝及肺发育不良的疗法)

PMMA = polymethyl methacrylate 聚甲基丙烯酸甲酯

PNA = peroneal artery 腓动脉

pocket 囊袋,囊腔

pocket-type flap 袋状皮瓣

pockmark 痘痕

pogonion (Pog) 颏前点

poikiloderma 皮肤异色病(特征是萎缩、毛细血管扩张和色素沉着)

poikiloderma congenitale = Rothmund-Thomson syndrome 先天性皮肤异色病,Rothmund-Thomson 综合征(常染色体隐性遗传病,表现为先天性皮肤异色、骨骼异常、幼年性白内障及恶性肿瘤)

poikiloderma of Civatte Civatte 皮肤异色病

point tenderness 压痛

Poland syndrome 波兰综合征(胸大肌无发育并短指综合征)

pollex abductus 拇外展畸形(由于拇指屈肌腱的位置异常而导致的拇指外展)

pollex valgus 拇外翻

pollicization 手指拇指化手术

polly-beak deformity 鸟嘴状畸形(常指鼻尖整形手术后鼻尖部过度丰满或外突的畸形)

polyacrylamide gel 聚丙烯酰胺凝胶

PolyActive 人工皮肤商品名(表皮层由患者自身表皮角质细胞构成,真皮层由患者自身的真皮纤维母细胞种植在聚氧化乙烯等人造材料上,构成双层结构)

polyarteritis nodosa 结节性多发性动脉炎

polydactylia 多指(趾)畸形

polydactyly＝polydactylism＝supernumerary digit 多指症

polyester 聚酯

polyethylene 聚乙烯

polyethylene terephthalate＝Dacron 涤纶

polyglactin 可吸收材料,内含聚乳酸(PLA)与聚羟基乙酸(PGA),用于制作缝线(如薇乔)及组织补片

polyglycolic acid 聚乙醇酸

polyglycolide 聚乙醇酸交酯

polyhydramnios 羊水过多,羊水过多症

polyhydroxy acids 多羟基酸

poly-hydroxyethyl-methylacrylate 聚羟乙基丙烯酸甲酯

polyisoprene 聚异戊二烯

poly-L-lactic acid 聚左旋乳酸(常用做生物支架)

polymastia 多乳房

polymer 聚合体,聚合物

polymer implants 聚合植入物

polymer scaffolds 聚合物支架

polymyxin B 多黏菌素 B

polyolefin 聚烯烃

polyp 息肉

polypropylene 聚丙烯

polysiloxane 聚硅氧烷(硅胶)

polysyndactyly 多指(趾)并指(趾)畸形

polythelia 多乳头

polyurethane 聚氨酯

popliteus 腘肌

porcine 猪的

pore 毛孔,小孔

Porion(Po) 耳点

porocarcinoma 汗孔癌

porokeratosis 汗孔角化病

poroma 汗孔硬结

porous polyethylene 多孔聚乙烯

portals (肝)门的

port-wine stain＝nevus flammeus 鲜红斑痣,葡萄酒色斑,焰色痣

position deformity 位置异常

positive 正的,阳性的

positron emission tomography 正电子发射断层摄影术

postage stamp graft 邮票状植皮

postanastomotic (血管神经)吻合后

postanesthesia care unit 麻醉后监护室,复苏室

postauricular 耳后

postauricular transposition flap 耳后转移皮瓣

postaxial polydactyly 轴后型多指

postblepharoplasty 睑成形术后

posterior arm flap 腕后皮瓣

posterior auricular artery flap 耳后动脉皮瓣

posterior auricular skin flap 耳后皮瓣

posterior axillary fold 腋后褶

posterior axillary line 腋后线

posterior crossbite 后反𬌗

posterior intercostal artery 肋间后动脉

posterior interosseous artery perforator flap 骨间后动脉穿支皮瓣

posterior interosseous flap 骨间背侧皮瓣

posterior nasal spine 鼻后棘,后鼻棘

posterior neck muscle 颈后肌

posterior pharyngeal wall 咽后壁,喉底

posterior tibial artery flap 胫后动脉皮瓣

posterior upper arm flap 上臂后侧皮瓣

posterolateral 后外侧的

postganglionic （神经）节后的

postmastectomy 乳房切除术后的

postmastectomy pain syndrome 乳腺切除后疼痛综合征

postmenopausal 绝经后的

postnatal 出生后的

postoperative 术后

postoperative care 手术后护理

postoperative management 术后治疗

postoperative radiation therapy 术后放疗

postpartum deformity 产后的畸形

postsurgical alopecia 术后脱发

post-tourniquet syndrome 止血带后综合征

post-traumatic 损伤后

post-traumatic aneurysm 创伤后动脉瘤

posttraumatic reconstruction 创伤后的修复

posture 姿势

potassium 钾

povidone-iodine 聚维酮碘

Prader-Willi syndrome Prader-Willi 综合征（低肌张力、低智能、性发育低下、肥胖综合征）

PRCA = posterior radial collateral artery 桡侧副动脉背侧支

preauricular 耳前的

preauricular fistula 耳前瘘管

preauricular flap 耳前皮瓣

preauricular sinus 耳前窦道

preaxial 身体前方的,肢体内侧的

precanthal ligament 外眦浅表韧带（位于传统意义的外眦韧带的外侧,且更为浅表）

precaution 预防

preclavicular 锁骨前的

preclinical study 临床前实验

predisposition 易患体质

prednisolone 强的松龙,泼尼松龙

preeclampsia 先兆子痫

preemptive analgesia 超前镇痛,先发镇痛

prefabricated flap 预制皮瓣

prefabricated graft 预制移植物

prefabricated tissue transfer 预制组织移植

prefabrication 预制

preferred variation 首选治疗,首选方案

preganglionic （神经）节前的

pregnancy 妊娠,怀孕

Preiser's disease Preiser 病,普赖泽病（非骨折引起的舟骨骨质疏松、萎缩及无菌性坏死）

prelamination 预制

premalignant lesions 癌前损伤,癌前病变

premaxilla 前颌

premedication 术前用药,麻醉前用药

preoperative 术前的

preoperative consultation 术前咨询

preoperative examination 术前检查

preoperative preparation 术前准备

preosteoblast 前成骨细胞

preparation 准备

preplatysma fat 颈阔肌浅层脂肪

preservation　保存

pressure bandage　加压绷带

pressure dressing　加压包扎

pressure garment　弹力衣

pressure hemostasis　压迫止血

pressure measurements　压力测量

pressure necrosis　压迫性坏死

pressure sore＝bed sore＝decubitus　褥疮

pressure therapy　压迫疗法

pressure-flow testing　压力-流量测试

pretemporal region　颞前区

preterm labor　早产

prevention　预防,防止,预防法

prezygomatic space　颧骨前区

primary closure　原发闭合,一期缝合

primary healing　一期愈合

primary operation　初次手术

principle　原则,原理

Pro Osteon　一种珊瑚人工骨材料

proandrogen　雄激素原

problem wound　难治伤口

procaine　普鲁卡因

procedure　步骤,程序

procerus＝procerus muscle　降眉间肌

process optimization　过程优化

processed lipoaspirate cell　吸脂物提取细胞

prognosis　预后,预知,预测

programmed cell death＝apoptosis　程序性细胞死亡(细胞凋亡)

progressive hemifacial atrophy＝Romberg disease　半侧颜面进行性萎缩,Romberg病

progressive necrosis　进行性坏死

projection　突出物,发射

projector　投影仪

proliferate　增殖

proliferation　增殖,增生

prominence　突起,隆凸

prominent　显著的

prominent ear＝projecting ear＝protruding ear　招风耳,前突耳

prominent mandibular angle　下颌角突出,下颌角肥大

prominent zygomatic arch　颧弓突出,颧弓肥大

Pronasale(Prn)　鼻突点(Prn)

pronator　旋前肌

pronator quadratus　旋前方肌

pronator syndrome　旋前圆肌综合征

prone position　俯卧位

prophylactic　预防(性)的,预防剂

Proplast　聚四氟乙烯与玻璃碳的聚合物

propofol　异丙酚

prostheses　假体,义肢

prosthetic　假体的,修复术的

prosthetic ear　义耳

prosthetic replacement　假体置换

proteoglycans　蛋白聚糖

Proteus syndrome　Proteus综合征(多种组织不规则的过度生长)

protocol　治疗方案,实验步骤

protrusion　突出,伸出

protrusive premaxilla　前颌伸出的

provisional　暂时的,临时的

provocative test　激发试验

proximal　近侧的,近心端的

proximal shaft hypospadias　阴茎近端型尿道下裂

pseudoaneurysm　假性动脉瘤

pseudoaugmentation　假性扩张,假性增大(用组织扩张的方法矫正畸形,如使用注射填充剂的方法纠正面瘫患者的口角歪斜)

pseudocyst　假性囊肿

pseudoepicanthal fold　假性内眦赘皮

pseudohermaphroditism = false her-maphroditism 假两性畸形

Pseudomonas aeruginosa 绿脓杆菌,铜绿假单胞菌

pseudoptosis 假性上睑下垂

pseudosynovial sheath 人工滑液鞘

psoralen-ultraviolet A（PUVA）therapy 补骨脂素加长波紫外线的光化学疗法(治疗牛皮癣等)

psychiatric illness 精神疾病

psychological 心理的

psychological effect 心理作用

psychological evaluation 心理评估

psychological factor 心理因素

psychophysiologic mechanisms 精神生理学的机制

psychosocial factor 心理社会因素

psychotherapy 心理治疗

PT = peroneus tertius 第三腓骨肌

PT = pronator teres 旋前圆肌

PTA = posterior tibial artery 胫后动脉

PTAP = posterior tibial artery perfora-tor 胫后动脉穿支

pterygium 翼状胬肉

pteryglum colli 翼状颈皮

pterygoid muscle 翼状肌

pterygomandibular raphe 翼突下颌缝

pterygomaxillary fissure 翼上颌裂点

PTFE = polytetrafluoroethylene 聚四氟乙烯

ptosis 下垂

ptotic breast 下垂乳房

PTSD = post-traumatic stress disorder 创伤后应激障碍

pubertal 青春期的

pubic arch 耻骨弓

pubic hair grafting 阴毛移植

pug nose 翘鼻,狮鼻畸形

pulley 滑轮,滑车

pull-out suture 抽出式缝合

pulmonary 肺部的

pulmonary edema 肺水肿

pulse duration 脉冲宽度

pulsed laser 脉冲激光

punch biopsy 打孔钻取活组织检查

punch graft 打孔皮片移植

punch hole 打孔,穿孔

punctum 斑点,凹陷,细孔

puncture 穿刺,刺伤

pupil 瞳孔

purse-string sutrue 荷包缝合

pus 脓,脓液

pushback（Veau-Wardill-Kilner）tech-nique （腭裂修补）V-Y 后推技术

pustular 脓疱的

put-off reconstruction 延期重建

PWS = Parkes-Weber syndrome = capi-llary-arteriovenous malformation Parkes-Weber 综合征(血管畸形包括动静脉瘘以及骨肥大综合征)

pyoderma gangrenosum 坏疽性脓皮症

pyogenic 化脓的

pyogenic granuloma 脓性肉芽肿

pyramid 角锥形的,锥体

pyramidalis 锥状肌

Q

QOL = quality of life 生活质量

quad helix expander 四眼簧扩弓器（用于增加上颌牙弓长度的矫正）

quadrangular space syndrome 四边孔综合征

quadrantectomy = segmental resection

象限切除
quadratus plantae muscles　跖方肌
quadrilateral space　四边孔
questionnaires　调查问卷

R

RA＝radial artery　桡动脉
RA＝retinoic acid　视黄酸
RA＝rheumatoid arthritis　类风湿关节炎
radial　桡骨的,桡侧的,光线,射线
radial（preaxial）deficiency　桡骨缺损
radial（thumb）polydactyly　桡侧（拇指）多指畸形
radial bursa　桡侧肌囊
radial clubhand　桡偏手畸形
radial flexor　桡侧腕屈肌
radial forearm flap　前臂桡侧皮瓣
radial innervated flap　带有桡神经（分支）的皮瓣
radial nerve　桡神经
radial scar　放射状瘢痕
radial sensory nerve entrapment　桡神经卡压
radial styloidectomy　桡骨茎突切除术
radial triangular fibrocartilage complex tear　桡侧三角纤维软骨复合体撕脱伤
radial tunnel syndrome　桡管综合征
radiation　辐射
radiation cancer＝radiation induced cancer　放射性癌变
radiation dermatitis＝radiodermatitis　放射性皮炎
radiation effect　放射效应,照射效应
radiation exposure　射线照射,射线暴露
radiation injury　放射损伤
radiation sickness　放射病

radiation therapy　放射治疗
radiation-induced　放射诱导的
radiation-induced sarcoma　辐射诱发性肉瘤
radiation-induced ulcer　放射性溃疡
radiation-related　辐射相关
radical　根治的,根本的
radical dissection　根治术
radical excision　根治性切除（术）
radical mastectomy　根治性乳房切除术,乳房（癌）根治术
radical neck dissection　根治性颈淋巴清扫术
radical operation　根治手术
radicular　根的
radiocarpal joint　桡腕关节
radiocarpal ligament　桡腕韧带
radiographic examination　放射学检查
radiography　X光线照相术
radiologic　放射学的
radiology　放射医学
radiolunate ligament　桡月韧带
radionuclide imaging　放射性核素成像
radionuclide scan　放射性核素扫描
radioscaphocapitate ligament　桡舟头韧带
radioscaphoid impingement　桡舟撞击症
radioscaphoid ligament　桡舟韧带,桡侧副韧带
radioscapholunate ligament　桡舟月韧带
radiotherapy　放疗
radioulnar joint, distal　桡尺远侧关节
radioulnar ligament　桡尺韧带
radioulnar synostosis　桡尺骨融合症,桡尺骨骨性结合
radius　桡骨
radix　基底,根,基数

ramal plane 下颌支平面

ramus osteotomy 下颌骨升支截骨术

ramus plane 下颌升支平面

random 任意的,随机的

randomized trials 随机试验

random-pattern flap 任意皮瓣,随意皮瓣

range of motion (关节)活动度

ranula 舌下囊肿

raspatory 骨锉,骨刮,骨膜剥离子

rate 率,速度,价格

ratio 比,比率

rationale 原理,基础理论

rationalization 合理化

Ravitch procedure Ravitch 手术(一种漏斗胸的矫正手术)

Raynaud disease 雷诺氏病,雷诺综合征(血管神经功能紊乱引起的肢端小动脉痉挛)

Raynaud syndrome 雷诺综合征

razor graft＝Ollier-Thiersch free skin graft 刃厚皮片

RCL＝radial collateral ligament 桡侧副韧带

Reagan-Linscheid test Reagan-Linscheid 试验(月三角骨冲击触诊和尺侧鼻烟壶挤推试验,用于检查腕部不稳定性和疼痛)

receptor 感受器

recessive cleft lip 隐性唇裂

recipient 受体,接受(移植、输血)者

recipient bed 移植床

recipient site 受区,受皮区

recipient vessel 受区血管

recombinant 重组体,重组的(常指通过基因技术在实验室重组制作的)

reconstruction 重建,再建

reconstructive 重建的,再建的

reconstructive surgery 整形外科,整复外科

recover 恢复,痊愈

recovery 痊愈

rectangular flap 矩形皮瓣

rectovaginal fistula 直肠阴道瘘

rectus abdominis 腹直肌

rectus abdominis flap 腹直肌瓣

rectus abdominis-external oblique flap 腹直肌腹外斜肌瓣

rectus abdominis-internal oblique flap 腹直肌腹内斜肌瓣

rectus femoris flap 股直肌皮瓣

rectus myocutaneous flap 腹直肌肌皮瓣

rectus sheath 腹直肌腱鞘

recurrence 复发

recurrent 再发的,复发的

red lip＝vermilion 红唇,唇珠

reduction 缩小,减少

reduction alar plasty 鼻翼缩小术

reduction deformity 短缺畸形

reduction mammaplasty 乳房缩小术

reduction rhinoplasty 鼻缩小术,鼻背降低术

reduction thyroid chondroplasty 甲状软骨缩小成形术

reductive 减少的,还原的,还原剂

reductive mammoplasty 乳房缩小整形术

redundant 多余的

redundant belly 腹壁(脂肪)堆积

redundant prepuce 包皮过长

redundant skin 赘皮

redundant vermilion 厚唇

reef knot 方结

reepithelialization 再上皮化,表皮细胞再生

reference 参照,参考文献,证明书(人)

refractory 顽固性的,不显疗效的

refrigeration 冷藏

regeneration 再生

region 局部,部位,区域

regional 区域性的

regional anesthesia 局部麻醉

regional block 神经阻滞麻醉

regional flap transfer 局部皮瓣转移术

regression 消退,退行

regrowth 再生长

regulate 控制,调节

regulation 调节,规划

rehabilitation 康复

Reiger flap Reiger 皮瓣(一种用于修复鼻尖或鼻下部缺损的鼻背局部皮瓣)

reimplantation 再移植

reinnervation 神经再支配,神经移植术

reinsertion 再插入

reject 拒绝,抵制,否决

rejection 拒绝,排异(反应)

rejection cascade 排异反应,排斥作用

rejuvenation 年轻化,返老还童

relativism 相对论

relaxation 松弛

relaxation incision 减张切口

relaxation suture 减张缝合

relaxing incision technique 松弛切口技术

release 松解,释放

reliability 可信度

religion 宗教信仰

remodeling 再塑,改型

remote skin flap = distant skin flap 远位皮瓣

removal 除去,切除

renal failure 肾衰竭

renervation = reinnervation 再神经化,神经移植术,神经支配恢复

repair 修复,恢复

reperfusion injury 再灌注损伤

repetition 重复,循环,复制品

repetition expansion 重复扩张

replantation of digit 断指再植术

replantation surgery 再植术

repression 抑制,阻遏

reproductive system 生殖系统

resect 切除,割除

resection 切除

residual 剩余的,残留的

resin 树脂,松脂

resonance = resonation 共振,共鸣

resorbable 可吸收的

resorption 再吸收

respiratory 呼吸的,呼吸系统的

respiratory complication 呼吸系统并发症

respiratory system 呼吸系统

resting 静止的,休眠的

restoration 恢复,再生

resurfacing 关节面重建,表面重建

retaining ligament 支持韧带

reticular layer 网状层,网织层

retina 视网膜

Retin-A 维A酸霜商品名

retinacular system 韧带系统

retinaculum 支持带,韧带

retinoblastoma 视网膜母细胞瘤

retinoic acid（RA） 视黄酸

retinoid 类视色素,维生素A类

retinol 视黄醇

retracted nipple = inverted nipple 乳头内陷

retraction 退缩,收缩

retractor 牵引器,拉钩

retroauricular flap 耳后皮瓣

retroauricular incision 耳后切口

retrobulbar 眼球后的

retrobulbar hemorrhage 球后出血

retroclavicular 锁骨后的

retrognathia 下颌退缩,缩颌

retrograde injection 后退注射

retrograde lateral plantar artery flap
逆行足底外侧动脉皮瓣

retromolar trigone 磨牙后三角

retropharyngeal 咽后的

retropharyngeal abscess 咽后脓肿

retrusive chin 颏后缩

revascularization 血运重建,血管
再通

reverse 相反的,翻转,逆向

reverse abdominoplasty 逆向腹壁整
形术(以乳房下皱襞为切口,向
上提紧腹部的皮肤)

reverse cross-finger flap 逆行交指
皮瓣

reverse digital artery flap = reverse digi-
tal flap 逆行指动脉皮瓣

reverse forearm flap 逆行前臂皮瓣

reverse transposition 逆行转移

reversed first dorsal metacarpal artery
flap 第一掌背动脉逆行皮瓣

reversed ulnar parametacarpal flap
尺动脉背侧支逆行皮瓣

reverse-flow flap 逆行皮瓣

reverse-flow second metacarpal flap
第二掌动脉逆行皮瓣

reverse-flow thenar flap = Miami flap
大鱼际逆行皮瓣,迈阿密皮瓣

revision 修改,修订版

revolving door flap 十字形旋转皮瓣

rewarming 复温

RFF = radial-forearm flap 桡侧前臂
皮瓣

rhabdomyosarcoma 横纹肌肉瘤

rhinitis 鼻炎

rhinocheiloplasty 鼻唇成形术

rhinophyma 鼻赘期酒渣鼻

rhinoplasty 鼻整形术,鼻成形术

rhinorrhea 鼻漏

rhinoschisis = cleft nose 鼻裂畸形

rhinotomy 鼻切开术

rhomboid skin flap 菱形皮瓣

rhytid(s) 皱纹

rhytidectomy 除皱术,皱纹切除术

rib 肋骨

rib cartilage 肋软骨

rib flap 肋骨瓣

rib resection 肋骨切除术

right lateral decubitus position 右侧
卧位

rigid endoscope 硬式内镜

rigid fixation 坚强固定

rigid internal fixation 坚强内固定

ring digit 无名指,环指

ring incision 环状切口

Rintala flap Rintala 皮瓣,鼻额部矩
形推进瓣(用于修复鼻尖或鼻背
的软组织缺损,由 Rintala 在
1969 年首先报道)

risk factor 危险度系数,危险因素

risk management 风险处理,风险
管理

Robin sequence Robin(罗宾)序列征
(早期下颌发育不良)

Robinow syndrome Robinow 综合征
(短肢体、椎体畸形、胎儿面容综
合征,1969 年由 Robinow 等首先
报道)

robotic 机器人的

roentgenogram X 光片,X 射线照片

roentgenography X 线摄影术

roentgenographic diagnosis 放射学

诊断

Rolando fracture Rolando 骨折(第一
掌骨基底部腕掌关节内粉碎骨
折伴脱位)

Romberg's disease＝hemifacial atrophy
进行性半侧颜面萎缩症

Rombo syndrome Rombo 综合征(先
天性畸形,主要特征为面部皮肤
萎缩、粟粒疹、毛发稀少、毛发上
皮瘤、基底细胞癌、毛细血管扩
张伴发绀)

**ROOF ＝ retro-orbicularis oculi fat
(pad)** 上睑眼轮匝肌下脂肪
(垫)(位于眶上区眼轮匝肌和眶
隔之间的纤维脂肪组织)

rosacea＝brandy nose 酒渣鼻

rotation advancement cheiloplasty 旋
转推进唇成形术

rotation advancement flap 旋转推进
皮瓣

rotation skin flap 旋转皮瓣

rotational osteotomy 旋转截骨术

**Rothmund-Thomson syndrome ＝ poikilo-
derma congenitale** Rothmund-
Thomson 综合征,先天性皮肤异
色病(常染色体隐性遗传,表现为
先天性皮肤异色、骨骼异常、幼年
性白内障及恶性肿瘤)

Rowe disimpaction forceps Rowe 骨
折嵌入拔出钳

RRA＝radial recurrent artery 桡侧
返动脉

RSD＝reflex sympathetic dystrophy
反射性交感神经性营养不良

RSTL＝relaxed skin tension line 皮
肤松弛张力线

**RT-PCR＝reverse transcriptase-poly-
merase chain reaction** 逆转录-
聚合酶链反应

RTS ＝ Rubinstein-Taybi syndrome
Rubinstein-Taybi 综合征(先天
性畸形,特征为宽大畸形的拇指
及大脚趾、颅颌面畸形和智力低
下。有时也写做 Rubenstein-
Taybi 综合征)

**Rubens flap＝deep circumflex iliac ar-
tery flap** Rubens 皮瓣(以旋髂
深血管为蒂的髂腰部皮瓣)

rudimentary accessory digit 皮赘状
多指

ruffled border 皱褶缘

running suture 连续缝合

S

sacrococcygeal 骶尾的

sacrococcygeal teratoma 骶尾部畸
胎瘤

sacrum 骶骨

saddle nose 鞍鼻

Saethre-Chotzen syndrome Saethre-
Chotzen 综合征,尖头并指(趾)
畸形综合征

sagging 沉降,凹陷

sagittal 箭头形的,矢状(方向)的

sagittal craniosynostosis 矢状缝颅缝
早闭

sagittal split osteotomy 矢状劈开截
骨术

sagittal split ramus osteotomy 下颌升
支矢状劈开切骨术

sailor's knot 方结,水手结

saline filled 盐水充注的

salivary gland 唾液腺,涎腺

salivary gland enlargement 涎腺增大

salivary gland lymphoma 涎腺淋巴瘤

salivary gland tumor 涎腺肿瘤,唾液
腺肿瘤

salivation＝ptyalism 流涎,多涎,唾

液分泌过多

salmon patch 粉黄色斑

salpingopharyngeus muscle 咽鼓管咽肌

salvage 抢救,废弃组织再利用

salvage treatment 补救性治疗

sandwich flap 三明治式皮瓣(多层组织或移植物构成的皮瓣)

saphenous flap 隐静脉皮瓣

saphenous nerve 隐神经

sarcoidal granulomas 结节性肉芽肿

sarcoidosis 肉瘤样病,类肉状瘤病

sarcoma 肉瘤

sartorius flap 缝匠肌皮瓣

satellite cell 卫星细胞

satyr ear 尖耳轮耳

scalding 烧灼的,滚烫的

scalp 头皮

scalp avulsion 头皮撕脱伤

scalp ballooning 头皮肿胀麻醉

scalp defect 头皮缺损

scalp reconstruction 头皮重建

scalp replantation 头皮回植

scalpel 手术刀

scapha 耳舟

scaphocapitate ligament 舟头韧带

scaphocephaly 舟状头畸形

scaphoid 舟状骨

scaphoid bone 舟骨

scapholunate 舟月骨

scapula 肩胛骨

scapular flap 肩胛皮瓣

scar＝cicatrix 瘢痕

scar carcinoma 瘢痕癌

scar contracture 瘢痕挛缩

scar diathesis 瘢痕体质

scar epithelium 瘢痕上皮

scar formation 瘢痕形成

scar revision 瘢痕修整

scar tissue 瘢痕组织

scar tissue buttressing method 瘢痕组织填充法

scarred flap 瘢痕瓣

scarring 瘢痕形成,瘢痕化

SCC＝squamous cell carcinoma 鳞状细胞癌

Schirmer test 泪液分泌试验

schistoglossia ＝ bifid tongue ＝ cleft tongue 舌裂(畸形)

Schuchardt procedure Schuchardt 法截骨术(唇腭裂患者正颌治疗中联合应用的牙槽骨截骨手术)

Schwann cell 雪旺氏细胞,神经膜细胞

schwannoma 神经鞘瘤,雪旺细胞瘤

SCIA＝superficial circumflex iliac artery 旋髂浅动脉

sciatic nerve 坐骨神经

scleral 巩膜

scleroderma 胶原沉着病,硬皮病

sclerosing agent 硬化剂

sclerosis 硬化,硬化症,硬结

sclerotherapy 硬化疗法

screening 屏蔽,筛选

screw stabilization 螺丝固定

scrotoplasty 阴囊成形术

scrotum 阴囊

SEA＝superior epigastric artery 腹壁上动脉

seal limb＝phocomelia 海豹肢症,短肢症(治疗孕妇早孕反应的药品沙利度胺-thalidomide 引起的胎儿畸形,表现为四肢短小如海豹状,由 McBride 医生在 1961 年最早报道)

sebaceous 皮脂的,脂肪的

sebaceous carcinoma 皮脂腺癌

sebaceous cyst＝wen 皮脂囊肿

sebaceous gland　皮脂腺

sebaceous hyperplasia　皮脂腺增生

seborrheic　脂溢的,皮脂丰富的

seborrheic dermatitis　脂溢性皮炎

seborrheic keratosis　脂溢性角化病

sebum　皮脂,脂肪

second brancheal arch　第二鳃弓

second dorsal compartment　第二手背间隔室

second metatarsal flap　第二跖骨皮瓣

secondary　第二次的,继发的

secondary deformity　继发性畸形

secondary reconstruction　二期重建

secondary repair　二次成形,二次修整

second-toe flap　第二足趾皮瓣

second-toe transfer　第二足趾移植

sedation　镇静,镇静作用

sedation-analgesia　镇静剂镇痛

sedative　镇静的,镇静剂

seesaw effect　跷跷板效应

segmental　节段的,分节的

segmental maxillary osteotomy　上颌骨分段截骨术

segmental resection = quadrantectomy　分段切除

seizures　(癫痫)发作

Selection Bias　选择性偏倚(由于样本抽样不公正造成的研究结果偏差)

self-destructive personality　自毁性人格

Sella　蝶鞍点

sella nasion subspinale angle　SNA 角(蝶鞍点-鼻根点-上齿槽座点角)

sella nasion supramentale angle　SNB 角(蝶鞍点-鼻根点-下齿槽座点角)

semilunar flap　半月形皮瓣

semi-permanent filler　半永久性填充剂(如羟基磷灰石制剂)

Semmes-Weinstein monofilaments test　单丝试验(用一单纤维尼龙丝接触患处以检查皮肤感觉)

senile　老年的,衰老的

senile blepharochalasis of upper eyelid　老年性上睑松垂

senile ectropion of eyelid　老年性睑外翻

sensation　感觉

sensory examination　感觉功能检查

sensory flap　带感觉神经的皮瓣

sensory function　感觉功能

sensory innervation　感觉神经支配

sensory nerve　感觉神经

sensory receptor　感觉感受器

sensory reeducation　感觉恢复,感觉功能训练

sentinel　哨兵,标记

sentinel lymph node biopsy　前哨淋巴结活检

sentinel node　前哨淋巴结

sentinel vein　哨兵静脉(眶外侧缘一条从皮下组织穿过颞筋膜到颞肌的静脉,在颞部除皱术时作为进入面神经分支损伤危险区的标记)

sepsis　败血症,脓毒症

septal　中隔的

septal cartilage　(鼻)中隔软骨,隔板

septal collapse　鼻中隔塌陷

septal deviation　鼻中隔偏曲

septal perforation　鼻中隔穿孔

septal pivot flap　鼻中隔枢轴皮瓣

septectomy　鼻中隔切除术

septic　脓毒性的,败血病的

septic arthritis　脓毒性关节炎

septicemia　败血症,败血病

septocutaneous flap 肌间隔皮瓣,中隔皮瓣,筋膜皮瓣

septocutaneous perforator 肌间隔穿支(从知名血管分出后穿过肌间隔到达皮瓣的穿支)

septoplasty 鼻中隔成形术

septum 中隔,隔膜

sequelae 后遗症

sequence 序列

sequential 序贯的

serial 连续的,系列的

serial excision 分次切除,多次切除

serial tissue expansion 重复组织扩张术

seroma 血清肿

serous drainage 浆液性引流物

serratus anterior flap 前锯肌皮瓣

serum 血清

serum imbibition 血清吸取

severe 严重的

sex = gender 性,性别

sex abnormality 性别畸形

sex chromosome 性染色体

SFA = superficial femoral artery 股浅动脉

SGA = superior gluteal artery 臀上动脉

SGAP = superior gluteal artery perforator 臀上动脉穿支

shape 形状,身材

shave biopsy 削取活组织检查

shave excision 刮除,削除(用于治疗一些皮肤表面的赘生物及瘢痕等)

shaving therapy 削除疗法

sheath 鞘,腱鞘

Sheldon-Hall syndrome Sheldon-Hall 综合征(罕见先天性畸形,肢体远端关节挛缩、三角形脸、眼裂下挂、小嘴、高腭穹畸形)

short face syndrome 短面综合征

short horizontal scar technique 水平短切口技术(乳房整形手术)

short lip 短唇(畸形)

short nose 短鼻(畸形)

short radiolunate ligament 短桡月韧带

short thumb 短拇(畸形)

shortening 缩短(术)

short-scar technique 短瘢痕(切口)技术

shoulder 肩膀,肩部

shoulder-hand syndrome 肩手综合征,反射性交感神经营养不良综合征(中风后偏瘫患者的患侧肩痛、手肿及被动运动时疼痛加剧)

shunting 分流术

sialadenitis 涎腺炎

sialadenosis 涎腺病

sialography 涎腺造影术

sialolithiasis 涎石病

sialometaplasia 唾液腺化生

sialoprotein 涎蛋白,唾液蛋白

Siamese flap 连体皮瓣,Siamese 皮瓣(一种特殊的联合皮瓣,指两块皮瓣的部分组织或血管相连,却又各有其独立的血供,犹如连体婴儿一样。Siamese twins 是 19 世纪美国著名的华裔移民的名字,他们是一对享年 63 岁的连体人)

sickle shaped flap 镰刀状皮瓣

side effect 副作用,副反应

side-by-side short digits 并列短指

SIEA = superficial inferior epigastric artery 下腹壁浅动脉

signal transduction 信号传导

silicone 硅胶

silicone gel　硅凝胶

silicone implant　硅胶植入物

silicone injection　硅胶注射

silicone synovitis　硅胶性滑膜炎,硅胶性关节膜炎

siliconoma　硅胶性肉芽肿(由注射液态硅胶引起的异物性肉芽肿)

silver nitrate　硝酸银

silver sulfadiazine　磺胺嘧啶银

simian crease＝simian line　猿线,贯通线(手掌中央贯通两侧的纹路,见于通贯手)

Simonart's band　Simonart 系带(位于唇裂患者鼻底的连接两侧裂缘的皮条,出现在部分患者)

simple　单一的,单纯的

simple syndactyly＝single syndactyly　简单并指(趾),两指(趾)并指(趾)

Singapore flap＝pudendal thigh flap　新加坡皮瓣,阴股沟皮瓣(常用于阴道再造或修补)

single digit　独指

single eyelid＝foldless eyelid　单睑,单眼皮

single pedicle flap　单蒂皮瓣

single stage　一期,单次

single syndactyly＝simple syndactyly　简单并指(趾),两指(趾)并指(趾)

single-stage reconstruction　一次重建,一期重建

sintered　熔结的,烧结的

sinus　窦道

sinus tracks　窦道路径

sinuses　窦,窦房结,窦道(复数)

SIRS＝systemic inflamatory response syndrome　全身炎性反应综合征

situ　原位

size　尺码,大小

skate flap　三叶皮瓣(常用于乳头再造)

skeletal augmentation　骨骼增大

skeletal development　骨骼发育

skeletal maturation　骨骼成熟

skeletal muscle　骨骼肌

skeletal reduction　骨缩小

skeletal shortening　骨缩短术

skeletal traction　骨牵引

skin＝cutis　皮肤

skin cancer　皮肤癌

skin care　皮肤护理

skin closure　皮肤缝合

skin coverage　皮肤覆盖

skin deficiency　皮肤缺损

skin degloving laceration　皮肤脱套伤

skin excision　皮肤切除

skin flap　皮瓣

skin flap flattening　皮瓣舒平

skin flap pedicle division　皮瓣断蒂

skin graft　皮肤移植,皮片

skin graft mesher　皮片成网器

skin grafting　植皮术,皮肤移植术

skin irritation　皮肤刺激

skin island　皮岛

skin laxity　皮肤松弛度

skin line＝Langer line　皮纹线

skin loss　皮肤缺失

skin necrosis　皮肤坏死

skin pit　皮肤凹坑

skin redundancy　皮肤多余

skin resurfacing　皮肤磨削

skin retraction　皮肤回缩

skin retractor　皮肤牵开器,皮拉钩

skin soft tissue expansion　皮肤软组织扩张术

skin substitute　皮肤替代品

skin tag　皮赘

Skin Temp 人工皮肤商品名（仅含牛的重组胶原蛋白制作的真皮层）

skin territory 皮肤界限（皮瓣范围）

skin tone 皮肤紧张度,皮肤质地

skin tube 皮管

skin wrinkling 皮肤皱纹

skin-only face lift 皮肤层的面部提升术

skin-sparing 皮肤保留,保留皮肤的手术

skin-sparing mastectomy 保留皮肤的乳房切除术

skin-specific antigen 皮肤特异性抗原

skull 颅骨

skull base 颅底

skull defect 颅骨缺损

SL＝scapholunate ligament 舟月韧带

SLAC＝scapholunate advanced collapse 舟月骨进行性塌陷

SLE＝systemic lupus erythematosus 系统性红斑狼疮

sleep apnea syndrome 睡眠呼吸暂停综合征

sliding flap 滑行皮瓣,滑动皮瓣

SLIL＝scapholunate interosseous ligament 舟月骨间韧带

sling 悬带,吊(索),吊带

slip 滑动

SMA＝submental artery 颏下动脉

SMAS＝superfacial musculoaponeurotic system 表浅肌腱膜系统

SMAS-platysmal rotation flap SMAS颈阔肌旋转皮瓣

Smith-Lemli-Opitz syndrome 史-伦-奥三氏综合征(小头、智障、短指、并趾、连眉、睑下垂、斜视、眼球震颤、白内障等)

smoke inhalation 烟吸入

smoothness 光滑度

SMR＝submucous resection 黏膜下切除术

SN plane 前颅底平面

SNAC＝scaphoid nonunion advanced collapse 舟骨骨折不愈进行性塌陷

snake bite 蛇咬伤

snapping finger＝trigger finger 扳机指

snapping phenomenon 弹响征

snoring 鼾症

sodium alginate 海藻酸钠

sodium hyalurate 透明质酸钠

soft palate 软腭

soft tissue 软组织

soft tissue deformity 软组织畸形

soft tissue depression 软组织凹陷

soft tissue expansion （皮肤）软组织扩张术

soft tissue flap 软组织瓣

soft tissue infection 软组织感染

soft tissue injury 软组织损伤

soft tissue landmark 软组织（解剖学）标志

soft tissue tightening 软组织提紧术

solar actinic keratosis 日光性皮肤角化症

solar keratosis＝actinic keratoses 光化性角化病,日光性角化病

soleus 比目鱼肌

soleus flap 比目鱼肌瓣

solitary plasmacytoma 孤立性浆细胞瘤

somatization 躯体化

somatosensory evoked potential 体感诱发电位

SOOF＝suborbicularis oculi fat（pad） 眼轮匝肌下脂肪（垫）（位于眶

下区外侧的眼轮匝肌和眶骨之间的纤维脂肪组织)

Southern blot Southern 印迹法(检测 DNA 的方法)

SPA = superficial palmar arch 掌浅弓

SPAIR (short scar periareolar inferior pedicle reduction) technique 乳晕切口下方蒂乳房缩小术

spasm 痉挛

spastic 痉挛的

spasticity 痉挛状态

speciality 专业,特长

specific antidote 特异性解毒药

specimen 标本,样品

spectroscopy 光谱学

spectrum 波谱,光谱,范围

speech therapy 语音治疗(常指腭裂患者术后的治疗)

sphenoid bone 蝶骨

sphenopalatine artery 蝶腭动脉

sphincter 括约肌

sphincter pharyngoplasty 括约肌咽成形术

spider nevus 蜘蛛痣

spina 棘,刺,脊柱

spina bifida 脊柱裂

spinal accessory nerve 脊髓副神经

spinal block 脊髓阻滞

spinal cord 脊髓

spinal root 脊神经根

spinal surgery 脊柱外科

spiradenoma 汗腺腺瘤

Spitz nevus = juvenile melanoma Spitz 痣,良性幼年黑色素瘤

splint 夹板

splinting 夹板固定

split 劈开,分裂

split hand-split foot 分裂手分裂足

(畸形)

split nail 甲裂

split rib 肋骨分裂

spoon hand = total syndactyly 勺形手,全手指并指症

sporothrix 孢子丝菌

spot 斑点,污点

sprain 扭伤

spread 伸展,蔓延,涂敷

spreader graft 延伸移植(常指鼻整形术中鼻中隔或鼻翼软骨的延长及扩展)

squamous epitheliomas 鳞状上皮瘤

squamous epithelium 鳞状上皮

squamous odontogenic tumor 牙源性鳞状细胞瘤

square flap 方形皮瓣

square knot 方结

squeeze 挤,压榨,挤压伤

squint=strabismus 斜视

SSA = suprascapular artery 肩胛上动脉

SSG = split-skin graft = split-thickness skin graft 断层皮片(中厚皮片)植皮

SSM = superficial spreading melanoma 浅表扩散性黑色素瘤

STA = superficial temporal artery 颞浅动脉

stab wound 刺伤,戳伤

stable 稳定的,安定的

stage 期,分期

staged reconstruction 分期修复,阶段修复

staging 疾病分期,肿瘤分类

Stahl's ear Stahl 耳畸形(外耳轮上缘向外上方尖状突起,突起部对耳轮反向前凸,耳舟及对耳轮上脚消失)

stamp free skin graft　邮票状皮片

standard　标准,规程

stapedial artery　镫骨动脉

Staphylococcus aureus　金黄色葡萄球菌

Staphylococcus epidermidis　表皮葡萄球菌

stapler　吻合器,封口机

star flap　星状皮瓣(常用于修复唇部缺损)

stasis of blood　淤血

static　静止的

static sling　静态悬吊

static splint　静态夹板

static suspension = static support　静力悬吊

static two point discrimination（S2PD）静止两点分辨力

stellate ganglion　星状神经节

stem cell　干细胞

Stenon's duct = parotid duct　腮腺导管

stenosing tenosynovitis　狭窄性腱鞘炎

stenosis　狭窄

stenotic eye socket　眼窝狭窄

stepladder flap　阶梯状皮瓣(V-Y推进皮瓣的一种发展,面积较大,供区一般需做Z瓣修复)

stepping suture　阶梯状缝合

stereoscopic microscopes　立体显微镜

sternal　胸骨的

sternal tumor　胸骨肿瘤

sternocleidomastoid flap　胸锁乳突肌皮瓣

sternocleidomastoid muscle　胸锁乳突肌

sternotomy　胸骨切开术

sternum　胸骨

steroid　类固醇

steroid atrophy　类固醇性萎缩(激素注射导致的组织萎缩)

Stevens-Johnson syndrome　Stevens-Johnson综合征,史蒂文-约翰综合征(中毒性表皮坏死溶解)

Stewart-Treves syndrome　Stewart-Treves综合征(乳腺切除后淋巴管肉瘤综合征)

STHA = superior thyroid artery　甲状腺上动脉

stick-and-place technique　针头辅助放置技术(植发)

Stickler syndrome　Stickler综合征,斯提克尔氏综合征(颅颌面骨发育异常,骨关节疾病合并眼耳功能障碍)

stiff　僵硬的

stiff hand　强直手

stiff joint　关节强硬

stiffness　僵硬,强直

STIL = scaphotriquetral interosseous ligament　舟三角骨间韧带(自舟骨至三角骨,分掌侧及背侧两部分)

stimulant　兴奋剂

stitch　缝线,(缝合的)一针

stitch mark = suture mark　缝线标记

stomion　口点

straight advancement flap　直接前徙瓣

straight nose　直鼻

straightening　矫直

strain　劳损,肌用力过度,挫伤

strawberry hemangioma = strawberry mark　草莓状血管瘤

Streptococcus　链球菌

Streptococcus pyogenes　化脓性链球菌

streptokinase 链激酶

stress 应力,压迫,强调

stretch mark = striae of pregnancy = striae gravidarum 妊娠纹

striae of pregnancy＝striae gravidarum ＝stretch mark 妊娠纹

striated muscle 横纹肌

stricture 狭窄,束紧

stricture of external auditory canal 外耳道狭窄

striped 条纹状的

stripping = decollement = dissection 剥离,分离

stroke volume 心搏出量

Strombeck technique Strombeck 乳房成形术(垂直双蒂法巨乳缩小术)

structural anomalies 结构异常

structure 结构,构造

strut 撑杆,小连接体

Struthers arcade = arcade of Struchers Struthers 弓(位于肱骨内上髁上方 8cm 处,是一条肌筋膜带,从尺神经表面经过,可导致尺神经卡压及麻痹,13% 以上的人群有此结构)

Struthers ligament Struthers 韧带(是一种非常少见的异常的纤维连接,位于肱骨内侧的髁上突和内上髁嵴与内上髁的交界处之间,可卡压正中神经和肱动脉,1848 年由 Struthers 首先报道)

STTL = scaphotrapezium trapezoid ligament 舟大小多角骨韧带(自舟骨至大小多角骨掌侧面)

stump 残肢,残端

styloglossus 茎突舌肌

styloidectomy 桡骨的茎突切除术

stylomastoid foramen 茎乳孔

stylopharyngeus 茎突咽肌

subatmospheric pressure 低于大气压

subclavian 锁骨下的

subclavian artery 锁骨下动脉

subcondylar 髁下的

subcranial 颜下的,颅下的

subcranial osteotomy 颅下截骨术

subcutaneous 皮下的

subcutaneous cleft = occult cleft lip 隐性唇裂

subcutaneous fat 皮下脂肪

subcutaneous mammectomy 皮下乳房切除术

subcutaneous tissue 皮下组织

subcutaneous undermining 皮下分离

subcuticular suture 皮内缝合

subdermal vascular network = subdermal vascular plexus 真皮下血管网

subdermal vascular plexus free skin graft 真皮下血管网皮片

subgaleal fascia 帽状腱膜下筋膜

subglandular (乳房)腺体下的

subglottic 声门下的

subglottic stenosis 声门下狭窄

sublabiale 唇下点

sublimation 升华

sublingual gland 舌下腺

subluxation 半脱位

submalar triangle 颧下三角(位于颧弓、鼻唇沟、咬肌之间的三角区域)

submammary 乳腺下的

submammary incision = inframammary incision 乳房下皱襞切口

submandibular gland 颌下腺

submandibular triangle 颌下三角,二腹肌三角

submental 颏下的

submental artery island flap 颏下动脉岛状瓣

submental artery perforator flap 颏下动脉穿支皮瓣

submental lipectomy 颏下脂肪切除术

submucous 黏膜下的

submucous cleft palate 黏膜下腭裂

subnasale 鼻中隔下点

suborbital foramen=infraorbital foramen 眶下孔

suborbital malar hypoplasia 眶下颊部发育不良

subpectoral 胸大肌下（深面）的

subpectoral implantation 胸大肌下植入

subperiosteal 骨膜下

subperiosteal face lift 骨膜下除皱术

subplatysmal 颈阔肌下的

subspinale 上齿槽座点

subtotal glossectomy 舌次全切除术

subtotal syndactyly 不全并指

subungual 指（趾）甲下的

subunit 亚单位

SUCA=superior ulnar collateral artery 尺侧上副动脉

succinylcholine 琥珀胆碱

sucker 吸管,吸盘

suction 吸,抽吸,吸入

suction drainage 负压引流,吸引排液

suction lipectomy=liposuction 脂肪抽吸(术)

suction tube 引流管,吸管

suction-assisted lipectomy 负压辅助下脂肪切除术

Sudeck atrophy 祖德克萎缩,创伤后骨萎缩

sudomotor function 催汗功能

sulcus 沟,槽,脑沟

sulcus abnormality 沟状畸形

sulcus cruris helicis 耳轮脚沟

sulcus formation （耳）沟形成

sulfuric acid injury 硫酸烧伤

summary 摘要

Summitt syndrome Summitt 综合征〔表现为尖头、短指（趾）、并指（趾）、膝外翻、肥胖等〕

sunken eye 凹眼

sunken lower eyelid 下睑凹陷

sunscreen 防晒霜,遮光剂

superficial 表面的,浅表的

superficial cervical artery flap 颈浅动脉皮瓣

superficial cervicofacial fascia 面颈部浅筋膜

superficial digastric myectomy 二腹肌浅头切除

superficial epigastric artery 腹壁浅动脉

superficial epigastric vein 腹壁浅静脉

superficial fascia 浅筋膜

superficial femoral artery perforator flap 股浅动脉穿支皮瓣

superficial inferior epigastric artery fasciocutaneous flap 下腹壁浅动脉筋膜皮瓣

superficial scar 表浅性瘢痕

superior crus of antihelix 对耳轮上脚

superior epigastric artery flap 腹壁上动脉瓣

superior genicular artery 膝上动脉

superior gluteal artery perforator flap 臀上动脉穿支皮瓣

superior labial artery 上唇动脉

superior labial frenulum　上唇系带

superior oblique muscle　上斜肌

superior orbital fissure syndrome　眶上裂综合征

superior orbital rim＝supraorbital rim　眶上缘

superior palpebral fissure＝superior palpebral sulcus＝superior palpebral fold　上睑裂隙,上睑皱褶

superior pedicle mammaplasty　上方蒂乳房成形术

superior prosthion　上齿槽缘点

superior transverse ligament　肩胛上横韧带

supermicrosurgery＝supramicrosurgery　超显微外科术(指吻合直径在 0.8mm 以内的极细血管的显微外科技术)

supernumerary　增加的,额外的,多余的

supernumerary breast　副乳

supernumerary digit＝polydactyly＝polydactylism　多指症

supernumerary nipples＝polythelia　多乳头症,副乳

superomedial pedicle technique　上内侧蒂(乳房)成形术

superthin flap　超薄皮瓣

superwet solution　(创面愈合)超湿润环境法

supinator　旋后肌

supine position　仰卧位

supporting ligament　支持韧带

suppression　抑制

suppurative chondritis　化脓性软骨炎

suppurative tenosynovitis　化脓性腱鞘炎

suprabrow excision　眉上切除

supraclavicular　锁骨上的

supraclavicular artery flap　锁骨上动脉皮瓣

supraclavicular fossa　锁骨上窝

supracricoid　嵴上的

supraglottic　声门上的

supraglottitis　声门上炎

suprahyoid　舌骨上的

supramalleolar　踝上的

supramentale　下齿槽座点

supramicrosurgery＝supermicrosurgery　超显微外科术(指吻合直径在 0.8mm 以内的极细血管的显微外科技术)

supraorbital artery　眶上动脉

supraorbital nerve　眶上神经

supraorbital notch　眶上切迹

supraorbital rim　眶上缘

suprapalpebral fold　重睑皱襞

suprapubic　耻骨上的

suprascapular　肩胛上的

supratip deformity　鼻尖上区域畸形

supratrochlear nerve　滑车上神经

supraventricular tachyarrhythmias　室上性心动过速

supra-vermilion　红唇上

sural artery　腓肠动脉

sural artery perforator flap　腓肠动脉穿支皮瓣

sural flap　腓肠(肌)瓣

sural nerve　腓肠神经

sural neurocutaneous flap　腓肠神经营养血管皮瓣

surgery　外科,手术

surgical　外科的

surgical consent form　手术同意书

surgical drape　手术单

surgical forceps　手术镊

surgical knot＝surgeon's knot　外科结

surgical scissors　手术剪,外科剪

survival 生存

suspensory ligament 悬韧带

Sutton's halo nevus Sutton 痣,晕痣
（痣周离心性白斑,多发于躯干,
常见于青少年,30%的患者可能
发展为白癜风）

sutural manipulation 缝合技术

suture 缝合,缝线

suture and ligation method 缝扎法

suture mark 针迹瘢痕

suture mark＝stitch mark 缝线标记

suture material 缝合材料

suturing technique 缝合技术

swallowing 吞咽

swan-neck deformity 鹅颈样畸形

Swanson implant Swanson 假体

sweat gland 汗腺

sweating 出汗

swelling 肿胀

switch flap switch 皮瓣,旋转皮瓣
（指带血管蒂的下睑或下唇全层
组织瓣修复上睑或上唇）

SWS ＝ Sturge-Weber syndrome
Sturge-Weber 综合征,脑颜面血
管瘤病,脑三叉神经血管瘤病（表
现为颜面部鲜红斑痣、同侧的软
脑膜血管畸形和眼睑脉络膜血管
畸形三联症,可有癫痫、精神障
碍、同向偏盲及青光眼）

symblepharon 睑球粘连

symbolic 象征的,符号的

symbrachydactyly 指（趾）蹼畸形,短
指粘连畸形

symmetric 匀称的,对称的

symmetry 对称

sympathectomy 交感神经切除术

sympathetic 交感神经的

sympathetic dystrophy 交感神经营
养不良

sympathetic nervous system 自主神
经系统,交感神经系统

sympatholytics 交感神经阻滞剂,肾
上腺素受体阻断药

symphalangism 指（趾）关节粘连

symphysis 骨愈合

symphysodactylia 并指（畸形）

syndactyly 并指,并趾

syndrome 综合征

syndromic 综合征的,综合症状的

synechia 虹膜粘连

synergistic 协同的,协同作用的

synergistic muscle 协同肌

synkinesis 联带运动

synovectomy 滑膜切除术

synovial 滑液的

synovial cell sarcoma 滑膜细胞肉瘤

synovial sarcoma 滑膜肉瘤

synovial sheath 滑液鞘

synovitis 滑膜炎

synpolydactyly 并指（趾）多指（趾）
畸形

synthetic 合成的,人造的

synthetic graft 人工移植物,合成移
植物

syringe 注射器

syringoma 汗管瘤

syrinx 瘘管

systematized theories 系统化理论

systemic 全身性的,系统的

systemic risk factor screening 系统性
危险因子筛查

T

T lymphocytes T 淋巴细胞

T shunt T 分流

TAA ＝ thoracoacromial artery 胸肩
峰动脉

Tagliacotian flap ＝ Italian flap 意大

利皮瓣(应用上臂内侧皮瓣转移再造鼻)

talipes equinus　马蹄足

tamoxifen　他莫昔芬

tantalum　钽

taper needle　针尖,针锥,穿刺针

tar burns　沥青烧伤

tarsal　睑板的,跗骨的

tarsal plate=tarsus　睑板

tarsal strip　睑板条

tarsal strip lateral canthoplasty　睑板条外眦成形术

tarsal tunnel　跗管

tarsal tunnel release　跗管松解

tarsal tunnel syndrome　踝管综合征

tarsoconjunctival flap　睑板结膜瓣

tarsorrhaphy　睑缘缝合术

tarsus　睑板,跗骨

tarsus=tarsal plate　睑板

tattoo　文身

TBSA=total body surface area　体表总面积

TCA=transverse cervical artery　颈横动脉

TCA=trichloroacetic acid　三氯乙酸

T-cell lymphoma　T细胞淋巴瘤

TCP=tricalcium phosphate　磷酸三钙

TCS=Treacher-Collins syndrome=mandibulofacial dysostosis syndrome　Treacher-Collins综合征,颌面骨发育不全综合征

TCT=thyrocervical trunk　甲状颈干

TDA=thoracodorsal artery　胸背动脉

TDAP=thoracodorsal artery perforator　胸背动脉穿支(皮瓣)

tear　断裂,撕伤,撕裂,眼泪

tear film　泪液膜

tear film examination　泪膜检查

tear trough　泪槽,泪沟[有时与"鼻颧沟(nasojugal groove)"混用]

telangiectasias　毛细血管扩张

telangiectatic　毛细血管扩张的

telangiectatic nevus　毛细血管扩张痣

telecanthus　内眦距过宽

telemetry system　遥测系统

telogen　静止期(毛发生长)

telogen effluvium　静止期脱发

temperature extremes　末端皮温

temperature regulation　体温调节

temple-zygoma junction　颞颧交界

temporal　颞部

temporal augmentation　隆颞术

temporal bone　颞骨

temporal brow lift　颞部提眉

temporal fascia　颞筋膜

temporal hollowing　颞部凹陷

temporal line　颞线

temporal region　颞区

temporal rhytidectomy=temporal lifting　颞部除皱术

temporal-intraoral midface elevation　颞-经口面中提升

temporalis　颞肌

temporalis flap　颞肌瓣

temporalis transplantation　颞肌移植

temporomandibular joint ankylosis　颞下颌关节强直

temporomandibular joint dysfunction　颞下颌关节功能障碍

temporomandibular joint syndrome　颞颌关节综合征,颞颌关节功能紊乱

temporo-occipital　颞枕部的

temporoparietal　颞顶部的

temporoparietal fascia　颞顶筋膜

temporoparietalis muscle 颞顶肌

tendinitis 腱炎

tendinoosseous flap 骨肌腱瓣

tendon 肌腱

tendon grafting 腱移植术

tendon rupture 肌腱断裂,腱破裂

tendon sheath 腱鞘

tendon suture 肌腱缝合术,腱缝合术

tendon transfer 肌腱转移术

tendon transplantation 肌腱移植术

tendonitis 腱炎

tennis elbow 网球肘

tenoarthrolysis 肌腱关节松解术

tenolysis 腱粘连松解术

tenosynovitis 腱鞘炎

tenotomy 腱切断术

tensile strength 抗张强度

tension 张力

tension lines 张力线

tension suture 减张缝合,张力缝线

tensor fascia lata myocutaneous flap
  阔筋膜张肌肌皮瓣

tensor veli palatini 腭帆张肌

tenting 幕状突起

Tenzel flap Tenzel 皮瓣(外眦及颞部
  的舌形瓣,内可含有肌肉,旋转后
  用于修复下睑的缺损)

teratogen 致畸剂

teratogenicity 致畸性

teratoma 畸胎瘤

terminal 终点,末端

terminal hair 终末期毛发

terminology 术语学,命名法

terms 术语

Tessier classification Tessier 颜面裂
  分类法(Tessier 于 1973 年将颅
  面裂按号数排列分类,以眼眶为
  界,眼眶以上为颅裂,眼眶以下为
  面裂,共分为 14 种,眶上、眶下各

7 种)

testicle 睾丸

testicular autotransplantation 自体睾
  丸移植

testicular cancer 睾丸癌

testis 睾丸(复 testes)

testosterone 睾酮,睾丸素

tetanus 破伤风

tetraplegia 四肢麻痹,四肢瘫痪

TFA = transverse facial artery 面横
  动脉

TFCC = triangular fibrocartilagenous
  complex 三角纤维软骨复合体
  (腕关节)

TFL = tensor fascia lata 阔筋膜张肌

TGF = transforming growth factor 转
  化生长因子

THCS = Tel-Hashomer camptodactyly
  syndrome Tel-Hashomer 指屈
  曲综合征(骨骼肌肉发育不良、先
  天性指屈曲畸形、皮肤纹理异常)

thenar cross finger flap 大鱼际交指
  皮瓣

thenar flap 鱼际皮瓣

thenar muscle 鱼际肌

thenar space 鱼际间隙

theory 理论

therapeutic 治疗的,治疗学的

therapy 治疗

thermal injury 热损伤

thermography 温度图表法,温度记
  录法,热相图(法)

thermometry 计温法

thermoplastic splint 热塑夹板

thermoplastics 热塑性塑料

thermoset 热固性,热凝物

Thiemann disease Thiemann 病,提曼
  病(一种结缔组织病,表现为手指
  近指间关节肿大)

Thiersch's skin graft　小片的刃厚皮片移植(常用于治疗白癜风)

thigh　大腿

thigh flap　大腿皮瓣

thigh lift　大腿提升术

thighplasty　大腿整形术

thinning of skin flap　皮瓣修薄(术)

thoracic　胸的

thoracic dystrophy　热纳综合征,胸廓萎缩

thoracic ectopia cordis　体外心,异位心

thoracic outlet syndrome　胸腔出口综合征

thoracoabdominal flap　胸腹皮瓣

thoracoabdominal intercostal nerves　胸腹肋间神经

thoracoacromial flap　肩胸皮瓣

thoracobrachial flap　胸臂皮瓣

thoracodorsal artery perforator flap　胸背动脉穿支皮瓣

thoracodorsal nerve　胸背神经

thoracoepigastric flap　胸腹皮瓣

thoracoplasty　胸廓成形术

thorax　胸廓

thread lift　埋线法提升,锯齿线悬吊提升

three-dimensional　三维的

three-dimensional computed tomography　三维 CT 重建

three-flap technique　三瓣法

thromboangiitis obliterans　血栓闭塞性脉管炎

thrombocytopenia　血小板减少(症)

thrombocytopenia-absent radius syndrome　血小板减少-桡骨缺失综合征

thromboembolism　血栓栓塞

thrombolysis　血栓溶解

thrombolytic therapy　血栓溶解疗法

thrombophlebitis　血栓性静脉炎

thrombosis　血栓形成

thrombosis prevention　血栓预防

through-and-through defect　洞穿性缺损

through-and-through wound　贯穿伤

thumb duplication　复拇畸形

thumb extension restoration　拇外展功能修复

thumb flexion-adduction　拇指屈曲内收畸形

thumb lengthening　拇指延长术

thumb reconstruction　拇再造

thumb-in-palm deformity　拇指内收畸形

thyroglossal duct　甲状舌管

thyroglossal duct cyst　甲状舌管囊肿

thyroglossal duct fistula　甲状舌管瘘

thyroglossal duct remnants　甲状舌管残迹

thyroid cancer　甲状腺癌

thyroid cartilage　甲状软骨

thyroid cartilage reduction　甲状软骨缩小术(男变女整形)

thyroid gland　甲状腺

thyroid-stimulating hormone　促甲状腺素

tibia　胫骨

tibial artery　胫动脉

tibial artery perforator flap　胫动脉穿支皮瓣

tibial recurrent artery　胫骨中央动脉

tibialis anterior flap　胫骨前肌皮瓣

tibialis posterior muscle　胫后肌

tie-over dressing = bolus dressing　缝线包扎,缝线打包(常用于全厚游离植皮后的加压固定)

tight lip　唇部过紧

tilt 歪斜,倾斜

Tinel sign 蒂内尔征(损伤后感觉神经对刺激敏感,蚁走感)

tip rhinoplasty 鼻尖整形术

tip rotation 鼻尖旋转

tissue ablation 组织消融,组织切除

tissue destruction 组织破坏

tissue engineering 组织工程

tissue equilibrium 组织平衡

tissue expanded flap 组织扩张皮瓣

tissue expander 组织扩张器

tissue expansion 组织扩张

tissue flap 组织瓣

tissue necrosis 组织坏死

tissue perfusion 组织灌注

tissue substitutes 组织代用品

tissue transplant 组织移植,组织移植物

titanium 钛

TLND＝therapeutic lymph node dissection 根治性淋巴结清扫术

TMJ＝temporomandibular joint 颞颌关节

TNF＝tumour necrosis factor 肿瘤坏死因子

TNM staging＝TNM classification 肿瘤 TNM[T(tumour)指原发肿瘤,N(node)指区域淋巴结转移,M(metastasis)指远处转移]分期

toe flap 脚趾皮瓣

toe to finger transfer 足趾移植手指再造

toe to thumb transfer 脚趾移植拇指再造

toe transfer 足趾移植

tomography＝laminography X 线体层摄影术,断层摄影术

tongue 舌

tongue flap 舌组织瓣

tongue reconstruction 舌再造

tongue tie 舌系带过短,结舌

tongue-lip adhesion procedure 舌-唇粘连术

tonic-clonic movements 阵挛性强直

tonsil 扁桃体

tonsillar pillar 扁桃弓

tonsilloadenoidectomy 扁桃体腺样增殖体切除术

tooth 牙齿

tooth reimplantation 牙齿再植

topical 局部的,论题的,表面的

topical agent 局部用药,外用药

topical anesthesia＝local anesthesia 局部麻醉

topical therapy 局部治疗

topography 局部解剖,局部外形

torsoplasty 躯干整形(指从上臂到大腿的系列整形手术,矫正因肥胖、体重剧减、分娩等引起的身体畸形)

torticollis＝wry neck 斜颈

torus 隆凸

torus mandibularis 下颌隆凸

torus palatinus 腭隆凸

total ear reconstruction 全耳郭再造术

total nasal defect 全鼻缺损

total nasal reconstruction 全鼻再造术

total nose reconstruction 全鼻再造术

total syndactyly＝spoon hand 全手指并指症,勺形手

touch-up injection 修饰注射(指皮肤充填剂的微量注射或二次的补充注射)

tourniquet 止血带,驱血带,压脉器

towel clamp 巾钳,帕镊

toxic epidermal necrolysis　中毒性表
　皮坏死松解症

toxic shock　中毒性休克

t-PA＝tissue plasminogen activator
　组织型纤溶酶原激活物

TPN＝total parental nutrition　全肠
　外营养

trace metal deficiency　微量金属元素
　缺乏

trachea　气管，导管

tracheal intubation　气管插管

tracheoesophageal fistula　气管食
　管瘘

tracheostomy　气管造口术

traction alopecia　牵引性脱发

tragal incision　耳屏切口

tragus　耳屏

tragus deformity　耳屏畸形

TRAM＝transverse rectus abdominis
　muscle　横向腹直肌（皮瓣）

tramadol　曲马朵

transareolar approach　经乳晕入路

transareolar incision　经乳晕切口

transaxillary incision　腋窝切口

transconjunctival　经结膜的

transconjunctival blepharoplasty　经
　结膜睑成形术

transcutaneous electrical nerve stimula-
　tion　经皮神经电刺激疗法

transcutaneous oxygen tension　经皮
　氧含量测定

Transcyte　人工皮肤商品名（由尼龙
　材料构成的表皮以及人纤维细胞
　构成的真皮组成）

transection　横断

transfer of skin flap　皮瓣转移

transfer technique　转移技术

transfusion syndrome　输血综合征

transgender＝transsexual　异性癖者，

异性转换欲者

transgenic mouse　转基因鼠

transition　转换，转变，过渡

transnasal　经鼻的

transpalpebral　经眼睑的

transplant　移植，移植物

transplantation　移植，移植术

transportation　运输，输送

transposition flap　易位皮瓣

transsexual　变性人，异性癖者

transsexual operation　变性手术

transsexualism　异性癖

transumbilical　经脐的

transumbilical approach　经脐入路
　（可用于隆乳术）

transverse　横的，横切的，横断的

transverse abdominal flap　横向腹部
　皮瓣

transverse carpal ligament　腕横韧带

transverse cervical artery flap　颈横动
　脉皮瓣

transverse deficiency　横向缺损

transverse dimension　横断面

transverse fascial fibers　横向筋膜纤维

transverse flap　横向皮瓣

transverse mattress suture＝horizontal
　mattress suture　水平褥式缝合

transverse platysma myotomy　颈阔肌
　横断

transverse rectus abdominis myocuta-
　neous flap　横向腹直肌肌皮瓣
　（TRAM皮瓣）

transverse facial cleft　面横裂（大口
　畸形）

trapeziocapitate interosseous ligament
　小多角头韧带

trapezium trapezoid interosseous liga-
　ment　大小多角韧带

trapezius flap　斜方肌皮瓣

trauma 创伤,外伤,损伤

traumatic 外伤性的,创伤性的

traumatic tattoo 外伤性文身

trench foot 战壕足

trepan＝trephine 环锯,环钻

tretinoin＝retinoic acid 维甲酸

triangular fibrocartilage complex 三角纤维软骨复合体

triangular flap 三角瓣

triceps 肱三头肌

triceps tendon flap 三头肌腱瓣

trichiasis 倒睫症

trichion(Tr) 发际中点

trichoepithelioma 毛发上皮瘤

trichorhinophalangeal syndrome 毛发-鼻-指(趾)综合征

trigeminal nerve 三叉神经

trigger finger 弹响指,扳机指

trigger point 扳机点,触发点

trigger thumb 拇指扳机指

trimmed toe technique 部分足趾(移植)技术

triphalangism＝triphalangeal thumb 拇指三指节畸形,三节指骨拇指

triquetrocapitate ligament 三角头韧带

triquetrum 三角骨

trismus＝lock jaw 牙关紧闭,颞颌关节强直

trochanter (股骨)转子

trochanteric region flap 粗隆部局部皮瓣

trochlea 滑车

tropocollagen 原胶原(蛋白)

true gonadal intersex＝true hermaphroditism 真两性畸形

trunk 躯干

tube flap graft 管状皮瓣移植,皮管

tubed flap＝tubular flap 皮管

tubed pedicle 管状蒂,管状皮瓣

tubed pedicle flap 带蒂管状皮瓣

tubercle 上唇结节

tuberculosis 结核病

tuberosity 结节

tuberous 结节状的

tubular breast＝tuberous breast 筒状乳房

tufted angioma 丛状血管瘤

tumescence 肿胀

tumescent liposuction 肿胀技术吸脂术

tumescent technique 肿胀麻醉技术

tumor 肿瘤

tunica vaginalis 鞘膜

tunnel 管,隧道

turbinate flap 鼻甲瓣

turbinate hypertrophy 鼻甲肥大

turbinectomy 鼻甲切除术

turbinoplasty 鼻甲整形

turbocharged flap "涡轮增压"皮瓣(一种补充皮瓣灌注的方法:将皮瓣远端的动静脉相互吻合短路以增加其灌注,如 TRAM 皮瓣远端的腹壁下动静脉相互吻合成动静脉短路)

Turner syndrome Turner 综合征,特纳综合征(先天性卵巢发育不全综合征,是由于一条 X 染色体的部分或完全缺失所致)

turricephaly＝acrocephaly 尖头畸形

twist gene 扭曲基因

twisted nose 扭曲鼻

two-point discrimination 两点辨别力,两点辨别

two-stage breast reconstruction 二期乳房再造术

two-stage mammoplasty 二期乳房成形术

tyloma＝callosity＝callus　胼胝，老茧
tylosis　胼胝形成

U

UA＝ulnar artery　尺动脉
UAL＝ultrasonic assisted liposuction
　超声波辅助吸脂术
UCL＝ulnar collateral ligament　尺侧
　副韧带
ulcer　溃疡
ulceration　溃疡形成
ulectomy　瘢痕切除术，龈切除术
ulnar　尺骨的，尺侧的
ulnar bursa　尺侧滑囊
ulnar deficiency　尺骨缺损
ulnar deviation　尺骨偏斜
ulnar dimelia＝mirror hand　尺骨复
　肢，镜手畸形（罕见的先天畸形，
　拇指缺失、其他手指均成对分布
　于两侧、两块尺骨、前臂粗短、肘
　关节及腕关节活动障碍）
ulnar forearm adipofascial perforator
　flap　前臂尺侧脂肪筋膜穿支
　皮瓣
ulnar forearm fasciocutaneous perfora-
　tor flap　前臂尺侧筋膜穿支
　皮瓣
ulnar forearm flap　前臂尺侧皮瓣
ulnar forearm osteocutaneous perfora-
　tor flap　前臂尺骨骨穿支皮瓣
ulnar hypothenar flap　尺侧小鱼际
　皮瓣
ulnar nerve　尺神经
ulnar nerve block　尺神经阻滞
ulnar nerve compression　尺神经压迫
ulnar nerve palsy　尺神经麻痹
ulnar parametacarpal flap　尺掌侧皮
　瓣（以尺动脉腕背支为蒂的皮瓣）
ulnar recurrent artery　尺侧返动脉

ulnar recurrent artery flap　尺侧返动
　脉皮瓣
ulnar shortening　尺骨缩短术
ulnar thumb flap　拇指尺侧皮瓣
ulnar translation　尺侧移位
ulnar tunnel　尺骨管，尺管
ulnar variance　尺骨变异
ulnocapitate ligament　尺头韧带
ulnocarpal ligament plication　尺腕关
　节折叠术
ulnolunate ligament　尺月韧带
ulnotriquetral ligament　尺三角韧带
Ulrich-Noonan syndrome　Ulrich-
　Noonan综合征，先天性侏儒痴呆
　综合征（常染色体显性遗传疾病，
　表现为生长发育异常和智力低下
　及生殖器畸形）
ultrasonic liposuction　超声吸脂（术）
ultrasonography　超声（波）检查法
ultrasound　超声
ultrasound therapy　超声疗法
ultrasound-assisted　超声辅助
ultrastructure　超微结构
ultrathin flap　超薄皮瓣
ultrathin microdissected perforator flap
　超薄显微分离的穿支皮瓣
ultrathin paraumbilical perforator flap
　超薄脐旁穿支皮瓣
ultrathin perforator flap　超薄穿支
　皮瓣
ultraviolet radiation　紫外线照射
umbilical　脐的，脐带的
umbilical circumscription　脐轮廓
umbilical deformity　脐缺损
umbilical ischemia　脐缺血
umbilical malposition　脐错位
umbilicoplasty　脐整形术
umbilicus　脐
undercorrection　矫正不足

undermine 剥离,潜行剥离

underreduction 降低不足

unilateral 单侧的,单系的,一侧的

unilateral cleft lip 单侧唇裂

uniparental disomy 单亲二倍体

Unna's nevus = salmon patch Unna 母斑(颈背部及前额部的先天性毛细血管扩张症)

unstable scars 不稳定瘢痕

upper 上部的

upper arm 上臂

upper back 上背部

upper cartilaginous nasal vault 上部软骨鼻阀

upper extremity = upper limb 上肢

upper eyelid 上睑

upper eyelid fold 上睑皱褶,重睑

upper eyelid hollow zone 上眼睑凹陷区

upper incisor 上切牙点

upper lid retraction 上睑退缩

upper limb = upper extremity 上肢

upper orbital hollow = hollow upper eyelid 上睑凹陷

urethra 尿道

urethral diverticulum 尿道憩室

urethral valve 尿道瓣膜

urethroplasty 尿道成形术

urethrostenosis 尿道狭窄

urethrovaginal fistula 尿道阴道瘘

urinary diversion 尿流改道术

urinary fistula 尿瘘

urinary retention 尿潴留

urogenital abnormalities 泌尿生殖系统异常

urogenital fistula = genitourinary fistula 尿生殖管瘘

urogenital sinus hypogenesis 尿生殖窦发育不良

urokinase 尿激酶

U-shaped osteotomy U 形截骨术

uvular muscle 悬雍垂肌

uvulopalatopharyngoplasty 悬雍垂腭咽成形术

uvulopalatoplasty 悬雍垂腭成形术（腭咽过度闭合的整形）

V

V to Y island flap V-Y 岛状皮瓣

VAC = vacuum-assisted closure 真空辅助封闭(用于促进创面愈合)

vacuum aspiration 真空吸引,负压吸引

vagina 阴道

vagina atresia 阴道闭锁

vagina stenosis 阴道狭窄

vaginal agenesis = absence of vagina 阴道缺失

vaginal dilation 阴道扩张术

vaginal reconstruction 阴道再造术

vaginal relaxation 阴道松弛

vaginal stent 阴道模具

vaginal tightening surgery 阴道紧缩术

vaginectomy 睾丸鞘膜切除术,阴道切除术

vaginoplasty 阴道成形术

validity 可靠性,有效性

valproic acid 丙戊酸

Van der Woude syndrome Van der Woude 综合征(先天性下唇瘘并发唇腭裂畸形)

variance 变量,变更,偏差

variant anatomy 解剖变异

variants 变异体,变种

varicosis 静脉曲张病

varicosity = varix 静脉曲张,静脉瘤

vascular 血管的

vascular anastomosis 血管吻合(术)

vascular anomalies 脉管异常

vascular insufficiency 血管功能不全

vascular lesions 血管病变,血管性
损害

vascular malformation 血管畸形

vascular prosthesis 人工血管

vascular reconstruction 血管重建

vascular territory 血供范围

vascular thoracic outlet syndrome 胸
廓出口综合征

vascularized 血管化

vascularized bone flap 血管化骨瓣

vascularized nerve graft = vascularized
nerve transplantation 带营养血
管的神经移植

vascularized tissue 血管化组织

vascular-microvascular reconstruction
血管-微血管重建

vasculitis 血管炎

vasoactive agent 血管活性药物

vasoconstriction 血管收缩

vasodilatation 血管舒张

vasospasm 血管痉挛

vasotransplantation 血管移植

vastus lateralis flap 股外侧肌皮瓣

Vater-Pacini corpuscle 法-帕二氏小
体,环层小体

VCFS = velocardiofacial syndrome 颚
心面综合征(临床症状为心脏发
育异常和面部发育异常)

vector 带菌者

vector diagram 向量图

VEGF = vascular endothelial growth
factor 血管内皮生长因子

vein 静脉

vein graft 移植静脉

vellus hair 毫毛

velopharyngeal 腭咽的,腭帆(与)

咽的

velopharyngeal deformity 腭咽畸形

veloplasty 腭成形术

venae comitantes 伴行静脉

venography 静脉造影术

venoneuroadipofascial flap 神经静脉
筋膜组织瓣(常指腓肠神经营养
血管为蒂的组织瓣)

venosomes 静脉区域

venous 静脉的

venous convergence 静脉汇合

venous disease 静脉疾病

venous drainage 静脉引流

venous flap 静脉皮瓣

venous lake 静脉湖

venous malformation 静脉畸形

venous occlusion 静脉闭塞

ventilation 换气,换气量

ventilatory mechanics 呼吸力学

ventral trunk 腹部躯干

ventricular fibrillation 室颤

vermilion = red lip 红唇

vermilion border 唇红缘,红唇

vermilion cleft lip 红唇裂

vermilion deficiency 唇红不足

vermilion malalignment 红唇不齐

vermilion triangular flap 红唇三角瓣

vermilionectomy 红唇切除术

verruca = wart 疣

verruca vulgaris 寻常疣

verrucous 疣状的

verrucous carcinoma 疣状癌

verrucous nevus 疣状痣

vertical incision 垂直切口,垂直切
口法

vertex 顶点,最高点,头顶

vertical dimension 矢状面

vertical fascial fiber 垂直筋膜纤维

vertical loop of purse-string suture 垂

直环荷包缝合

vertical mastopexy　垂直切口的乳房上提术

vertical pedicled　垂直蒂的

vertical scar technique　垂直切口技术（巨乳缩小）

vertical technique　垂直（缩乳）技术

vesicovaginal fistula　膀胱阴道瘘

vessel clamp　血管钳

vestibuloplasty　前庭成形术

VIC = Volkmann ischemic contracture　Volkmann 肌痉挛，前臂缺血性肌挛缩

Vicryl mesh　薇乔补片

viral　病毒的

viral infection　病毒感染

visceral perforation　脏层穿支

viscerocranium　面颅

VISI = volar intercalated segment instability　掌侧间介节段不稳定

visual acuity　视觉灵敏度

visual assessment　肉眼评估

vivo property　体内特性

vocal cord　声带

vocal cord paralysis　声带麻痹

voice alteration procedure　语音改建过程

volar advancement flap　掌侧推进皮瓣

volar contracture　掌挛缩

volar digital island flap　指掌侧岛状瓣

volar plate　掌板

volar V-Y flap　（指）掌侧 V-Y 推进皮瓣

volume　容量

volume assessment　容积判定

volume-outcome analysis　样本量结果相关分析

volumetric filler　容量填充剂

volumetric rejuvenation　增加组织容积的年轻化治疗

voluntary motion = voluntary movement　自主动作

vomer flap　犁骨（黏骨膜）瓣

Von Recklinghausen's disease　雷克林霍曾病，神经纤维瘤病（多发性神经纤维瘤、皮肤咖啡斑，有时伴有中枢神经系统的肿瘤）

VPI = velopharyngeal incompetence = velopharyngeal insufficiency　腭咽闭合不全

VRAM = vertical rectus abdominis myocutaneous（flap）　垂直腹直肌（皮瓣）

VSD = vacuum sealing drainage　负压封闭引流装置（用于促进创面愈合）

VTO = visual treatment objective　可视性矫治目标（治疗后外形预测分析）

vulva　女阴，外阴

vulvoperineal reconstruction　外阴会阴重建术

vulvovaginoplasty　外阴阴道成形术

V-Y advancement flap　V-Y 前徙皮瓣

V-Y plasty　V-Y 成形术

W

Waardenburg's syndrome　Waardenburg 综合征，瓦登伯格综合征［常染色体显性遗传病，表现为尖头、短指（趾）、并指（趾）、腭裂、眼积水及心脏畸形等］

Wallerian degeneration　（离断神经的）华勒（氏）变性

waltzed flap = caterpillar flap　爬行转

移的皮管

wart＝verruca　疣

Wartenberg sign　Wartenberg 征（第五指伸肌无力导致的小指尺偏，伸直位时小指无法触及无名指）

Warthin tumor　Warthin 瘤，沃辛瘤（淋巴瘤性乳头状囊腺瘤）

Wassel classification（of thumb polydactyly）　Wassel 分类法（复拇畸形）

water impermeable dressing　绝水敷料，隔水辅料

wattles　垂肉

wavelength　波长

web　蹼

web space＝interdigital space　指蹼间隙

web space contracture　指蹼挛缩

webbed finger　蹼状指，并指

webbed neck＝pterygium colli　蹼状颈

webbed scar　蹼状瘢痕

Weber-Fergusson incision　Weber-Fergusson 切口（从下睑缘沿鼻旁至上唇的面部贯穿切口，用于上颌骨全切手术，可以达到半面软组织掀起的效果）

wedge excision　楔形切除（术）

wedge osteotomy　楔形截骨术

weight gain　体重增加

weight loss　体重减轻

Weitbrecht ligament　Weitbrecht 韧带（桡骨环韧带）

wen＝sebaceous cyst　皮脂囊肿

Werner syndrome　沃纳综合征，早老综合征（罕见的常染色体隐性遗传性疾病，表现为动脉硬化、骨质疏松和早老外貌，寿命为40～60 岁）

wetting solution　湿润溶液

Wharton's duct＝submandibular gland duct　颌下腺导管

whisky nose＝rosacea　酒渣鼻

Wick lymphangioplasty　Wick 淋巴管成形术（显微吻合淋巴管至静脉的淋巴管引流术）

widow's peaks　美人尖（额头的 V 形发尖）

witch's chin deformity　下垂颏畸形，巫婆颏

WLE＝wide local excision　大范围局部切除术

Wood's lamp　伍德灯（一种紫外线灯，用于检查皮肤白斑及色斑等）

wound assessment　创面评估

wound care　伤口护理

wound closure　伤口缝合

wound dehiscence　创口裂开

wound healing　伤口愈合

wound infection　伤口感染

wound management　创面处理

W-plasty　W 成形术

wrap around flap　甲瓣，甲皮瓣（通常指带血管神经蒂的拇趾或第二足趾的甲瓣，用于手指再造）

wraparound corner mouth lift　环口角提升

Wrestler ear＝cauliflower ear　菜花耳畸形

wrinkle line　皱纹线

wrinkles＝rhytids　皱纹

wrist　腕

wrist flexion deformity　腕屈曲畸形

wrist flexor-extensor tendinitis　腕屈伸肌腱炎

wrist injury　腕损伤

wry neck＝torticollis　先天性斜颈

wry nose deformity　歪鼻畸形

X

xanthelasma palpebrarum 睑黄瘤
xanthoma 脂肪性纤维瘤,黄色瘤
xanthomatosis 黄瘤病
xenogeneic 异种的,异基因的
xenogenic graft＝xenograft 异种移植
xeroderma 皮肤干燥症,干皮病
XP＝xeroderma pigmentosa 着色性
　干皮病
X-ray cephalometrics X 线头影测量

Y

YAG laser ＝yttrium-aluminium-garnet
　laser YAG 激光,钇铝石榴石
　激光
yeast infection 酵母菌感染
Y-V plasty Y-V 成形术

Z

zigzag incision 锯齿状切口
zinc deficiency 锌缺乏

Z-plasty Z 成形术
Zyderm 一种牛胶原注射充填剂
zygoma＝malar bone 颧骨
zygoma deformity 颧骨畸形
zygoma fracture 颧骨骨折
zygomatic arch 颧弓
zygomatic bone dysplasia 颧骨发育
　不良
zygomatic bone hypertrophy 颧骨
　肥大
zygomatic ligament 颧弓韧带
zygomatic process 颧突
zygomatic region 颧区
zygomaticofacial foramen 颧面孔
zygomaticofacial nerve 颧神经颧
　面支
zygomaticomaxillary suture 颧颌缝,
　颧上颌缝
zygomaticotemporal nerve 颧神经颧
　颞支
zygomaticus major muscle 颧大肌
zygomaticus minor muscle 颧小肌

汉-英词汇

8 字缝合　figure-of-eight suture

Aarskog 综合征,面部、生殖器发育不全(X 染色体连锁的隐性遗传性疾病,表现为身材矮小以及面部、手指、脚趾和生殖器的异常)　Aarskog syndrome

Abbé 瓣　Abbé flap＝Abbé Estlander flap

ABO 血型　ABO blood group

Adams-Oliver 综合征,先天性皮肤发育不良及下肢畸形综合征　Adams-Oliver syndrome (AOS)

Angelman 综合征(以发育迟缓、智力障碍、语言缺陷、步态失调、癫痫等为主要特征的一个症候群,多数有先天性染色体缺陷)　Angelman syndrome (AS)

Apert 综合征,尖头并指畸形Ⅰ型　Apert syndrome = acrocephalo-syndactyly syndrome Ⅰ

Barton 包扎法(先在额部水平缠绕数圈,按"顶→枕→颏"的顺序多次重复;该包扎常用于双侧面部耳前区、耳后区、腮腺区、颌下区及颏下区伤口包扎,固定范围广,加压可靠,不易滑脱)　Barton bandage

Bazex 综合征(显性遗传病,表现为毛囊性皮肤萎缩、多发性基底细胞癌、少汗或无汗、毛发稀疏等)　Bazex syndrome

Becker 痣,色素性毛表皮痣　Becker nevus

Benelli 法环形缝扎术(用于乳房缩小及下垂整形)　Benelli round block technique

Benelli 法乳房下垂矫正术　Benelli mastopexy

Biesenberger 法乳房缩小整形术 Biesenberger technique

B-K 痣综合征　B-K mole syndrome

Blair-Brown 取皮刀　Blair-Brown knife

Bonnevie-Ulrich 综合征,Turner 综合征(指一个性染色体的全部或部分丢失所致的异常,常呈现女性表型)　Bonnevie-Ulrich syndrome

Bourneville-Pringle 母斑病(结节性硬化症的一个别名)　Bourneville-Pringle disease

Bowen 病,鲍恩氏病,皮肤原位鳞癌,表皮鳞状细胞癌　Bowen's disease

BRCA 基因,家族性乳腺癌相关基因　BRCA gene

B 淋巴细胞　B lymphocytes

Cagot 耳(同 Aztec ear,表现为无耳垂)　Cagot ear

Cantrell 五联症,胸腹联合异位症(一种罕见的先天性疾病,表现为腹壁缺陷如脐膨出、胸骨下端缺损、膈肌心包缺损、膈肌前部缺损和心脏畸形,1958 年由 Cantrell 首先报道)　Pentalogy of Cantrell

Carpenter 综合征,尖头多指并指畸形Ⅱ型　Carpenter syndrome＝acrocephalosyndactyly syndrome Ⅱ

Castroviejo 取皮刀　Castroviejo dermatome

Charcot 关节病,神经性关节病　Charcot neuroarthropathy

CHARGE 综合征(先天性全身多器官畸形,表现为眼组织缺损、后鼻孔闭锁、颅内神经异常、内外耳畸形、心脏畸形和生殖器畸形)　CHARGE syndrome (Coloboma of the eye, Heart defects, Atresia of the choanae, Retardation of growth，Genital abnormalities，Ear abnormalities)

Civatte 皮肤异色病　poikiloderma of Civatte

Cleland 韧带(手指近侧指间关节部位的腱鞘皮肤纤维，功能类似于皮肤支持韧带，起自指骨两侧，呈 V 字形附着于两侧的皮肤，位于血管神经束的深面，其作用是固定皮肤和皮下的血管神经，掌腱膜挛缩症时一般不会受累)　Cleland ligament

Colles 骨折，桡骨下端骨折　Colles' fracture

Colles 筋膜(会阴浅筋膜深层)　Colles' fascia

Cowden 综合征，错构瘤综合征(胃肠道多发性息肉伴面部小丘疹、肢端角化病和口腔黏膜乳突样病变)　Cowden syndrome

Crouzon 综合征(颅面骨发育不全及尖头并指畸形综合征 Ⅱ 型)　Crouzon syndrome

CT 脊髓造影术　computed tomographic myelography

Curling 溃疡(严重烧伤后出现的上消化道应激性溃疡)　Curling's ulcer

Cushing 溃疡(严重颅脑外伤或手术后继发的上消化道溃疡)　Cushing's ulcer

Cyrano 鼻，大鼻畸形(Cyrano 是喜剧《大鼻子情圣》中的男主角，鼻子很大)　Cyrano nose

C 瓣(特指米拉德法唇裂修补术中的一个三角形皮瓣)　C flap

Dandy-Walker 综合征，丹迪-沃克综合征(表现为第四脑室孔闭锁后肿大、小脑发育不全、脑膨出畸形

等)　Dandy-Walker syndrome

De Quervain 综合征，桡骨茎突狭窄性腱鞘炎　De Quervain syndrome ＝tenosynovitis

DiGeorge 综合征，迪乔治综合征，先天性胸腺发育不全(因 22 号染色体异常所致第三、四咽囊发育不全，患儿胸腺、甲状旁腺、主动脉弓、唇和耳朵均发育不良，T 细胞不足)　DiGeorge syndrome ＝congenital thymic hypoplasia (CTH)

Down 综合征，唐氏综合征，21-三体综合征(患者比正常人多一条 21 号染色体，通常生长迟缓，有精神异常，并且有严重的头、面、心脏和肢体畸形)　Down syndrome

Entrez 核酸序列数据检索系统　Entrez retrieval system

Estlander 皮瓣，Abbé 瓣(为使用带血管蒂的全层下唇组织修复上唇缺损的方法)　Estlander flap ＝Abbé Estlander flap

Ewing 肉瘤，尤文肉瘤(分化差的外周原始神经外胚层肿瘤)　Ewing sarcoma

Finkelstein 检查法(拇指置于掌心并握拳尺偏腕关节，如此时桡骨茎突处出现疼痛，则为阳性，是 Quervain 腱鞘炎的典型症状)　Finkelstein maneuver

Fleur 腹壁成形术(联合垂直和水平切口的 T 形腹壁成形术)　Fleur-de-lis abdominoplasty

Freeman-Sheldon 综合征，弗-谢二氏综合征，颅、腕、跗结构不良综合征(罕见先天性畸形，表现为小关节挛缩，伴有面部肌肉的严重挛缩，导致眼角下拉、鼻唇沟突起、颊部 H 形凹陷、唇部紧缩呈吹口哨状

面容,常误诊为 Sheldon-Hall 综合征) Freeman-Sheldon syndrome

Fryns 综合征(罕见先天性畸形,表现为面部发育不良、膈疝、远端肢体及肺部发育不全等) Fryns syndrome

Furlow 手术法(反向双 Z 术修复软腭裂的方法) Furlow's method

Glasgow 昏迷分级(昏迷患者按照睁眼、运动反应和语言反应打分,最高 15 分,最低 3 分) Glasgow coma scale(GCS)

Goldenhar 综合征,戈尔登哈综合征(眼、耳、脊柱发育不良综合征) Goldenhar syndrome(oculoauriculovertebral sequence)

Gordon 综合征(也称为家族性高钾性高血压或Ⅱ型假性醛固酮减低症,表现为高血钾、高血氯、低肾素性高血压等) Gordon syndrome

Grayson 法鼻牙槽骨塑形(用于唇腭裂患儿的早期手术前塑形) Grayson nasoalveolar molding

Grayson 韧带(手指掌面的腱鞘皮纤维,较薄,始于屈肌腱鞘,沿水平方向分布并附着于两侧皮肤,位于指神经血管束的掌侧,屈指时此韧带可防止血管神经束呈弓弦状变形,掌腱膜挛缩症时往往被累及) Grayson ligament

Haller 指数,胸廓指数(用来评价漏斗胸的严重程度,即胸骨最凹陷平面测量到的胸廓内侧最大横径与相应平面胸骨后缘到椎体前缘间的最短距离的比值) Haller index

Herbert 螺钉(是一种自攻螺钉,中间

是光滑的金属杆,两端是直径及间距不同的螺纹) Herbert screw

Hester 技术(中央锥形蒂巨乳缩小术) Hester technique

House 肌腱固定术(是一种拇指侧捏力重建手术方法) House intrinsic tenodesis

Jackson-Weiss 综合征(表现为颅缝早闭、面中部发育不良、拇指宽大、跖骨合并畸形等) Jackson-Weiss syndrome

Jadassohn 皮脂腺痣 nevus sebaceous of Jadassohn

Jadassohn-Lewandowsky 综合征,雅-雷二氏综合征,Ⅰ型先天性厚甲症 Jadassohn-Lewandowsky syndrome

Jaffe-Lichtenstein 综合征(单骨纤维性发育不良综合征,囊状骨纤维瘤) Jaffe-Lichtenstein syndrome

Jersey 指(指深屈肌腱损伤导致患指的远侧指间关节主动屈曲功能丧失) Jersey finger

Jeune 综合征,热纳综合征(胸廓窒息性发育不良,胸廓萎缩) Jeune syndrome

Juri 皮瓣,面颈部旋转推进皮瓣(在颊部、耳前、耳后及颈部进行广泛的皮下潜行分离,以利于皮瓣向内侧旋转推进,用于修复面颊部的组织缺损) Juri flap

Kanavel 征,卡纳维尔氏征(手部尺侧滑液囊或腱鞘炎症时,在手掌尺侧部及小指根处出现显著压痛) Kanavel sign

Karapandzic 瓣,唇部双侧推进皮瓣(利用缺损两侧带有神经血管蒂的皮瓣,从双侧向中间推进会合

修复唇组织缺损） Karapandzic flap

Karfik 颅面裂分类法（Karfik 于 1966 年依据胚胎学和形态学将颅面裂畸形分成额鼻、鳃弓、眼眶、颅脑、非典型面部发育障碍五大类） Karfik classification

KCL 线（手部的标记线，有四种不同方法，比较常用的是：在拇指外展时，从食指和拇指的交界点到钩骨钩的连线） Kaplan cardinal line（KCL）

KID 综合征，角膜炎、鱼鳞病、耳聋综合征 KID syndrome = keratitis, ichthyosis, and deafness syndrome

Kimura 病，金氏病，木村氏病，嗜酸性肉芽肿 Kimura's disease = eosinophilic granuloma

Kirner 综合征，柯纳尔氏综合征（先天性小指末节内弯畸形） Kirner's syndrome

Kleeblattschädel 综合征（先天性软骨营养不良性脑积水） Kleeblattschädel's syndrome

Klippel-Trénaunay 综合征，毛细血管-淋巴-静脉畸形 Klippel-Trénaunay syndrome = capillary-lymphatic-venous malformation

Klumpke 麻痹（产伤导致的臂丛下段损伤，常伴有同侧 Horner 综合征） Klumpke's palsy

Koenen 瘤，甲周纤维瘤（甲周鲜红色光滑而坚韧的瘢痕疙瘩样赘生物） Koenen's tumor

Krukenberg 前臂分叉术（将前肢残端通过手术变成具有钳夹功能的分叉状，1951 年由 Krukenberg 首先报道） Krukenberg procedure

KT 综合征（静脉畸形骨肥大综合征，血管淋巴管畸形、静脉曲张、骨及软组织肥大三联症） Klippel-Trenaunay syndrome（KTS）

Kuhnt-Szymanowski 下睑紧缩术（用于治疗下睑松弛或下睑外翻的手术方法，需要劈开下睑睑缘，并切除部分睑板和皮肤以收紧下睑） Kuhnt-Szymanowski procedure

Kutler 皮瓣，指侧 V-Y 皮瓣（指端两侧两个三角形皮瓣，向指尖做 V-Y 推进，用于修复指端的缺损） Kutler flap

Kuttner 肿瘤，慢性硬化性涎腺炎 Kuttner tumor

Le Fort Ⅰ 截骨术 Le Fort Ⅰ osteotomy

Le Fort Ⅱ 截骨术 Le Fort Ⅱ osteotomy

Le Fort Ⅲ 截骨术 Le Fort Ⅲ osteotomy

Ledderhose 病，足底纤维瘤病，跖部纤维瘤病 Ledderhose disease

Lejour 法乳房缩小整形术，直线瘢痕乳房缩小整形术 Lejour technique

Leopard 综合征，豹皮综合征（先天性皮肤多发性黑痣合并心血管疾病） Leopard syndrome

Leriche 交感神经切除术 Leriche sympathectomy

Limberg 皮瓣，菱形皮瓣 Limberg flap

Lisfranc 截肢术，跗跖关节离断术 Lisfranc amputation

Ludwig 咽峡炎，坏死性颈筋膜炎（是口底、颌下和颈部的一种弥漫坏死性感染，该病发展凶猛，可在数小时内出现呼吸道梗阻而危及生

命） Ludwig angina

L 形或者 J 形切口 L shape or J shape incision

L 形切口技术（乳房整形术） L-shaped scar technique

Madlung 病（良性对称性脂肪堆积症，常见于颈肩部，由酗酒引起） Madlung's disease

Maffucci 综合征，马富奇综合征（软骨发育不良伴软组织静脉畸形） Maffucci syndrome

Marcus-Gunn 综合征，颌动瞬目综合征，下颌瞬目综合征 Marcus-Gunn syndrome = jaw winking phenomenon

McKissock 巨乳缩小术（垂直双蒂法） McKissock technique

McMaster 健康指数问卷 McMaster Health Index Questionnaire

Meige 综合征（特发性眼肌痉挛及口下颌肌张力障碍） Meige syndrome

Mibelli 汗孔角化症 Mibelli porokeratosis

Moberg 掌侧推进瓣 Moberg volar advancement flap

Muenke 综合征（一种常染色体显性异常的颅缝早闭综合征） Muenke syndrome

Müller 肌 Müller muscle

Noonan 综合征，男性特纳综合征（性腺发育障碍症） Noonan syndrome＝male Turner syndrome

Northern 印迹法（检测 RNA 的方法） Northern blot

OMENS 分类法（用于半侧颜面萎缩症的分类，5 个字母代表 5 个项目的异常，分别指眶部不对称、下颌骨萎缩、耳畸形、神经异常、软组织缺损，每一个项目又分为 3 个级别，总合后代表患者的畸形程度，1988 年首次报道） OMENS classification

Paget 癌 Paget's carcinoma

Paget 病（阴囊、乳头乳晕炎性病变，变形性骨炎） Paget's disease

Parkes-Weber 综合征（血管畸形包括动静脉瘘及骨肥大综合征） Parkes-Weber syndrome（PWS）

Parsonage-Turner 综合征，臂丛神经炎，神经痛性肌萎缩症 Parsonage-Turner syndrome

Pierre-Robin 综合征，小颌腭裂综合征（小颌及舌后坠，半数患者还伴有腭裂畸形） Pierre-Robin syndrome

Pindborg 瘤（牙源性钙化上皮瘤） Pindborg tumor

Pinkus 纤维上皮瘤（为一种癌前病变） Pinkus fibro-epithelioma

Pixy 耳（面颈部除皱术后的耳畸形，表现为拉长的耳垂直接与面颊部皮肤相连而失去自然的形态） Pixy ear

Prader-Willi 综合征（低肌张力、低智能、性发育低下、肥胖综合征） Prader-Willi syndrome

Preiser 病，普赖泽病（表现为非骨折引起的舟骨骨质疏松、萎缩及无菌性坏死等） Preiser's disease

Proteus 综合征（多种组织不规则的过度生长） Proteus syndrome

Ravitch 手术（一种漏斗胸的矫正手术） Ravitch procedure

Reagan-Linscheid 试验（月三角骨冲击触诊和尺侧鼻烟壶挤推试验，用于检查腕部不稳定性和疼痛） Reagan-Linscheid test

Reiger 皮瓣(一种用于修复鼻尖或鼻下部缺损的鼻背局部皮瓣) Reiger flap

Rintala 皮瓣,鼻额部矩形推进瓣(用于修复鼻尖或鼻背的软组织缺损,由 Rintala 在 1969 年首先报道) Rintala flap

Robin 序列征(早期下颌发育不良) Robin sequence

Robinow 综合征(短肢体、椎体畸形、胎儿面容综合征,1969 年由 Robinow 等首先报道) Robinow syndrome

Rolando 骨折(第一掌骨基底部腕掌关节内粉碎骨折伴脱位) Rolando fracture

Rombo 综合征(先天性畸形,主要特征为面部皮肤萎缩、粟粒疹、毛发稀少、毛发上皮瘤、基底细胞癌、毛细血管扩张伴发绀) Rombo syndrome

Rothmund-Thomson 综合征,先天性皮肤异色病(常染色体隐性遗传,表现为先天性皮肤异色、骨骼异常、幼年性白内障及恶性肿瘤等) Rothmund-Thomson syndrome = poikiloderma congenitale

Rowe 骨折嵌入拔出钳 Rowe disimpaction forceps

Rubens 皮瓣(以旋髂深血管为蒂的髂腰部皮瓣) Rubens flap = deep circumflex iliac artery flap

Rubinstein-Taybi 综合征(先天性畸形,特征为宽大畸形的拇指及大脚趾、颅颌面畸形和智力低下;有时也写做 Rubenstein-Taybi 综合征) Rubinstein-Taybi syndrome(RTS)

Saethre-Chotzen 综合征,尖头并指(趾)畸形综合征Ⅲ型 Saethre-Chotzen syndrome

Schuchardt 法截骨术(唇腭裂患者正颌治疗中联合应用的牙槽骨截骨手术) Schuchardt procedure

Sheldon-Hall 综合征(罕见先天性畸形,表现为肢体远端关节挛缩、三角形脸、眼裂下挂、小嘴、高腭弓畸形等) Sheldon-Hall syndrome

Siamese 皮瓣,联体皮瓣(一种特殊的联合皮瓣,指两块皮瓣的部分组织或血管相连,却又各有其独立的血供,犹如连体婴儿一样。Siamese twins 是 19 世纪美国著名的华裔移民的名字,他们是一对享年 63 岁的连体人) Siamese flap

Simonart 系带(位于唇裂患者鼻底的连接两侧裂缘的皮条,出现在部分患者) Simonart's band

SMAS 颈阔肌旋转皮瓣 SMAS-platysmal rotation flap

SNA 角(蝶鞍点-鼻根点-上齿槽座点角) sella nasion subspinale angle

SNB 角(蝶鞍点-鼻根点-下齿槽座点角) sella nasion supramentale angle

Southern 印迹法(检测 DNA 的方法) Southern blot

Spitz 痣,良性幼年黑色素瘤 Spitz nevus = juvenile melanoma

Stahl 耳畸形(外耳轮上缘向外上方尖状突起,突起部对耳轮反向前凸,耳舟及对耳轮上脚消失) Stahl's ear

Stevens-Johnson 综合征(中毒性表皮坏死溶解) Stevens-Johnson syndrome

Stewart-Treves 综合征(乳腺切除后淋巴管肉瘤综合征) Stewart-Treves syndrome

Stickler 综合征(颅颌面骨发育异常,骨关节疾病合并眼耳功能障碍) Stickler syndrome

Strombeck 乳房成形术(垂直双蒂法巨乳缩小术) Strombeck technique

Struthers 弓(位于肱骨内上髁上方 8cm 处,是一条肌筋膜带,从尺神经表面经过,可导致尺神经卡压及麻痹,13%以上的人群有此结构) Struthers arcade

Struthers 韧带(是一种非常少见的异常的纤维连接,位于肱骨内侧的髁上突和内上髁嵴与内上髁的交界处之间,可卡压正中神经和肱动脉,1848 年由 Struthers 首先报道) Struthers ligament

Sturge-Weber 综合征,脑颜面血管瘤病,脑三叉神经血管瘤病(表现为颜面部鲜红斑痣、同侧的软脑膜血管畸形和眼睑脉络膜血管畸形三联症,可有癫痫、精神障碍、同向偏盲及青光眼等) Sturge-Weber syndrome (SWS)

Summitt 综合征[表现为尖头、短指(趾)、并指(趾)、膝外翻、肥胖等] Summitt syndrome

Sutton 痣,晕痣(痣周围离心性白斑,多发于躯干,常见于青少年,30%的患者可能发展为白癜风) Sutton's nevus=halo nevus

Swanson 假体 Swanson implant

Switch 皮瓣,旋转皮瓣(指带血管蒂的下睑或下唇全层组织瓣修复上睑或上唇) Switch flap

Tel-Hashomer 指屈曲综合征(表现为骨骼肌肉发育不良、先天性指屈曲畸形、皮肤纹理异常等) Tel-Hashomer camptodactyly syndrome(THCS)

Tenzel 皮瓣(外眦及颞部的舌形瓣,其内可含肌肉,旋转后用于修复下睑的缺损) Tenzel flap

Tessier 颅面裂分类法(Tessier 于 1973 年将颅面裂按号数排列分类,以眼眶为界,眼眶以上为颅裂,眼眶以下为面裂,共分为 14 种,眶上、眶下各 7 种) Tessier classification

Thiemann 病,提曼病(一种结缔组织病,表现为手指近侧指间关节肿大) Thiemann disease

TRAM 皮瓣,横向腹直肌皮瓣 TRAM flap = transverse rectus abdominis musculocutaneous flap

Treacher-Collins 综合征,颌面骨发育不全综合征 Treacher-Collins syndrome (TCS) = mandibulofacial dysostosis syndrome

Turner 综合征,特纳综合征,先天性卵巢发育不全综合征(是由于一条 X 染色体的部分或完全缺失所致) Turner syndrome

T 分流 T shunt

T 淋巴细胞 T lymphocytes

T 细胞淋巴瘤 T-cell lymphoma

Ulrich-Noonan 综合征,先天性侏儒痴呆综合征(常染色体显性遗传疾病,表现为生长发育异常和智力低下及生殖器畸形) Ulrich-Noonan syndrome

Unna 母斑(颈背部及前额部的先天性毛细血管扩张症) Unna's nevus

U 形截骨术 U-shaped osteotomy

Van der Woude 综合征(先天性下唇瘘并发唇腭裂畸形)　Van der Woude syndrome

Volkmann 肌痉挛,前臂缺血性肌挛缩　Volkmann ischemic contracture (VIC)

V-Y 成形术　V-Y plasty

V-Y 岛状皮瓣　V to Y island flap

V-Y 后推技术(腭裂修补)　pushback (Veau-Wardill-Kilner) technique

V-Y 前徙皮瓣　V-Y advancement flap

Waardenburg 综合征,瓦登伯格综合征[常染色体显性遗传病,表现为尖头、短指(趾)、并指(趾)、腭裂、眼积水及心脏畸形等]　Waardenburg's syndrome

Wartenberg 征(第五指伸肌无力导致的小指尺偏,伸直位时小指无法触及无名指)　Wartenberg sign

Warthin 瘤,沃辛瘤(淋巴瘤性乳头状囊腺瘤)　Warthin tumor

Wassel 分类法(复拇畸形)　Wassel classification (of thumb polydactyly)

Weber-Fergusson 切口(从下睑缘沿鼻旁至上唇的面部贯穿切口,用于上颌骨全切手术,可以达到半面软组织掀起的效果)　Weber-Fergusson incision

Weitbrecht 韧带(桡骨环韧带)　Weitbrecht ligament

Wick 淋巴管成形术(显微吻合淋巴管至静脉的淋巴管引流术)　Wick lymphangioplasty

W 成形术　W-plasty

X 光片,X 射线照片　roentgenogram

X 光线照相术　radiography

X 线平片　plain film radiography

X 线摄影术　roentgenography

X 线体层摄影术,断层摄影术　tomo-graphy=laminography

X 线头影测量　X-ray cephalometrics

X 线头影测量片　cephalogram

YAG 激光,钇铝石榴石激光　YAG laser=yttrium-aluminium-garnet laser

Y-V 成形术　Y-V plasty

Z 成形术　Z-plasty

α 干扰素　interferon alfa

β-溶血性链球菌　beta-hemolytic streptococcus

A

阿芬太尼(镇痛药)　alfentanil

阿仑膦酸钠(骨吸收抑制药)　alendronate sodium

阿诺德神经,迷走神经耳支　Arnold nerve

阿片类药剂,类罂粟碱　opioid

阿片类镇痛药,阿片类止痛剂　opioid analgesics

阿片样作用　opioid effect

阿司匹林　aspirin

阿昔洛韦,无坏鸟苷　acyclovir

埃勒斯-当洛斯综合征(皮肤弹性过度综合征,须具备所有以下三个特征:皮肤弹性过度而松弛、关节异常松弛尤其是拇指可过度反伸、皮肤及其血管松脆易碎)　Ehlers-Danlos syndrome

癌　cancer=carcinoma

癌前损伤,癌前病变　premalignant lesions

癌样的,角化癌　cancroid

艾伦试验(压迫尺桡动脉后放开桡动脉,观察手掌是否有血流以检测尺动脉是否通畅,在做桡动脉创伤性操作或切取前使用)　Allen test

艾滋病（获得性免疫缺陷综合征）
acquired immunodeficiency syndrome（AIDS）

安定　diazepam

安可洛(酶),毒蛇抗栓酶　ancrod

安利醚,安氟醚,恩氟烷　enflurane

安慰剂　placebo

氨苄青霉素　ampicillin

鞍鼻　saddle nose

凹槽,沟　groove

凹陷瘢痕　depressed scar

凹陷点,酒窝　dimple

凹陷性骨折,压入骨折　depressed fracture

凹眼　sunken eye

奥尔布赖特综合征,骨多发性纤维性营养障碍症　Albright syndrome

奥利埃病（骨软骨瘤病,软骨发育不良）　Ollier disease

B

巴比妥类　barbiturates

巴顿骨折（桡骨远端关节面纵斜向断裂伴有腕关节半脱位）　Barton fracture

巴-格二氏综合征,颅缝早闭-桡骨发育不全综合征　Baller-Gerold syndrome

巴氯芬(肌松药)　baclofen

白斑病　leukodermia

白斑黑皮病　leukomelanoderma

白介素,白细胞介素　interleukin（IL）

白血病,白细胞过多症　leukemia

白种人,高加索人　Caucasian

败血症,败血病　septicemia

败血症,脓毒症　sepsis

扳机点,触发点　trigger point

扳机指　snapping finger＝trigger finger

斑点,凹陷,细孔　punctum

斑点,污点　spot

斑块　plaque

斑贴试验　patch test

斑秃　alopecia areata

斑痣　nevus spilus

斑痣性错构瘤病　phacomatosis pigmentovascularis

瘢痕　scar＝cicatrix

瘢痕癌　scar carcinoma

瘢痕瓣　scarred flap

瘢痕疙瘩　keloid

瘢痕疙瘩性痤疮,瘢痕瘤性痤疮　acne keloidalis

瘢痕挛缩　scar contracture＝cicatricial contracture

瘢痕切除术,龈切除术　ulectomy

瘢痕上皮　scar epithelium

瘢痕体质　scar diathesis＝cicatricial diathesis

瘢痕形成　scar formation＝cicatrization

瘢痕形成,瘢痕化　scarring

瘢痕性的,瘢痕　cicatricle

瘢痕性脱发　cicatricial alopecia

瘢痕性粘连　cicatricial adhesion

瘢痕修整　scar revision

瘢痕组织　scar tissue

瘢痕组织填充法　scar tissue buttressing method

半侧面部发育不良,半侧面部肢体发育不良　hemifacial microsomia

半侧面肥大　hemifacial hyperplasia

半侧下颌肥大　hemimandibular hypertrophy

半侧颜面进行性萎缩,**Romberg** 病　progressive hemifacial atrophy＝Romberg disease

半侧颜面痉挛　hemifacial spasm

半喉切除术　hemilaryngectomy

半埋入横褥式缝合　half-buried horizontal mattress suture

半桥粒　hemidesmosomes

半球形乳房　hemispherical breast

半脱位　subluxation

半永久性填充剂(如羟基磷灰石制剂)　semi-permanent filler

半月线　linea semilunaris

半月形皮瓣　semilunar flap

伴随畸形　associated malformations

伴随静脉　comitant vein

伴行静脉　venae comitantes

棒球指,锤状指　baseball finger ＝ mallet finger

包涵囊肿　inclusion cyst

包茎　phimosis

包膜挛缩,纤维囊挛缩　capsular contracture

包囊畸形　envelope deformity

包皮复位　foreskin replacement

包皮过长　redundant prepuce

包皮环切术　circumcision

包皮内板岛状瓣(用于尿道再造手术)　inner preputial island flap

包扎　dressing

孢子丝菌　sporothrix

胞磷胆碱钠(中枢兴奋药)　citicoline

薄膜,胶片　film

保存　preservation

保留皮肤的乳房切除术　skin-sparing mastectomy

保留乳房的治疗　breast-conserving therapy

保守疗法　conservative treatment

暴露性角膜炎　exposure keratitis

爆裂性骨折　blowout fracture ＝ bursting fracture

爆炸伤,冲击伤　explosion injury ＝ blast injury

杯状耳畸形　cup ear

贝尔瓣　Bell flap

贝尔麻痹(面神经麻痹)　Bell palsy

贝尔现象(面瘫患者闭眼时,患侧眼球向外、上方转动)　Bell phenomenon

贝壳耳(畸形)　cockle shell ear

贝克痣　nevus of Becker

贝洛克鼻咽腔填塞法　Bellocq tamponade

贝内特骨折(第一掌骨基部骨折)　Bennett fracture＝boxer fracture

备选方案,替代法　alternative

背,背侧　dorsal

背侧半脱位　dorsal subdislocation

背侧挛缩　dorsal contracture

背侧脱位　dorsal dislocation

背侧腕动脉网,腕背侧弓　dorsal carpal arch (DCA)

背侧腕骨间韧带　dorsal intercarpal ligament

背侧支　dorsal branch

背侧支持韧带　dorsal retinaculum

背尺侧皮瓣　dorsoulnar flap

背腹轴　dorsal-ventral axis

背阔肌　latissimus dorsi

背阔肌皮瓣　latissimus dorsi flap

背面,背侧面　dorsal surface

倍他米松　betamethasone

被动的,不活泼的　passive

被撕开的,撕脱的　avulsed

苯妥英(抗癫痫药)　phenytoin

绷带　bandage

绷线缝合,铆着缝合(贯穿移植皮片或皮瓣并固定在其深部受区的缝合,打结下方衬垫纱布等材料以减轻对皮片或皮瓣的压强,其目的是固定移植组织和避免空腔形成,常用于耳再造及大面积皮瓣移植术中)　basting suture

鼻　nose

鼻背　nasal dorsum

鼻侧裂　lateral cleft nose

鼻成型　nasal molding

鼻唇成形术　rhinocheiloplasty

鼻唇沟　nasolabial groove＝nasolabial fold＝nasolabial line

鼻唇沟瓣　nasolabial flap

鼻唇沟岛状皮瓣　nasolabial island flap

鼻唇角　nasolabial angle

鼻衬里　nasal lining

鼻导管　nasal cannula

鼻的　nasal

鼻底　nostril floor

鼻动脉　nasal artery

鼻额骨的　nasofrontal

鼻额角　nasofrontal angle

鼻腭的　nasopalatine

鼻腭动脉　nasopalatine artery

鼻腭管囊肿　nasopalatine duct cyst

鼻根　nasal root

鼻根点　nasion（N）

鼻骨骨折　nasal fracture

鼻骨移植　nasal bone grafting

鼻颌复合体　nasomaxillary complex

鼻后棘，后鼻棘　posterior nasal spine

鼻后孔闭锁　atresia of choana

鼻畸形　nasal deformity

鼻棘　nasal spine

鼻甲　concha nasalis

鼻甲瓣　turbinate flap

鼻甲肥大　turbinate hypertrophy

鼻甲切除术　turbinectomy

鼻甲整形　turbinoplasty

鼻尖　nasal tip

鼻尖，鼻准　nasal apex

鼻尖蝶形切口　nasal tip butterfly incision

鼻尖肥大　nasorostral hypertrophy

鼻尖缺损　nasal tip defect

鼻尖上区域畸形　supratip deformity

鼻尖旋转　tip rotation

鼻尖整形术　tip rhinoplasty

鼻睫神经　nasociliary nerve

鼻孔　naris＝nostril

鼻孔闭锁　atresia nares

鼻孔美容术　narial cosmesis

鼻孔外翻　ectropion of nostril

鼻-眶　naso-orbital

鼻泪管损伤　nasolacrimal duct injury

鼻裂畸形　cleft nose＝rhinoschisis

鼻漏　rhinorrhea

鼻美容术　aesthetic rhinoplasty

鼻面沟　alar-facial groove

鼻面角（颜面线和鼻线之间的夹角，正常值约33°）　nasofacial angle

鼻内的　endonasal

鼻黏膜瓣　intranasal lining flaps

鼻旁的　paranasal＝perinasal

鼻旁窦　paranasal sinuses

鼻旁窦癌，鼻窦癌　paranasal sinus cancer

鼻前孔闭锁　naris atresia＝nostrol atresia

鼻腔　nasal cavity

鼻腔神经胶质瘤，成感觉神经细胞瘤　esthesioneuroblastoma

鼻切开术　rhinotomy

鼻颧沟［有时与"泪槽（tear trough）"混用］　nasojugal groove

鼻缺损　nose defect

鼻筛眶骨骨折　nasoethmoidal-orbital fracture

鼻缩小术，鼻背降低术　reduction rhinoplasty

鼻填塞术　nasal packing

鼻突点(**Prn**) Pronasale(Prn)

鼻外侧软骨 lateral nasal cartilage

鼻窝 nasal pit

鼻下点 nasospinale

鼻小柱缺损 nasal columella defect

鼻小柱正中切口 midcolumella incision

鼻牙槽塑形 nasoalveolar molding

鼻咽 nasopharynx

鼻咽癌 nasopharyngeal carcinoma

鼻咽闭合不全 nasopharyngeal insufficiency＝nasopharyngeal incompetence

鼻咽插管法 nasopharyngeal intubation

鼻咽的 nasopharyngeal

鼻咽的错构瘤 nasopharyngeal hamartoma

鼻咽的畸胎瘤 nasopharyngeal teratoma

鼻咽的阻塞 nasopharyngeal obstruction

鼻咽血管纤维瘤 nasopharyngeal angiofibroma

鼻炎 rhinitis

鼻眼裂 naso-ocular facial cleft

鼻赝复体 nasal prosthesis

鼻翼 nasal wing

鼻翼鼻小柱关系 alar-columellar relationship

鼻翼边缘缺损 alar margin defect

鼻翼沟 alar groove

鼻翼基底 alar base

鼻翼旁 perialar

鼻翼旁新月形皮瓣 perialar crescentic flap

鼻翼软骨 alar cartilage

鼻翼缩小术 reduction alar plasty

鼻翼塌陷 alar collapse

鼻翼缘 alar rim

鼻音过多,鼻音过强 hypernasality

鼻音过少 hyponasality

鼻再造 nasal reconstruction＝nose reconstruction

鼻整形术,鼻成形术 rhinoplasty

鼻正中裂 bifid nose＝median cleft nose

鼻中隔 nasal septum

鼻中隔成形术 septoplasty

鼻中隔穿孔 septal perforation

鼻中隔偏曲 deviated nasal septum ＝deflected nasal septum＝septal deviation

鼻中隔切除术 septectomy

鼻中隔软骨,隔板 septal cartilage

鼻中隔枢轴皮瓣 septal pivot flap

鼻中隔塌陷 septal collapse

鼻中隔下点 subnasale

鼻锥体 nasal pyramid

鼻赘期酒渣鼻 rhinophyma

比,比率 ratio

比较基因组杂交 comparative genomic hybridization (CGH)

比较解剖学 comparative anatomy

比目鱼肌 soleus

比目鱼肌瓣 soleus flap

闭合,闭塞 occlusion

闭合式鼻整形术 closed rhinoplasty

闭合式皮瓣 closed flap

闭合性复位术 closed reduction

闭合性损伤 closed wound

闭孔神经 obturator nerve

闭锁 atresia

闭锁骀,闭式咬合 closed bite

臂丛,臂神经丛 brachial plexus

臂丛神经损伤 brachial plexus injury

臂丛神经阻滞 brachial plexus block

边缘,界限,限度 margin

边缘反射　margin reflex

边缘切除,(肿瘤)边缘切除术　marginal excision

边缘型人格　borderline personality

扁平苔癣　lichen planus

扁平疣　flat wart

扁桃弓　tonsillar pillar

扁桃体　tonsil

扁桃体腺样增殖体切除术　tonsilloadenoidectomy

扁桃体周围的　peritonsillar

扁桃体周围脓肿　peritonsillar abscess

扁头畸形　acrobrachycephaly

变量,变更,偏差　variance

变色,脱色,褪色　discoloration

变形,畸形　deformity

变形性关节病　arthrosis deformans

变形序列征　deformation sequence

变性,退化　degeneration

变性人,异性癖者　transsexual

变性手术　transsexual operation

变异体,变种　variants

标本,样品　specimen

标记　marking

标签外使用(指药品的应用超出了说明书上的适应证范围)　off-label use

标准,规程　standard

标准,规范,尺度　criteria

表面的,浅表的　superficial

表皮　epidermis

表皮剥脱的,化学剥脱术　exfoliative

表皮层,角质层　cuticle

表皮的　epidermal

表皮附属器　epidermal appendage

表皮囊肿　epidermal cyst

表皮葡萄球菌　Staphylococcus epidermidis

表皮烧伤　epidermal burn (EB)

表皮生长因子　epidermal growth factor (EGF)

表皮样癌　epidermoid carcinoma

表皮样的,表皮样瘤　epidermoid

表皮样囊肿　epidermoid cyst

表皮痣,表皮母斑　epidermal nevus

表浅性瘢痕　superficial scar

表情肌,面肌　mimetic muscles

表情线,表情纹　line of expression

表现型性别　phenotypic sex

表型的　phenotypic

表型分级　phenotypic classification

冰冻保存　cryopreservation

丙戊酸　valproic acid

丙烯酸酯夹板　acrylic splints

丙型肝炎　hepatitis C

并发症　complication

并列短指　side-by-side short digits

并指(趾)畸形　symphysodactylia＝syndactyly＝synpolydactyly

病毒的　viral

病毒感染　viral infection

病理机制,病理力学　pathomechanics

病理解剖学　pathologic anatomy

病理生理学　pathophysiology

病理生物学　pathobiology

病理学　pathology

病例报告　case reports

病例对照研究,回顾性研究　case-control study

病史,病历　patient history

病因学,病原学　etiology

病灶内激素注射(常指增生性瘢痕及瘢痕疙瘩的激素注射)　intralesional steroid injection

病灶内切除(术)　intralesional excision

病灶切除术,肿块切除术　lumpectomy

波长　wavelength

波兰综合征,胸大肌无发育并短指综
　　合征　Poland syndrome

波谱,光谱,范围　spectrum

剥离,分离　decollement＝dissection
　　＝stripping

剥离子,起子　screwdriver

剥脱,脱皮　peel

伯格病,血栓闭塞性脉管炎　Buerger
　　disease

伯基特淋巴瘤,高度恶性 B 细胞性非
　　霍奇金淋巴瘤　Burkitt lymphoma

伯-韦综合征,脐疝-巨舌-巨人症综合
　　征　Beckwith-Wiedemann syn-
　　drome

勃起功能障碍　erectile dysfunction

铂　platinum

补骨脂素加长波紫外线的光化学疗法
　　(治疗牛皮癣等)　psoralen-
　　ultraviolet A (PUVA) therapy

补救性治疗　salvage treatment

补片,碎片,斑　patch

补体,补充　complement

补液治疗　fluid replacement

不纯,杂质　impurity

不对称　asymmetry

不对称乳房　asymmetrical breasts

不公,偏倚　impartiality

不规则色素沉着　irregular pigmen-
　　tation

不规则外形　irregular contour

不满意的患者　dissatisfied patient

不全并指　subtotal syndactyly

不完全的,未闭合的　incomplete

不完全性唇裂　partial cleft lip

不稳定瘢痕　unstable scars

不稳定性,不安定　instability

不吸收性缝线　nonabsorbable suture

不愈创面　nonhealing wounds

不足,不充分　inadequate

布比卡因　bupivacaine

布克氏筋膜,阴茎深筋膜　Buck's
　　fascia

布夏尔氏结节(位于近端指间关节处
　　的软骨或骨性结节,常见于变性
　　性关节病)　Bouchard nodes

步法,步态　gait

步态分析　gait analysis

步骤,程序　procedure

部分鼻再造术　partial nasal recon-
　　struction

部分的,局部的　partial

部分足趾(移植)技术　trimmed toe
　　technique

C

擦伤　abrased wound

擦伤,碰伤　bruise＝bruising

彩色双重成像　color duplex imaging

菜花耳畸形　Wrestler ear＝cauli-
　　flower ear

菜花状耳　boxer's ear＝cauliflower
　　ear

参照,参考文献,证明书(人)　re-
　　ference

残疾,无力　disability

残缺的手指　mutilated finger

残肢,残端　stump

草莓状血管瘤　strawberry hemangi-
　　oma＝strawberry mark

草药,中药　herbal medicine

侧唇切口　lateral lip incisions

侧副韧带　collateral ligament

侧面提紧的腹壁成形术　lateral ten-
　　sion abdominoplasty

侧索生芽　collateral sprouting

侧卧位　lateral decubitus

侧向推进瓣　lateral advancement flap

侧牙槽,牙槽旁　para-alveolar

侧牙周囊肿,根侧牙周囊肿　lateral periodontal cyst

侧咽部分切除术　lateral pharyngectomy

侧翼,侧腰部,两肋　flank

侧支静脉　collateral vein

侧支循环　collateral circulation

测量　measurement

测听计　audiometer

层粘连蛋白　laminin

插管法(尤指喉管插入法)　intubation

插入　insertion

插入的,中间的　intercalated

插入皮瓣(是一种邻位皮瓣,供区和受区不相连,需要二次断蒂,如额部皮瓣、鼻唇沟皮瓣、耳后皮瓣等)　interpolation flap

插入式毛发移植术　hair plug transplantation

掺铒钇铝石榴石激光　Er:YAG laser

掺和,合并　incorporation

掺钕钇铝石榴石激光,YAG激光　Nd:YAG laser

产后的畸形　postpartum deformity

产科的,产科学的　obstetric

产伤　birth-related injury

长唇　long lip

长面综合征　long face syndrome

长桡月韧带　long radiolunate ligament

长效填充剂　long-lasting filler

长指(趾)畸形　finger overlength

肠道喂养,肠饲　enteral feeding

肠内营养,经肠营养　enteral nutrition

肠线　catgut

常规的　conventional

常染色体的　autosomal

常染色体显性遗传　autosomal dominant inheritance

常染色体隐性遗传　autosomal recessive inheritance

常温　normothermia

超薄穿支皮瓣　ultrathin perforator flap

超薄皮瓣　superthin flap = ultrathin flap

超薄脐旁穿支皮瓣　ultrathin paraumbilical perforator flap

超薄显微分离的穿支皮瓣　ultrathin microdissected perforator flap

超敏反应,过敏性反应　hypersensitivity reaction

超前镇痛,先发镇痛　preemptive analgesia

超声　ultrasound

超声波辅助吸脂术　ultrasonic assisted liposuction (UAL)

超声辅助　ultrasound-assisted

超声(波)检查法　ultrasonography

超声疗法　ultrasound therapy

超声吸脂(术)　ultrasonic liposuction

超湿润环境法(创面愈合)　superwet solution

超微结构　ultrastructure

超显微外科术(指吻合直径在0.8毫米以内的极细血管的显微外科技术)　supermicrosurgery = supramicrosurgery

沉降,凹陷　sagging

撑杆,小连接体　strut

成分营养法(常指通过外界手段给予的肠外或肠内营养补充)　elemental feeding

成骨蛋白 osteogenic protein

成骨的 osteoplastic＝osteogenic

成骨肉瘤 osteogenic sarcoma

成骨细胞 osteoblasts

成骨细胞瘤 osteoblastoma

成骨作用,骨发生,骨生成 osteogenesis

成肌细胞,肌细胞 myoblast

成肌纤维细胞 myofibroblast

成角的(植毛)针 angled needle

成角移植(毛发移植) angled grafting

成人呼吸窘迫综合征 adult respiratory distress syndrome（ARDS）

成神经细胞瘤 neuroblastoma

成纤维细胞 fibroblast

成纤维细胞生长因子 fibroblast growth factor（FGF）

成血管细胞瘤 angioblastoma

成牙骨质细胞瘤 cementoblastoma

成牙骨质细胞纤维瘤 cementifying fibroma

成釉细胞瘤 ameloblastoma

成釉细胞纤维瘤,造釉细胞纤维瘤 ameloblastic fibroma

成釉细胞纤维肉瘤,造釉细胞纤维肉瘤 ameloblastic fibrosarcoma

成釉细胞纤维牙瘤,造釉细胞纤维牙瘤 ameloblastic fibro-odontoma

成釉细胞性牙瘤 odontoameloblastoma

程序性细胞死亡(细胞凋亡) programmed cell death＝apoptosis

迟发性淋巴水肿 lymphedema tarda

持骨钳 bone holding forceps

持续性,保留时间 persistence

持针器 needle holders

尺侧返动脉 ulnar recurrent artery

尺侧返动脉皮瓣 ulnar recurrent artery flap

尺侧副韧带 ulnar collateral ligament（UCL）

尺侧滑囊 ulnar bursa

尺侧上副动脉 superior ulnar collateral artery（SUCA）

尺侧腕屈肌 flexor carpi ulnaris（FCU）

尺侧腕伸肌 extensor carpi ulnaris（ECU）

尺侧下副动脉 inferior ulnar collateral artery（IUCA）

尺侧小鱼际皮瓣 ulnar hypothenar flap

尺侧移位 ulnar translation

尺动脉 ulnar artery（UA）＝arteria ulnaris

尺动脉背侧支逆行皮瓣 reversed ulnar parametacarpal flap

尺动脉狭窄 ulnar artery narrowing

尺动脉血栓形成 ulnar artery thrombosis

尺度,量纲 dimensions

尺骨变异 ulnar variance

尺骨的,尺侧的 ulnar

尺骨复肢,镜手畸形(罕见的先天畸形,拇指缺失、其他手指均成对分布于两侧、两块尺骨、前臂粗短、肘关节及腕关节活动障碍) ulnar dimelia＝mirror hand

尺骨管,尺管 ulnar tunnel

尺骨偏斜 ulnar deviation

尺骨缺损 ulnar deficiency

尺骨缩短术 ulnar shortening

尺骨头切除术(可用于治疗陈旧性下尺桡关节紊乱) Darrach's procedure

尺管 Guyon canal

尺管综合征 Guyon canal syndrome

尺码,大小　size

尺三角韧带　ulnotriquetral ligament

尺神经　ulnar nerve

尺神经麻痹　ulnar nerve palsy

尺神经压迫　ulnar nerve compression

尺神经阻滞　ulnar nerve block

尺头韧带　ulnocapitate ligament

尺腕关节折叠术　ulnocarpal ligament plication

尺月韧带　ulnolunate ligament

尺掌侧皮瓣(以尺动脉腕背支为蒂的皮瓣)　ulnar parametacarpal flap

齿槽,肺泡　alveolus

齿槽成形　alveolar molding

齿槽动脉　alveolar artery

齿槽裂　cleft alveolus

齿槽神经　alveolar nerve

齿系,牙列　dentition

齿龈的　gingival

耻骨弓　pubic arch

耻骨上的　suprapubic

冲击触诊法　ballottement tests

冲击伤,爆炸伤　blast injury＝explosion injury

冲击试验　impact tests

冲洗,灌洗　irrigation

充血　congestion

充血性淋巴水肿　congested lymphedema

充注式乳房假体　inflatable breast prosthesis

重唇畸形　double lip

重叠缝合　overlapping suture

重叠植皮术　laminated thick skin grafting＝overlapping skin grafting＝overgrafting

重复,循环,复制品　repetition

重复扩张　repetition expansion

重复组织扩张术　serial tissue expansion

重睑　double eyelid

重睑成形术　double eyelid procedure

重睑术　double eyelid operation＝double eyelid surgery＝double eyelid plasty

重睑线　double eyelid fold＝double fold

重睑皱襞　suprapalpebral fold

重建,再建　reconstruction

重建的,再建的　reconstructive

重颏,双下巴　double chin

重组体,重组的(常指通过基因技术在实验室重组制作的)　recombinant

抽出式缝合　pull-out suture

出汗　sweating

出生后的　postnatal

出血　hemorrhage＝bleeding

出于对外形的考虑　aesthetic considerations

出疹,喷发　eruption

初次手术　primary operation

除去,切除　removal

除皱术,皱纹切除术　rhytidectomy

处女膜修补术　hymen repair＝hymenorrhaphy

杵状毛　club hair

杵状阴茎弯曲畸形　clubbed penis

杵状指　club fingers＝clubbed fingers

触觉小体,梅(斯纳)氏小体　Meissner corpuscles

触染性脓疱性皮炎,传染性脓疱性皮炎　contagious pustular dermatitis

触诊,扣诊　palpation

穿刺,刺伤　puncture

穿刺活检　aspiration biopsy

穿支　perforator

穿支-穿支游离皮瓣(以穿支血管作为
受区血管的穿支皮瓣游离移植
术,血管直径一般小于 1 毫米,需
要采用超显微外科技术进行血管
吻合)　perforator-to-perforator
free flap

穿支定位,穿支标测　mapping of
perforator

穿支动脉浅出点　exit point of perfo-
rator artery

穿支皮瓣　perforator flap

穿支血管　perforator vessels

传出神经　efferent nerve

传导　conduction

传染性软疣　molluscum contagiosum

串联皮瓣　chainlink flap

创口裂开　wound dehiscence

创面处理　wound management

创面评估　wound assessment

创伤,外伤,损伤　trauma

创伤后的修复　posttraumatic recon-
struction

创伤后动脉瘤　post-traumatic aneu-
rysm

创伤后应激障碍　post-traumatic
stress disorder＝PTSD

创造力　creativity

垂耳,横位耳甲,招风耳　lop ear

垂肉　wattles

垂手畸形　drop hand

垂直蒂的　vertical pedicled

垂直腹直肌(皮瓣)　vertical rectus
abdominis myocutaneous (flap)
(VRAM)

垂直腹直肌肌皮瓣　vertical rectus
abdominis musculocutaneous flap

垂直环荷包缝合　vertical loop of
purse-string suture

垂直(缩乳)技术　vertical technique

垂直筋膜纤维　vertical fascial fiber

垂直切口,垂直切口法　vertical inci-
sion

垂直切口的乳房上提术　vertical
mastopexy

垂直切口技术(巨乳缩小)　vertical
scar technique

槌状指,棒球指,锤状指　mallet fin-
ger＝baseball finger＝drop finger
＝hammer finger

唇　lip

唇部测量　lip measurement

唇部过紧　tight lip

唇部年轻化　lip rejuvenation

唇成形术,唇整形术　cheiloplasty＝
labioplasty

唇重建术　lip reconstruction

唇的,唇音的　labial

唇动脉　labial artery

唇腭裂　cleft lip and palate

唇腭裂序列治疗　comprehensive
treatment of cleft lip and palate

唇肥厚　pachycheilia

唇颌腭裂　cheilognatho-palatoschisis
＝cheilognatho-uranoschisis

唇颌面裂　cheilognatho-prosoposchi-
sis

唇红不足　vermilion deficiency

唇红缘,红唇　vermilion border

唇结节,唇尖　labial tubercle

唇颏沟　labiomental groove (fold)

唇口成形术　cheilostomatoplasty

唇裂　cleft lip＝cheiloschisis＝hare-
lip＝labial cleft

唇裂鼻　cleft lip nose

唇裂修复　cleft lip repair

唇外翻　eclabium＝cheilectropion

唇系带　labial frenulum

唇下点　sublabiale

唇炎　cheilitis

唇龈沟　labiogingival sulcus

唇粘连术　adhesion cheiloplasty

醇,乙醇,酒精　alcohol

磁共振血流成像　magnetic resonance angiography（MRA）

磁共振影像学,磁共振　magnetic resonance imaging（MRI）

次要组织相容性抗原　minor histocompatibility antigens

刺伤,戳伤　stab wound

丛,(神经血管的)网状组织　plexus

丛状血管瘤　tufted angioma

粗隆部局部皮瓣　trochanteric region flap

促甲状腺素　thyroid-stimulating hormone

促结缔组织增生的　desmoplastic

促结缔组织增生性纤维瘤　desmoplastic fibroma

催汗功能　sudomotor function

痤疮,粉刺　acne

痤疮瘢痕　acne scar

痤疮酒渣鼻,红斑痤疮　acne rosacea

挫伤　contused wound＝bruised wound

错构瘤　hamartoma

错𬌗,反𬌗　cross bite

错觉　misconceptions

错位　malposition

D

达芬奇手术机器人系统　Da Vinci Surgical System

打孔,穿孔　punch hole

打孔皮片移植　punch graft

打孔钻取活组织检查　punch biopsy

打石膏,石膏绷带　plaster bandage＝plaster cast

大耳畸形,巨耳　macrotia

大范围分离　extended dissection

大范围局部切除术　wide local excision（WLE）

大量　massive

大量抽脂　large-volume liposuction

大量的　bulky

大脑的　cerebral

大脑功能监护　cerebral function monitoring

大脑畸形　cerebral anomalies

大脑中动脉　middle cerebral artery

大脑中动脉栓塞　middle cerebral artery embolism

大疱性表皮松解　epidermolysis bullosa

大疱性皮肤松解症　dermolytic bullous dermatitis（DBD）

大容量　large-volume

大水疱　blisters＝bulla

大头畸形　macrocephaly

大腿　thigh

大腿后侧肌皮瓣(由股二头肌、半膜肌、半腱肌组成的肌皮瓣,常用于修复褥疮等骶尾部的缺损)　Hamstring musculocutaneous flap

大腿皮瓣　thigh flap

大腿提升术　thigh lift

大腿外侧皮瓣,股外侧皮瓣　lateral thigh flap

大腿整形术　thighplasty

大网膜　omentum

大网膜瓣　omental flap＝omentum flap＝pedicle omentum flap

大网膜游离移植　omental free tissue transfer

大小多角韧带　trapezium trapezoid

interosseous ligament

大样本定群调查 large cohort study

大阴唇 labium majora

大鱼际交指皮瓣 thenar cross finger flap

大鱼际逆行皮瓣,迈阿密皮瓣 reverse-flow thenar flap = Miami flap

大转子 greater trochanter

代偿 compensation

代谢更换 metabolic changes

带,条纹 band

带蒂管状皮瓣 tubed pedicle flap

带蒂组织移植物 pedicled tissue graft

带发皮片移植术 hair-bearing free skin grafting

带感觉神经的皮瓣 neurosensory skin flap = sensory flap

带菌者 vector

带气囊的口咽通气管 cuffed oropharyngeal airway

带神经支配的股薄肌移植 innervated gracilis transfer

带营养血管的神经移植 vascularized nerve graft = vascularized nerve transplantation

带有桡神经(分支)的皮瓣 radial innervated flap

带指(趾)甲的皮瓣,甲皮瓣 onychocutaneous flap

袋形缝术,造袋术 marsupialization

袋状皮瓣(如手指脱套伤后置入腹部的袋状皮瓣内) marsupial flap = pocket-type flap

单侧唇裂 unilateral cleft lip

单侧的,单系的,一侧的 unilateral

单侧萎缩,偏侧萎缩 hemiatrophy

单纯疱疹病毒,单纯性疱疹病毒 herpes simplex virus

单纯性血管瘤,毛细血管瘤 hemangioma simplex = capillary hemangioma

单蒂皮瓣 single pedicle flap

单核细胞 monocytes

单颌的 monomaxillary

单极电凝装置 monopolar coagulator

单睑,单眼皮 foldless eyelid = single eyelid

单克隆抗体 monoclonal antibodies

单毛囊单位 one-hair follicular unit

单亲二倍体 uniparental disomy

单丝试验(用一单纤维尼龙丝接触患处以检查皮肤感觉) Semmes-Weinstein monofilaments test

单丝线 monofilament

单网孔技术 mesh-only technique

单形性腺瘤的 monomorphic adenoma

单一的,单纯的 simple

单爪的 monodactyl

胆固醇,胆甾醇 cholesterol

胆碱乙酰基转移酶 choline acetyltransferase

蛋白聚糖 proteoglycans

刀刃 blade

刀刃切割器 blade cutter

导管 catheter

导管插入(术) catheterization

导管灌洗 ductal lavage

导管引流 catheter drainage

导气管装置 airway devices

岛状筋膜瓣 island fascial flap

岛状皮瓣 island flap

倒 L 形截骨术 inverted L osteotomy

倒 L 形下颌支截骨术 inverted L ramus osteotomy

倒 T 形切口 inverted T shape incision

倒睫症 trichiasis

等离子皮肤再生,电浆治疗(由射频激发氮气分子产生离子高能量的电浆,用于皮肤表面的磨削治疗) plasma skin regeneration

等离子射频低温消融术 coblation

镫骨动脉 stapedial artery

低分子右旋糖酐 low-molecular-weight dextran

低体温,体温过低 hypothermia

低位的,较低的 lower

低位正中神经麻痹 low median nerve palsy

低温保存 cold preservation

低氧,缺氧 hypoxia

低于大气压 subatmospheric pressure

涤纶 polyethylene terephthalate (Dacron)

骶骨 sacrum

骶外侧动脉 lateral sacral artery (LSA)

骶尾部畸胎瘤 sacrococcygeal teratoma

骶尾的 sacrococcygeal

地氟烷 desflurane

第二次的,继发的 secondary

第二鳃弓 second branchial arch

第二手背间隔室 second dorsal compartment

第二掌动脉逆行皮瓣 reverse-flow second metacarpal flap

第二跖骨皮瓣 second metatarsal flap

第二足趾皮瓣 second-toe flap

第二足趾移植 second-toe transfer

第三腓骨肌 peroneus tertius (PT)

第一、二鳃弓综合征 first and se-cond branchial arch syndrome

第一鳃弓 first branchial arch

第一鳃弓综合征 first branchial arch syndrome

第一手背间隔室 first dorsal compartment

第一掌背动脉逆行皮瓣 reversed first dorsal metacarpal artery flap

第一掌背动脉皮瓣 first dorsal metacarpal artery flap

第一足趾腓侧皮瓣,拇趾腓侧皮瓣 lateral first-toe flap

蒂,根,茎 pedicle

蒂内尔征(损伤后感觉神经对刺激敏感,蚁走感) Tinel sign

癫痫 epilepsy

癫痫发作 seizures

点状凹陷 pitting

电刺激 electrical stimulation

电刺激反应诊断法,电诊断法 electrodiagnosis

电的 electrical

电弧烧伤 arcing burn

电极 electrode

电解质 electrolyte

电解质失衡 electrolyte imbalance

电流的 electricity

电凝 electric(al) coagulation = electrocoagulation

电凝装置,凝固器 coagulator

电烧伤 electrical burns

电损伤 electrical injury

电外科学,电外科手术 electrosurgery

电灼术,电灸 electrocautery

淀粉样变 amyloidosis

调查问卷 questionnaires

蝶鞍点 Sella

蝶腭动脉 sphenopalatine artery

蝶骨　sphenoid bone

蝶形水浴槽(适用于肢体瘫痪、功能障碍等患者的康复)　Hubbard tank

顶点,最高点,头顶　vertex＝crown

顶端外胚层嵴　apical ectodermal ridge (AER)

顶泌腺,顶浆腺　apocrine glands

东方人(尤指中国人和日本人)　oriental

东方人眼睑　oriental eyelid

动静脉的　arteriovenous

动静脉分流,动静脉短路　arterio-venous shunt＝A-V shunt

动静脉环　arterio-venous loop

动静脉畸形("旧称蔓状血管瘤")　arterio-venous malformation (AVM)

动静脉瘘　arteriovenous fistula

动静脉吻合　arteriovenous anastomosis (AVA)

动力性皱纹　dynamic wrinkle

动力悬吊　dynamic suspension＝dynamic support

动力学　dynamics

动脉　artery

动脉插管(术)　arterial cannulation

动脉岛状瓣　artery island flap

动脉的　arterial

动脉弓　arterial arch

动脉供血不足　arterial insufficiency

动脉化静脉皮瓣　arterialized venous flap

动脉化皮瓣　arterialized flap

动脉结扎(术)　arterial ligation

动脉痉挛　arterial spasm＝arteriospasm

动脉临界狭窄　critical arterial stenosis

动脉瘤　aneurysm＝artery aneurysm

动脉瘤的　aneurysmal

动脉瘤样骨性囊肿　aneurysmal bone cyst

动脉皮瓣　arterial flap＝artery flap

动脉切除术　arteriectomy

动脉狭窄　arterial stenosis

动脉血供　arterial supply

动脉血氧饱和度　arterial oxygen saturation

动脉血氧分压　arterial partial pressure of oxygen

动脉压　arterial pressure

动脉炎　arteritis

动脉移植　arterial graft

动脉造影　arteriogram

动脉造影术,动脉脉搏描记法　arteriography

动脉周围的　periarterial

动脉粥样硬化　atheroma＝atherosclerosis

动脉阻塞　choke arteries

动毛神经　pilomotor nerve

动物咬伤　animal bites

动物脂肪　grease

动员,使活动　mobilization

冻疮　chilblain＝frostbite＝pernio

冻干,冷冻干燥　freeze-drying

冻干组织移植　freeze-dried grafts

冻伤　cold injury

洞穿性缺损　through-and-through defect

豆钩韧带　pisohamate ligament

豆三角韧带　pisotriquetral ligament

痘痕　pockmark

窦,房　antrum

窦道　sinus

窦道(复数)　sinuses

窦道路径　sinus tracks

窦房结　cardiac sious＝atrionector＝nodi sinuatrialis＝Keith-Flack

node＝sinoatrial node

毒蛛蜇咬 latrodectus bite

独指 single digit

端侧神经吻合术 end-to-side neurorrhaphy

端侧吻合 end to side anastomosis＝end to side suture

端端吻合 end to end anastomosis＝end to end suture

短瘢痕(切口)技术 short-scar technique

短鼻畸形 short nose

短唇(畸形) short lip

短面综合征 short face syndrome

短拇(畸形) short thumb

短缺畸形 reduction deformity

短桡月韧带 short radiolunate ligament

短头畸形,两侧冠状缝早愈(由于左右两边的冠状缝愈合过早,从而限制前额不能向前生长发育,造成前额扁平较宽的短头畸形) brachycephaly＝bicoronal synostosis

短小,身材矮小 microsomia

短小棒状杆菌 corynebacterium parvum

短指(趾)畸形 brachydactyly

断层皮片(中厚皮片)植皮 split-skin graft (SSG)

断裂,中断 disruption

断指再植 digital replantation＝finger replantation

对侧的 contralateral

对侧乳房 contralateral breast

对称 symmetry

对耳轮 antihelix

对耳轮复合组织移植 anthelix composite graft

对耳轮沟 antihelix fold

对耳轮脚 crura of antihelix

对耳轮上脚 superior crus of antihelix

对耳轮下脚 inferior crus of antihelix

对耳屏 antitragus

对合缝合术 coaptation sutures

对抗的 opposition

对流 convection

对照法淋巴管造影术 contrast lymphography

钝颈畸形(各种原因导致的颈部颏颈角消失或变钝,常见于衰老) obtuse cervical deformity

钝头圆柱状打孔器(植发用) blunt cylindrical punch

钝性分离,钝剥离 blunt dissection

多巴胺 dopamine

多巴酚丁胺 dobutamine

多病灶的 multifocal

多重的,多发的 multiple

多重手术,多阶段手术 multiple surgeries

多发伤 multiple injury

多发性骨髓瘤 multiple myeloma

多发性内生软骨瘤病,骨性内生软骨瘤病 multiple enchondromatosis

多发性雀斑样痣病 lentiginosis profusa

多发性雀斑样痣综合征,多发性色素斑综合征(利奥伯德综合征) multiple lentigines syndrome

多发性神经纤维瘤病 multiple neurofibromatosis

多发性血管瘤,血管瘤病 hemangiomatosis

多孔的,海绵状的 cavernous

多孔高密度聚乙烯植入材料　medpor

多孔聚乙烯　porous polyethylene

多毛(症)　pilosis

多毛囊单位　multi-follicular unit (MFU)

多毛症　hirsuties = hirsutism = hypertrichosis

多能分化　multipotent differentiation

多黏菌素 B　polymyxin B

多普勒超声　Doppler ultrasonography

多普勒成像　Doppler imaging

多普勒监测　Doppler monitoring

多普勒流速计　Doppler flowmeter

多普勒图　Doppler mapping

多羟基酸　polyhydroxy acids

多刃刀　multi-blade knife

多乳房　polymastia

多乳头　polythelia

多乳头症,副乳　supernumerary nipples = polythelia

多形性红斑　erythema multiforme

多形性腺瘤　pleomorphic adenoma

多余的　redundant

多余皮肤切除　excess skin resection

多余脂肪切除　excessive fat removal

多脏器功能衰竭　multiple organ failure = MOF

多指(趾)并指(趾)畸形　polysyndactyly = multiple digits = polydactylia = multiple syndactyly

多种止痛法　multimodal analgesia

E

鹅颈样畸形　swan-neck deformity

额,前额,颜　forehead

额鼻角,鼻额角　frontonasal angle = nasofrontal angle

额部除皱术　forehead lifting = forehead rhytidectomy

额部年轻化治疗　forehead rejuvenation

额的　metopic

额窦　frontal sinus

额骨　frontal bone

额肌　frontalis muscle

额肌瓣　frontalis muscular flap

额肌筋膜瓣　frontalis fascia flap

额眶截骨　fronto-orbital osteotomy

额眶前移　fronto-orbital advancement

额颞(发际线)后退　frontotemporal recession

额颞退缩　frontal-temporal recession

额前蓬乱的卷发　cowlick

额颧突　frontal zygomatic process

额筛骨的　frontoethmoidal

额筛骨的脑膜脑膨出　frontoethmoidal meningoencephalocele

额神经　frontal nerve

额突　frontal process

恶心　nausea

厄尔布瘫痪,欧勒氏麻痹(产伤致臂丛损伤)　Erb palsy

恶变　malignant transformation

恶性的　malignant

恶性高热　malignant hyperthermia

恶性黑色素瘤　malignant melanoma (MM)

恶性混合瘤　malignant mixed tumor

恶性间叶瘤　malignant mesenchymoma

恶性雀斑样黑色素瘤　lentigo maligna melanoma (LMM)

恶性雀斑样痣　lentigo maligna (LM)

恶性脱发　alopecia maligna

恶性纤维组织瘤　malignant fibrous histiocytoma (MFH)

恶性组织细胞瘤 malignant histocytoma

恶液质,恶病质 cachexia

腭 palate

腭成形术 palatoplasty＝veloplasty

腭垂肌,悬雍垂肌 musculus uvulae

腭大神经血管束 greater palatine neurovascular bundle

腭的 palatal

腭帆提肌 levator veli palatini muscle (LVPM)

腭帆(与)咽的 velopharyngeal

腭帆张肌 tensor veli palatini muscle (TVPM)

腭骨 palatine bone

腭肌成形术 intravelar veloplasty

腭甲状腺肌(从上腭到喉的肌肉,是软腭提肌的拮抗肌) palatothyroideus

腭裂 cleft palate (CP)＝palatoschisis

腭隆凸 torus palatinus

腭瘘 palate fistula＝palatal fistula

腭平面 palatal plane

腭融合 palatal fusion

腭舌肌 palatoglossus

腭神经 palatine nerve

腭神经丛 palatal plexus

腭神经血管束 palatine neurovascular bundle

腭咽闭合不全 velopharyngeal incompetence (VPI)＝velopharyngeal insufficiency

腭咽成形术 palatopharyngoplasty

腭咽的 palatopharyngeal

腭咽功能障碍 velopharyngeal dysfunction

腭咽机能不全 palatopharyngeal incompetence

腭咽肌 palatopharyngeus

腭咽畸形 velopharyngeal deformity

腭中囊肿,腭正中囊肿 median palatal cyst

颌骨,面颊 jowls

颚心面综合征(临床症状为心脏发育异常和面部发育异常) velocardiofacial (syndrome) (VCF)

恩纳乳膏(外用局部麻醉药膏,内含高浓度利多卡因) EMLA cream

儿科的 pediatric

耳 ear

耳成形术 otoplasty＝auroplasty

耳垂 ear lobe＝earlobe

耳垂变形(多指面部提升术后) earlobe deformity

耳垂裂 cleft earlobe＝cleft lobule＝ear lobe cleft＝earlobe cleft

耳垂缺损 ear lobe defect

耳垂转位 earlobe transposition

耳大神经 great auricular nerve

耳道 auditory canal

耳道闭锁 atresia auris＝meatal atresia＝aural atresia

耳道成形术 meatoplasty

耳道狭窄 ear canal stenosis

耳点,外耳门上缘中点 porion (Po)

耳沟形成 sulcus formation

耳郭,外耳 auricle＝external ear

耳郭部分缺损 partial ear defect

耳郭重建 auricle reconstruction

耳郭附件 auricular appendage

耳郭复合组织移植 auricular composite tissue graft

耳郭软骨 auricular cartilage

耳郭外伤 auricle injury

耳后 postauricular

耳后动脉 posterior auricular artery (PAURA)

耳后动脉皮瓣 posterior auricular artery flap

耳后皮瓣 posterior auricular skin flap＝retroauricular flap

耳后切口　retroauricular incision

耳后转移皮瓣　postauricular transposition flap

耳畸形　ear deformity＝ear malformation

耳甲　auricular concha

耳甲改形　conchal alteration

耳甲腔　conchal cavity

耳甲软骨　conchal cartilage

耳瘘管　auricular fistula

耳轮,螺旋　helix

耳轮脚　helical crus＝crus of helix

耳轮脚沟　sulcus cruris helicis

耳轮尾　cauda helicis

耳轮缘　helical rim

耳颞沟　auriculotemporal sulcus

耳颞神经　auriculotemporal nerve

耳屏　tragus

耳屏畸形　tragus deformity

耳屏切口　tragal incision

耳屏缘切口　marginal tragal incision

耳前的　preauricular

耳前窦道　preauricular sinus

耳前瘘管　preauricular fistula

耳前皮瓣　preauricular flap

耳缺损　auricular defect

耳软骨膜炎　auricular chondritis

耳神经　auricular nerve

耳神经传导阻滞　auricular nerve block

耳蜗　helical fossa

耳再造　ear reconstruction＝auricular reconstruction

耳舟　scapha＝conchal cymba

二次成形,二次修整　secondary repair

二腹肌　digastric muscles

二腹肌浅头切除　superficial digastric myectomy

二甲亚砜　dimethyl sulfoxide (DMSO)

二期重建　secondary reconstruction

二期乳房成形术　two-stage mammoplasty

二期乳房再造术　two-stage breast reconstruction

二头的,二头肌　biceps

二头肌重建　biceps reconstruction

二头肌腱转位　biceps tendon transfer

二氧化碳激光　carbon dioxide laser

F

发病机制　etiopathogenesis

发病率,病态　morbidity

发病学,发病机制　pathogenesis

发疱　blistering

发生率,发病率　incidence

发生说　genetic theory

发育不全,低常增生　agenesis＝hypoplasia

发育不全的,成形不全的　hypoplastic＝aplastic

发育异常　developmental anomaly

法兰克福平面,眼-耳平面　Frankfort horizontal plane＝eye-ear plane

法-帕二氏小体,环层小体　Vater-Pacini corpuscle

法医学的　medicolegal

发际切口　hairline incisions

发际线　hairline＝hair line

发际线异位　hairline displacement

发际中点　trichion(Tr)

翻转皮瓣(1932年由 Mathien 报道的一种用于尿道下裂的手术方法,将皮瓣翻转向内形成尿道)　flip-flap procedure

反射消失　absent reflex

反射性交感神经性营养不良　reflex

sympathetic dystrophy（RSD）

反向对偶法（指 S 形皮瓣）　double-opposing tab（DOT）

反向移情，逆移情　countertransference

泛发性扁平黄色瘤　diffuse plane xanthoma

方结，水手结　square knot＝reef knot＝sailor's knot

方向，方位　direction

方形畸形（常指鼻尖）　boxy deformity

方形皮瓣　square flap

方针，指引　guideline

芳香酶抑制剂　aromatase inhibitors

防晒霜，遮光剂　sunscreen

防御机制　defense mechanism

放大镜　magnifying loupe

放疗　radiotherapy

放气，排气　deflation

放射病　radiation sickness

放射损伤　radiation injury

放射效应，照射效应　radiation effect

放射性癌变　radiation cancer＝radiation induced cancer

放射性骨坏死　osteoradionecrosis

放射性核素成像　radionuclide imaging

放射性核素扫描　radionuclide scan

放射性溃疡　radiation-induced ulcer

放射性皮炎　radiation dermatitis＝radiodermatitis

放射学的　radiologic

放射学检查　radiographic examination

放射学诊断　roentgenographic diagnosis

放射医学　radiology

放射诱导的　radiation-induced

放射治疗　radiation therapy

放射状瘢痕　radial scar

放线菌病　actinomycosis

放置　placement

非典型的指（趾）蹼畸形，短指粘连畸形　atypical symbrachydactyly

非典型性　atypical

非典型性黄色纤维瘤　atypical fibroxanthoma（AFX）

非典型痣　dysplastic nevus＝atypical nevus

非骨连接的斜头畸形　nonsynostotic plagiocephaly

非霍奇金淋巴瘤（非何杰金淋巴瘤）　non-Hodgkin lymphoma

非侵入的，非损伤的　non-invasive

非手术治疗　nonoperative treatment ＝nonsurgical treatment

非特异性　nonspecificity

非新生物的　non-neoplastic

非血管化的骨（游离）移植　nonvascularized bone graft

非牙源性　nonodontogenic

非牙源性囊肿　nonodontogenic cysts

非牙源性肿瘤　nonodontogenic tumors

非炎性肉芽肿　non-infective granuloma

非永久性填充剂　non-permanent filler

非甾体抗炎药　non-steroidal anti-inflammatory drug（NSAID）

非综合征性的　nonsyndromic

肥大，过度增大　hypertrophy

肥大的，增生的　hypertrophic

肥大性酒渣鼻　hypertrophy copper nose＝hypertrophic rosacea

肥胖　adipositas

肥胖的,肥大的　obese

肥胖评估　fat assessment

肥胖症,肥胖,肥大　obesity＝adiposis

腓肠瓣,腓肠肌瓣　sural flap

腓肠动脉　sural artery

腓肠动脉穿支皮瓣　sural artery perforator flap

腓肠肌　calf muscle＝gastrocnemius

腓肠肌瓣　gastrocnemius flap

腓肠内侧动脉　medial sural artery (MSA)

腓肠神经　sural nerve

腓肠神经营养血管皮瓣　sural neurocutaneous flap

腓肠外侧动脉　lateral sural artery (LSA)

腓动脉　peroneal artery (PNA)

腓动脉穿支皮瓣　peroneal artery perforator flap

腓动脉皮瓣　peroneal artery flap

腓骨　fibula

腓骨瓣　fibula flap

腓骨长肌　peroneus longus (PL)

腓骨短肌　peroneus brevis (PB)

腓神经　peroneal nerve

腓总神经　common peroneal nerve

斐弗综合征(尖头并指畸形)　Pfeiffer syndrome

肺部的　pulmonary

肺栓塞,肺栓子　pulmonary embolism＝pulmonary embolus (PE)

肺水肿　pulmonary edema

肺源性心脏病　corpulmonale

分布,分配　distribution

分层闭合技术　layered closure technique

分层剥离(特指面部除皱术中皮肤和

SMAS层的分层分离)　lamellar dissection

分叉拇指　bifid thumb

分叉舌　bifid tongue

分次切除,多次切除　serial excision

分次切除术　excision in stages

分段切除　segmental resection＝quadrantectomy

分级系统　grading system

分界线　demarcation line

分开,分裂　cleft

分类　classification

分离,分裂,游离　dissociation

分离范围　dissection extent

分离技术,解剖技术　dissection techniques

分裂手　cleft hand＝split hand

分裂手分裂足(畸形)　split hand-split foot

分流术　shunting

分馏方法,分馏步骤　fractionated protocol

分娩相关性颜面部损伤　birth-related facial trauma

分娩性臂丛神经损伤(产瘫)　obstetric brachial plexus palsy

分期修复,阶段修复　staged reconstruction

分叶状颅　cloverleaf skull

分枝杆菌　mycobacterial

分指(手术)　digit separation

分子生物学　molecular biology

酚苄明　phenoxybenzamine

酚类　phenols

酚妥拉明　phentolamine

粉黄色斑　salmon patch

粉碎,粉碎性骨折　comminution

粉碎性骨折　comminuted fracture

丰唇术　lip augmentation＝lip enhancement

风险处理,风险管理　risk management

风筝状皮瓣(常指带有皮下蒂的邻位皮瓣)　kite flap

封闭敷料,包扎疗法　occlusive dressing

蜂窝组织炎　cellulitis

缝合,缝线　suture

缝合材料　suture material

缝合打包包扎,缝线包扎(常用于全厚游离植皮后的加压固定)　bolus dressing＝tie-over dressing

缝合技术　suturing technique＝sutural manipulation

缝匠肌皮瓣　sartorius flap

缝线,(缝合的)一针　stitch

缝线包扎,缝线打包(常用于全厚游离植皮后的加压固定)　tie-over dressing＝bolus dressing

缝线标记　suture mark＝stitch mark

缝线打包加压法　bolus tie-over pressure dressing

缝扎法　suture and ligation method

跗管　tarsal tunnel

跗管松解　tarsal tunnel release

敷料　dressing material

弗莱(氏)综合征,耳颞神经综合征(腮腺手术或外伤之后,在进食时耳前和颞下区出汗或潮红等不适,与耳颞神经损伤有关)　Frey's syndrome

弗罗曼夹纸征(因拇内收肌瘫痪,无法完成拇指与食指夹捏纸张的动作,而用指间关节屈曲代偿,为典型的 **Froment** 征阳性)　Froment sign

浮动拇指　floating thumb

匐行性血管瘤(皮肤真皮层的毛细血管畸形,90％为女性)　angioma serpiginosum

辐射　radiation

辐射相关　radiation-related

辐射诱发性肉瘤　radiation-induced sarcoma

俯卧位　prone position

辅助疗法　adjuvant therapy

辅助手段　ancillary procedure

腐蚀,侵蚀　corrosion

腐蚀剂损伤　corrosive agent injury

负的,阴性的　negative

负压封闭　vacuum-assisted closure (VAC)

负压封闭引流装置(用于促进创面愈合)　vacuum sealing drainage (VSD)

负压辅助下脂肪切除术　suction-assisted lipectomy

负压引流,吸引排液　suction drainage

负增长　negative growth

附件,附属物　attachment

附肢,附器,附属物　appendage＝adnexa

复发　recurrence

复合皮瓣(是指携带有皮下组织如肌肉、骨或软骨的皮瓣)　composite flap＝compound flap

复合移植术(多种组织共同移植)　composite grafts

复合痣,混合痣　compound nevus

复合组织皮瓣,联合皮瓣　combination flap＝combined flap

复合组织缺损　complex defect

复合组织移植　composite tissue transplantation

复拇畸形　thumb duplication＝duplicated thumb

复视　double vision＝diplopia

复温　rewarming

复扎法,双重结扎　double ligature

复杂并指(趾)　complicated syndactyly

复杂区域疼痛综合征(机制不清楚的难治性神经病理性疼痛疾病)　complex regional pain syndrome (CRPS)

复杂性畸形　complex deformities

复指(趾)　digit duplication

复制,重复畸形　duplication

副鼻孔　accessory nostril

副的,附属的　accessory＝collateral

副耳　accessory ear＝auricular tag

副耳屏　accessory tragi

副骨,附骨　accessory bone

副乳(房),副乳症　accessory breast ＝accessory mamma＝supernumerary breast

副作用,副反应　side effect

腹白线　linea alba

腹壁　abdominal wall

腹壁成形术　abdominoplasty

腹壁重建　abdominal wall reconstruction

腹壁皮瓣　abdominal flap＝epigastric flap

腹壁皮肤松垂　abdominal chalastodermia

腹壁浅动脉　superficial epigastric artery

腹壁浅静脉　superficial epigastric vein

腹壁强度　abdominal wall strength

腹壁缺损　abdominal defect

腹壁上动脉　superior epigastric artery (SEA)

腹壁上动脉瓣　superior epigastric artery flap

腹壁上血管　epigastric vessels

腹壁松弛　abdominal wall relaxation

腹壁围裙状松垂　abdominal apron deformity

腹壁下动脉　deep inferior epigastric artery (DIEA)

腹壁下动脉穿支皮瓣　deep inferior epigastric artery perforator flap (DIEP)

腹壁脂肪抽吸(术)　liposuction in abdominal wall

腹壁脂肪堆积,腹壁堆积　redundant belly

腹部　abdomen

腹部的　abdominal

腹部肥胖　abdominal obesity

腹部肥胖症,腹部多脂症　abdominal adiposity

腹部拉链(用于腹部切口的暂时关闭)　abdominal zipper

腹部躯干　ventral trunk

腹部松弛　abdominal redundancy

腹部推进皮瓣　abdominal advancement flap

腹部涨满感　epigastric fullness

腹股沟　groin

腹股沟的　inguinofemoral

腹股沟皮瓣　groin flap

腹裂(畸形)　gastroschisis

腹膜　peritoneum

腹腔间隔室综合征　abdominal compartment syndrome

腹疝　abdominal hernia

腹外斜肌　external oblique muscle

腹外斜肌瓣　external oblique muscle flap

腹直肌　rectus abdominis

腹直肌瓣　rectus abdominis flap

腹直肌腹内斜肌瓣　rectus abdominis-internal oblique flap

腹直肌腹外斜肌瓣　rectus abdominis-external oblique flap

腹直肌肌皮瓣　rectus abdominis myocutaneous flap

腹直肌腱鞘　rectus sheath

腹直肌鞘弓状线　linea semicircularis

覆盖　draping

覆盖度　coverage

覆盖皮肤不足　inadequate skin envelope

覆殆　overbite

G

改良　modification

改良的　modified

改良的菱形皮瓣　dufourmentel flap

改良根治　modified radical

钙化,骨化　calcification

钙化上皮瘤,毛母质瘤　calcifying epithelioma＝pilomatrixoma

钙拮抗药,钙通道阻滞剂　calcium channel blockers

钙质沉着症　calcinosis

概述,概观　overview

干冰　carbon dioxide snow＝dry ice

干皮病色素沉着　xeroderma pigmentosum

干扰素　interferon（IF）

干细胞　stem cell

干燥剂　desiccant agent

干燥性龟头炎,施图默病　balanitis xerotica obliterans（BXO）

甘露醇　mannitol

肝斑,黄褐斑　liver spot

肝门的　portals

肝素,肝磷脂　heparin

杆菌肽　bacitracin

感觉　sensation

感觉迟钝　dysesthesias

感觉错乱,感觉倒错　paresthesia

感觉感受器　sensory receptor

感觉功能　sensory function

感觉功能检查　sensory examination

感觉过敏　hyperesthesia

感觉恢复,感觉功能训练　sensory reeducation

感觉减退　hypoesthesia

感觉神经　sensory nerve

感觉神经的　neurosensory

感觉神经支配　sensory innervation

感觉异常性股痛综合征,伯恩哈特氏病　meralgia paresthetica

感染　infection

感染创面　infected wound

感受器　receptor

肛门闭锁　anal atresia＝imperforate anus

肛门括约肌　anal sphincter

肛门括约肌重建术　anus sphincter reconstruction

肛门失禁　anal incontinence

高度　height

高级乳腺活检设备(具有立体定位的肿块中央取材活检法)　advanced breast biopsy instrument system（ABBI）

高钾血症　hyperkalemia

高空缺氧引起的高空病　altitude sickness

高密度(毛发)移植技术　dense packing techniques

高乳头　high nipple

高山病　mountain sickness

高渗乳酸生理盐水,高张盐水　HLS ＝hypertonic lactated saline

高泰克斯,膨体聚四氟乙烯植入材料
　商品名　Gore-Tex
高位 SMAS 瓣(瓣的上缘在颧弓以上)
　high SMAS flap
高位 SMAS 悬吊　high SMAS sus-
　pension
高位尺神经麻痹　high ulnar nerve
　palsy
高位气道阻塞综合征　high airway
　obstruction syndrome
高位正中神经麻痹　high median
　nerve palsy
高血压,压力过高　hypertension
高压的,高气压的　hyperbaric
高压氧　hyperbaric oxygen
睾酮,睾丸素　testosterone
睾丸(单数)　testicle
睾丸(复数)　testis＝testes
睾丸癌　testicular cancer
睾丸鞘膜切除术,阴道切除术　vagi-
　nectomy
睾丸钟摆畸形　bell clapper deformity
戈兰综合征,痣样基底细胞癌综合征
　Gorlin syndrome ＝ nevoid basal
　cell carcinoma syndrome
戈林囊肿,牙源性钙化囊肿　Gorlin
　cyst
戈瑞,戈雷(电离辐射吸收剂量的标准
　单位,相当于每千克 1 焦耳)
　Gray (Gy)
革兰(氏)染色剂,革兰(氏)染色
　gram stain
革兰(氏)(染色)阴性　gram-negative
格雷格综合征,眼距过宽综合征
　Greig syndrome
膈肌的　diaphragmatic
膈疝　diaphragmatic hernia
个体化,个别化　individualization
个性　personality

个性化重建　personalized recon-
　struction
铬肠线　chromic catgut
给药,管理　administration
根的　radicular
根尖隙　apical space
根尖周牙骨质异常增生　periapical
　cemental dysplasia
根治的,根本的　radical
根治术　radical dissection ＝ radical
　operation
根治性颈淋巴清扫术　radical neck
　dissection
根治性淋巴结清扫术　therapeutic
　lymph node dissection (TLND)
根治性切除(术)　radical excision
根治性乳房切除术,乳房(癌)根治术
　radical mastectomy
跟骨的　calcaneal
跟骨旁动脉　lateral calcaneal artery
　(LCA)
跟腱　achilles tendon
梗阻　obstruction
梗阻的　obstructive
弓,拱形,穹隆　arch
弓形动脉　arcade artery
弓状线　arcuate line
功能　function
功能的　functional
功能解剖学　functional anatomy
功能评价,功能评定　functional
　assessment
功能位　functional position
功能性恢复　functional recovery
功能性预后　functional outcome
功能障碍　malfunction＝dysfunction
供区,供皮区　donor site＝donor area
供区瘢痕　donor scar ＝ donor-site
　scarring

供区并发症　donor site complication

供区畸形　donor site morbidity

供区修复　donor site repair

肱动脉　brachial artery (BA)

肱骨　humerus

肱骨截骨术　humeral osteotomy

肱骨外上髁炎　lateral epicondylitis

肱桡肌移位　brachioradialis transfer

肱桡肌转移代拇长屈肌　brachioradialis to FPL transfer

肱三头肌　triceps

肱深动脉　profunda brachial artery (PBA)

肱压指数　ankle brachial pressure indices (ABPI)

巩膜　scleral

拱顶石皮瓣　keystone flap

共振,共鸣　resonance＝resonation

沟　groove＝sulcus＝canal

沟通途径　communication approaches

沟状畸形　sulcus abnormality

钩形指甲(甲弯曲)　claw nail

钩状甲　hooked nail

钩状拇指,拇内钩　clenched thumb＝clasped thumb

钩状突起　hamulus

狗耳(缝合切口两端多余的皮肤)　dog ear

估价,评价,定值　evaluation

孤立额发丛(毛发移植术后并发症,表现为前额发绺,植发时前额发际线设计过低,并发生后期发际线退缩)　isolated frontal forelock

孤立性浆细胞瘤　solitary plasmacytoma

姑息疗法　palliative therapy＝palliative treatment

股薄肌　gracilis muscle

股薄肌皮瓣　gracilis flap

股薄肌转移　gracilis muscle transfer

股二头肌皮瓣　biceps femoris flap

股骨转子　trochanter

股内侧皮瓣　medial thigh flap

股内侧提紧术　medial thigh lift

股前内侧(皮瓣)　anteromedial thigh (AMT)

股前内侧皮瓣　anteromedial thigh flap

股前皮瓣　anterior thigh flap

股前外侧(皮瓣)　anterolateral thigh (ALT)

股前外侧皮瓣　anterolateral thigh flap

股前外间隔综合征　anterolateral compartment syndrome

股浅动脉　superficial femoral artery (SFA)

股浅动脉穿支皮瓣　superficial femoral artery perforator flap

股深动脉　profunda femoris artery (PFA)

股神经　femoral nerve

股外侧肌皮瓣　vastus lateralis flap

股外侧皮神经　lateral femoral cutaneous nerve

股直肌皮瓣　rectus femoris flap

骨瓣　osseous flap＝bone flap

骨暴露　exposed bone

骨不连　nonunion

骨成形术,骨整形术　osteoplasty

骨传导　bone conduction

骨锉　bone file

骨的,骨性的　osseous

骨肥厚,骨质增生　hyperostosis

骨钙素　osteocalcin

骨骼成熟　skeletal maturation

骨骼发育　skeletal development

骨骼肌　skeletal muscle

骨骼增大　skeletal augmentation

骨刮,骨膜剥离子　raspatory

骨关节病　osteoarthrosis

骨关节评估　bone and joint assessment

骨关节炎　osteoarthritis (OA)

骨骺骨折,骺骨折　epiphyseal fracture

骨化　ossification

骨化纤维瘤　ossifying fibroma

骨化中心　ossification center

骨坏死　osteonecrosis

骨肌腱瓣　tendinoosseous flap

骨肌皮瓣,带骨肌皮瓣　osteomusculocutaneous flap

骨间背侧皮瓣　posterior interosseous flap

骨间返动脉　interosseous recurrent artery

骨间后动脉　posterior interosseous artery (PIOA)

骨间后动脉穿支皮瓣　posterior interosseous artery perforator flap

骨间肌　interosseous muscles

骨间前动脉　anterior interosseous artery (AIOA)

骨间前动脉皮瓣　anterior interosseous arterial flap

骨间神经　interosseous nerve

骨间总动脉　common interosseous artery

骨腱结合部　osteotendinous junction

骨接合术　osteosynthesis

骨锯　bone saw

骨连接不正,畸形愈合　malunion

骨瘤　osteoma

骨密度　bone mineral density

骨膜　periosteum

骨(外)膜　periost

骨膜瓣　osteoperiosteal flap

骨膜瓣修补术(常指用于修补腭裂及齿槽裂)　periosteoplasty

骨膜的　periosteal

骨膜反应　periosteal response

骨膜起子,骨膜剥离器　periosteal elevator

骨膜下　subperiosteal

骨膜下除皱术　subperiosteal face lift

骨膜移植,骨膜移植物　periosteal graft

骨囊肿　bone cyst

骨内衬细胞　bone lining cells

骨内膜　endosteum

骨盆　pelvis

骨盆重建　pelvic reconstruction

骨盆倾斜　pelvic tilt

骨皮瓣,带骨皮瓣　osteocutaneous flap

骨皮质截骨术　corticotomy

骨片移植　bone graft

骨牵引　bone distraction = skeletal traction

骨桥蛋白　osteopontin

骨切除术　ostectomy

骨融合　bone fusion

骨肉瘤　osteosarcoma

骨软骨瘤　osteochondroma

骨扫描　bone scan

骨髓　bone marrow

骨髓基质细胞,骨髓干细胞　bone marrow stromal cells

骨髓炎　osteomyelitis

骨髓炎的　osteomyelitic

骨缩短术　skeletal shortening

骨缩小　skeletal reduction

骨提取的羟基磷灰石　bone-derived hydroxyapatite ceramics

骨替代物　bone substitutes

骨萎缩　bony atrophy

骨细胞　osteocyte

骨形成蛋白,骨形态发生蛋白　bone morphogenic/morphogenetic protein（BMP）

骨性关节强直　bony ankylosis

骨性关节炎　osteoarthritis

骨性结合的　osseointegrated

骨性支架　bony framework

骨修复　bone repair

骨延长　bone lengthhenning

骨炎　osteitis

骨样骨瘤　osteoid osteoma

骨移植　bone transplantation

骨诱导　bone induction

骨愈合　bone healing＝symphysis

骨源性　bone-derived

骨源性的肿瘤　osteogenic tumor

骨粘连蛋白　osteonectin

骨折,破裂　fracture

骨折半脱位　fracture subluxation

骨折碎片　bone fragment

骨折脱位　fracture dislocation

骨折应力,断裂应力　fracture stress

骨质疏松,骨质疏松症　osteoporosis

骨质形态学　osseous morphology

骨肿瘤　bone tumor

鼓式切皮机　Padgett-Hood dermatome

鼓式取皮器　drum type dermatome

鼓室神经　Jacobson nerve

固定　fixation

固定缝合,锚着缝合　anchoring suture

固定化　immobilization

固定夹板　stabilization splint

固有韧带　intrinsic ligament

固有特征,内在特点　intrinsic characteristics

刮除,削除（用于治疗一些皮肤表面的赘生物及瘢痕等）　shave excision

刮除术　curettage＝curettement

关闭,缝合　closure

关节,连接,联合　joint

关节变形　joint deformity

关节成形术　arthroplasty

关节重建　joint reconstruction

关节穿刺　arthrocentesis

关节的　articular

关节点,关节突点　articulare

关节活动度　range of motion

关节镜　arthroscopy

关节镜辅助固定术　arthroscopy-assisted fixation

关节镜清创术,关节镜下关节刨削术　arthroscopic debridement

关节镜手术　arthroscopic surgery

关节挛缩　articular contracture

关节面　articular surface

关节面重建,表面重建　resurfacing

关节囊　articular capsule

关节囊炎,囊炎　capsulitis

关节强硬,关节强直　ankylosis＝stiff joint

关节切开术　arthrotomy

关节融合术,关节固定术　arthrodesis

关节软骨　articular cartilage

关节痛　arthralgia

关节弯曲,关节挛缩　arthrogryposis

关节炎　arthritis＝arthritides＝arthrophlogosis

关节造影术　arthrography

关节轴　joint axes

观察　observation

冠突,喙突　coronoid process

冠心病　coronary artery disease

冠状打孔(毛发)移植　coronal angled grafting

冠状动脉分流术　coronary artery bypass

冠状面孔隙(植毛)　coronal slit

冠状平面,额平面　coronal plane

冠状切口　coronal incision

冠状切口额部除皱术　coronal brow lift

管,沟,道　canal

管道,隧道　tunnel

管理,处理　management

管理团队　management team

管状蒂,管状皮瓣　tubed pedicle

管状皮瓣移植,皮管　tube flap graft

贯穿伤　through-and-through wound

贯通伤　penetrating injury ＝ penetrating wound

灌注　perfusion

光动力(学)疗法　photodynamic therapy (PDT)

光辐射　photoradiation

光滑度　smoothness

光化性唇炎　actinic cheilitis

光化性的　actinic

光化性角化病,日光性角化病　actinic keratoses (AK) ＝ solar keratosis

光老化　photoaging ＝ dermatoheliosis

光密度(测定)法　densitometry

光谱学　spectroscopy

光损伤,光损害　photodamage

光学体积描记术　photoplethysmography

光源　light source

光致癌　photocarcinogens

规范性标准　normative standards

硅胶　silicone

硅胶性滑膜炎,硅胶性关节膜炎　silicone synovitis

硅胶性肉芽肿(由注射液态硅胶引起的异物性肉芽肿)　siliconoma

硅胶植入物　silicone implant

硅胶注射　silicone injection

硅凝胶　silicone gel

贵要静脉　basilic vein

国际美容整形外科学会(成立于1970年的国际性学术组织,会员为世界各地的整形美容外科医生)　International Society of Aesthetic Plastic Surgery (ISAPS)

国际整形美容外科联盟　International Confederation of Plastic, Reconstructive and Aesthetic Surgery (IPRAS)

国际整形外科联盟　International Confederation for Plastic and Reconstructive Surgery (IPRS)

腘动脉　popliteal artery (PA)

腘肌　popliteus

过程优化　process optimization

过度瘢痕形成　excess scarring

过度切除　overresection

过度生长　overgrowth

过度增生　hyperplasia

过敏　allergy

过敏性休克　anaphylactic shock

过敏状态　hypersensitive state

过伸,伸展过度　hyperextension

过氧化氢　hydrogen peroxide

H

哈普斯堡型突颌(由于该家族近亲结婚导致的一种遗传性颌骨过度增长)　Hapsburg jaw

哈欣森雀斑,黑素雀斑　Hutchinson

freckle

海拔 elevation

海豹肢症,短肢症[治疗孕妇早孕反应的药品沙利度胺(thalidomide)引起的胎儿畸形,表现为四肢短小如海豹状,由 McBride 医生在1961 年最早报道] phocomelia ＝seal limb

海绵窦内注射 intracavernosal injection

海绵体 corpus cavernosum

海绵状淋巴管瘤 cavernous lymphangioma

海绵状血管瘤 cavernous angioma＝cavernous hemangioma

海藻酸钠 sodium alginate

海藻酸盐(提取自海藻的可降解材料) alginate

鼾症 snoring

汗管瘤 syringoma

汗孔癌 porocarcinoma

汗孔角化病 porokeratosis

汗孔硬结 poroma

汗毛,细小的毛发 fine hair

汗腺 sweat gland

汗腺瘤,汗腺腺瘤 hidradenoma

汗腺螺旋腺瘤 eccrine spiradenoma

汗腺腺瘤 spiradenoma

毫毛 vellus hair

合成代谢的 anabolic

合成的,人造的 synthetic

合成物,复杂的 complex

合成移植物 synthetic graft

合理化 rationalization

合作,共同研究 collaboration

合作研究 collaborative research

荷包缝合 purse-string sutrue

核酸 nucleic acid

核心结合因子 core-binding factor

核心体温,体核温度 core body temperature

核型 karyotype

骀夹板 intraocclusal splints

颌,颚 jaw＝jowls

颌部畸形 jaw deformity

颌动瞬目综合征,下颌-瞬目综合征,Marcus Gunn 综合征 jaw winking phenomenon＝Marcus Gunn syndrome

颌反射,颌跳反射(拍击颏部使咬肌收缩的反射) jaw jerk

颌间固定 intermaxillary fixation (IMF)

颌间固定螺丝 intermaxillary fixation screw

颌间结扎(固定) intermaxillary wiring

颌间牵引 intermaxillary elastics

颌颈角 cervicomandibular angle

颌面骨发育不全综合征,TCS 综合征 mandibulofacial dysostosis syndrome ＝ Treacher-Collins syndrome (TCS)

颌下三角,二腹肌三角 submandibular triangle

颌下腺 submandibular gland

颌下腺导管 Wharton's duct＝submandibular gland duct

赫尔利综合征(黏脂沉积症 I 型,脂肪软骨营养障碍) Hurler syndrome

赫林(氏)定律,双眼神经支配定律(两眼的肌肉受相等的神经支配) Hering's law

黑棘皮病 acanthosis nigricans

黑色丘疹性皮肤病 dermatosis papulosa nigra

黑色素 melanin

黑色素瘤　melanoma

黑色素神经外胚层瘤　melanotic neuroectodermal tumor

黑色素细胞　melanocytes

黑色素细胞刺激素　melanocyte-stimulating hormone（MSH）

黑色素细胞痣　nevomelanocytic nevus＝melanocytic nevus

黑色素小体　melanosomes

黑眼圈　dark shadowed eyelid

恒牙列,恒齿系　permanent dentition

横的,横切的,横断的　transverse

横断　transection

横断面　transverse dimension

横膈膜　diaphragm

横纹肌　striated muscle

横纹肌肉瘤　rhabdomyosarcoma

横向腹部皮瓣　transverse abdominal flap

横向腹直肌,横向腹直肌皮瓣　transverse rectus abdominis muscle（TRAM）

横向腹直肌肌皮瓣（TRAM 皮瓣）　transverse rectus abdominis myocutaneous flap

横向筋膜纤维　transverse fascial fibers

横向皮瓣　transverse flap

横向缺损　transverse deficiency

横行股外侧皮瓣　lateral transverse thigh flap

红斑　erythema

红唇,唇珠　vermilion＝red lip

红唇不齐　vermilion malalignment

红唇裂　vermilion cleft lip

红唇切除术　vermilionectomy

红唇三角瓣　vermilion triangular flap

红唇上　supra-vermilion

红霉素　erythromycin

虹膜粘连　synechia

喉　larynx

喉癌　laryngeal cancer

喉部的　laryngeal

喉结缩小术,喉结成形术（"亚当的苹果"指喉结）　Adam's apple reduction＝Adam's apple shaving

喉裂　laryngeal cleft

喉气管支气管炎　laryngotracheobronchitis

喉切除术,喉头切除术　laryngectomy

喉软骨软化病　laryngomalacia

猴头畸形　cebocephaly

骺,骨端　epiphysis

骺生长板　epiphyseal growth plate

后反𬌗　posterior crossbite

后期乳腺重建术　delayed breast reconstruction

后天性并指（趾）　acquired syndactyly

后天性的,获得性的　acquired

后天性畸形　acquired deformities

后天性缺陷　acquired defects

后天性斜颈　acquired torticollis

后外侧的　posterolateral

后遗症　sequelae

后足,足后部　hindfoot

厚唇　redundant vermilion

厚皮,皮肥厚　pachydermia

厚皮性骨膜病（厚皮厚骨膜综合征）　pachydermoperiostosis（Touraine-Solente-Gole syndrome）

呼吸的,呼吸系统的　respiratory

呼吸减弱,呼吸不足,呼吸不全　hypopnea

呼吸力学　ventilatory mechanics

呼吸系统　respiratory system

呼吸系统并发症　respiratory compli-
cation

呼吸暂停　apnea

呼吸暂停指数(平均每小时的呼吸暂
停次数)　apnea index (AI)

胡萝卜素黄皮病,胡萝卜素色素沉着
carotenoderma

胡须修复再造　beard restoration

糊,糊剂,膏剂　paste

虎口　first web space

琥珀胆碱　succinylcholine

华勒(氏)变性(离断神经)　Wallerian
degeneration

滑车　trochlea

滑车上神经　supratrochlear nerve

滑车下神经　infratrochlear nerve

滑动　slip

滑轮,滑车　pulley

滑膜切除术　synovectomy

滑膜肉瘤　synovial sarcoma

滑膜细胞肉瘤　synovial cell sarcoma

滑膜炎　synovitis

滑行皮瓣,滑动皮瓣　sliding flap

滑液的　synovial

滑液鞘　synovial sheath

化合物,复合　compound

化疗药物　chemotherapeutic agents

化脓,成熟　maturation

化脓的　pyogenic

化脓性汗腺炎　hidradenitis suppura-
tiva

化脓性腱鞘炎　suppurative tenosy-
novitis

化脓性链球菌　streptococcus pyo-
genes

化脓性软骨炎　suppurative chondri-
tis

化学疗法,化疗　chemotherapy

化学磨削术　chemabrasion

化学损伤,化学性损伤　chemical in-
jury

化学脱皮术,化学剥脱术　chemical
abrasion＝chemical peeling

化学外科　chemosurgery

化学性失交感,化学交感神经切除术
chemical sympathectomy

化学药品接触　chemical exposure

化学预防(癌症)　chemoprevention

画剖面线　cross-hatching

画有阴影交叉线的,阴影部　cross-
hatched

踝,踝关节　ankle

踝的　malleolar

踝肱指数,踝臂指数(诊断外周动脉疾
病的方法:仰卧位测量上臂和踝
部的收缩压,踝部和上臂的收缩
压最高值之比,正常值为 1.0～
1.4,如小于 0.9 为下肢外周动脉
血管疾病)　ankle brachial index
(ABI)

踝关节阻滞麻醉术　ankle block

踝管综合征　tarsal tunnel syndrome

踝上的　supramalleolar

踝上腓侧皮瓣　lateral supramalleo-
lar flap

坏疽,脱疽　gangrene

坏疽性,坏疽性的　gangrenous

坏疽性脓皮症　pyoderma gangreno-
sum

坏死　necrosis

坏死性筋膜炎　necrotizing fasciitis

环丙孕酮　cyproterone acetate

环层小体　Pacinian corpuscles

环锯,环钻　trepan＝trephine

环口角提升　wraparound corner
mouth lift

环切术,圆形切除　circular excision

环乳晕切口　circumareolar incision

环缩耳,杯状耳　constricted ear

环状切口　ring incision

环状肉芽肿　granuloma annulare

环状狭窄综合征(指先天性的手指或肢体环状缩窄畸形)　constriction band syndrome＝constriction ring syndrome

环状脂肪切除术(常指腰部脂肪整形)　circumferential panniculectomy

换肤　cutaneous resurfacing

换气,换气量　ventilation

换药　dressing change

患者动机　patient motivation

患者拒绝　patient refusal

患者偏好　patient preference

患者评估　patient evaluation

患者期望值　patient expectations

患者私密性,患者隐私　patient secrecy

患者体位　patient positioning

患者要求　patient demands

患者准备　patient preparation

患者咨询　patient consultation

黄褐斑　chloasma＝melasma

黄金分割　golden section

黄金植入物　gold implant

黄瘤病　xanthomatosis

磺胺嘧啶银　silver sulfadiazine

灰发,白发,白发症　canities＝poliosis＝hoariness

灰线(眼睑缘)　grayline

灰质,灰色　gray

恢复,痊愈　recover＝restoration

毁容,缺陷　disfigurement

会厌　epiglottis

会厌成形术　epiglottoplasty

会厌固定术　epiglottopexy

会厌炎　epiglottitis

会阴　perineum

会阴的　perineal

会阴型尿道下裂　perineal hypospadias

会阴修复　perineal reconstruction

会诊,咨询,顾问　consultation

混合移植　mixed grafts

活组织检查,病理检查　biopsy

火药文身　gunpowder tattoo

获得性进展型淋巴管瘤　acquired progressive lymphangioma

霍尔特-奥拉姆综合征,心脏和上肢异常综合征　Holt-Oram syndrome

霍夫曼反射(手足抽搐症的感觉神经兴奋性增高引起的病理性指反射)　Hoffmann reflex

霍纳综合征(颈交感神经麻痹)　Horner syndrome

霍奇金病,何杰金病,恶性淋巴瘤　Hodgkin's disease

J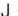

机器人的　robotic

机械负荷　mechanical load

机械性脱发　alopecia mechanical

机制,机理　mechanism

肌瓣　muscle flap

肌电的,肌电动性的　myoelectric

肌电图学　electromyography

肌反应　muscle response

肌腹　muscle belly

肌功能　muscle function

肌间隔　intermuscular septum

肌间隔穿支(从知名血管分出后穿过肌间隔到达皮瓣的穿支)　septocutaneous perforator

肌间隔皮瓣,中隔皮瓣,筋膜皮瓣　septocutaneous flap

肌腱　tendon

肌腱的修复,肌与腱的修复　musculotendinous reconstruction

肌腱断裂,腱破裂　tendon rupture

肌腱缝合术,腱缝合术　tendon suture

肌腱关节松解术　tenoarthrolysis

肌-腱连接　myotendinous junction

肌腱炎　tendonitis＝tendinitis

肌腱移植术　tendon transplantation

肌腱转移术　tendon transfer

肌筋膜的　musculofascial＝myofascial

肌紧张,肌肉紧张度　muscle tone

肌力测试　muscle testing

肌皮瓣　musculocutaneous flap＝myocutaneous flap

肌皮瓣切断术　musculocutaneous amputation

肌皮穿支　musculocutaneous perforator

肌皮穿支皮瓣　musculocutaneous perforator flap

肌皮动脉　musculocutaneous artery

肌皮神经　musculocutaneous nerve

肌切除术　myectomy

肌切开术　myotomy

肌肉闭合　muscle closure

肌肉穿支瓣　muscular perforating flap

肌肉的　muscular

肌肉动作　muscle action

肌肉覆盖　muscle coverage

肌肉管　muscle conduit

肌肉坏死　myonecrosis

肌肉肌腱瓣　musculotendinous flap

肌肉解剖　muscle anatomy

肌肉黏膜瓣　musculomucosal flap＝myomucosal flap

肌肉切除术　muscle resection

肌肉收缩力和肌纤维长度的关系曲线　Blix curve

肌肉松弛剂　muscle relaxants

肌肉萎缩　muscle atrophy

肌肉移植　muscle transplantation

肌肉再生　muscle regeneration

肌肉折叠,肌肉折叠术　muscle plication

肌肉转位　muscle transfer

肌萎缩性侧索硬化,肌萎缩性脊髓侧索硬化　amyotrophic lateral sclerosis

肌细胞增殖　myocyte proliferation

肌纤维　myofiber

肌性斜颈　myogenic torticollis

肌炎　myositis

肌移植物　muscle graft

肌源性斜颈　muscular torticollis

肌阵挛　myoclonus

鸡胸　pectus carinatum＝pigeon breast

鸡眼　clavus＝corn

积脓　empyema

积水性无脑畸形　hydranencephaly

基础代谢率　basal metabolic rate (BMR)

基底,根,基数　radix

基底鳞状细胞癌　basosquamous cell carcinoma＝basal squamous cell carcinoma

基底鳞状细胞棘皮瘤　basosquamous cell acanthoma

基底细胞癌,基底细胞上皮瘤　basal cell carcinoma（BCC）＝basal cell epithelioma（BCE）＝basalioma

基底细胞上皮瘤　basal cell epithelioma（BCE）

基底细胞痣综合征(下颌囊肿-基底细胞瘤-骨畸形)　basal cell nevus syndrome（BCNS）

基因连锁 gene linkage
基因治疗 gene therapy
畸胎瘤 teratoma
畸形 malformation＝deformation
畸形恐惧症,恐畸形症 dysmorpho-
　　phobia
畸形序列 malformation sequence
畸形学 dysmorphology
激发试验 provocative test
激光,受激辐射光放大 Light Ampli-
　　fication by Stimulated Emmision
　　of Radiation（LASER）
激光多普勒 laser Doppler
激光多普勒灌注成像 laser Doppler
　　perfusion imaging
激光多普勒血流测定仪 laser
　　Doppler flowmetry
激光毛发移植,激光毛发移植术 la-
　　ser hair transplantation
激光皮肤磨削,激光换肤 laser
　　resurfacing
激素疗法 hormone therapy
激素受体 hormone receptor
即刻重建 immediate reconstruction
即时转移 immediate transfer
急救学,急救 first aid
急救医护 emergency care
急性创面 acute wound
急性呼吸窘迫综合征 acute respira-
　　tory distress syndrome（ARDS）
急性化脓性关节炎 acute suppura-
　　tive arthritis
急性排斥反应 acute rejection
急诊处理 emergency treatment
疾病传播 disease transmission
疾病分期,肿瘤分类 staging
棘,刺,脊柱 spina
棘皮瘤 acanthoma
棘皮症 acanthosis

嵴上的 supracricoid
挤,压榨,挤压伤 squeeze
挤出,挤压 extrusion
挤压伤 crush injury ＝ crushed
　　wound
脊神经根 spinal root
脊髓 spinal cord
脊髓病性膀胱 cord bladder
脊髓副神经 spinal accessory nerve
脊髓脊膜膨出 myelomeningocele＝
　　meningomyelocele
脊髓造影 myelography
脊髓阻滞 spinal block
脊柱裂 spina bifida
脊柱外科 spinal surgery
计算机断层摄影术,计算机 X 线断层
　　摄影术 computed tomography
　　（CT）
计算机辅助的 computer-aided
计算机辅助手术 computer-assisted
　　surgery
计温法 thermometry
继发性畸形 secondary deformity
加莱亚蒂骨折(合并尺骨远端脱位的
　　桡骨下端骨折) Galeazzi frac-
　　ture
加压包扎 pressure dressing
加压绷带 pressure bandage＝com-
　　pression bandage
加压疗法 compression therapy
夹,钳,夹子,血管夹 clamp
夹板 splint
夹板固定 splinting
痂皮,结痂 crust
家族的,家传的 familial
家族发生率 family incidence
镓扫描(体内注入含有微量放射功能
　　的镓-67,1～2 天后行同位素扫描
　　以检测炎症及肿瘤组织) galli-

um scan

颊　cheek

颊瓣　cheek flap

颊部除皱,颊部提升　cheek lift

颊部皮瓣　malar flap＝cheek flap

颊成形术　meloplasty

颊重建　cheek reconstruction

颊沟切口　buccal sulcus incision

颊肌　buccinator

颊黏膜　buccal mucosa

颊脂垫,髁后脂垫,脂肪垫　fat pad

颊脂体,颊脂垫　buccal fat pad

甲瓣　nail flap

甲剥离,甲床分离症　onycholysis

甲成形术　onychoplasty

甲床　nail bed

甲沟炎　paronychia

甲弧影　lunula

甲基丙烯酸甲酯　methyl methacrylate

甲基丙烯酸甲酯胶水　methyl methacrylate glue

甲裂　split nail

甲皮瓣(通常指带血管神经蒂的拇趾或第二足趾的甲瓣,用于手指再造),甲瓣　wrap around flap

甲切开术　onychotomy

甲醛　formaldehyde

甲上皮　eponychium

甲胎蛋白,α胎儿蛋白(AFP)　Alphafetoprotein

甲下的　hyponychial

甲下皮　hyponychium

甲癣　onychomycosis

甲移植物　nail graft

甲周膜　perionychium

甲状颈干　thyrocervical trunk (TCT)

甲状软骨　thyroid cartilage

甲状软骨缩小成形术　reduction thyroid chondroplasty

甲状软骨缩小术(男变女整形)　thyroid cartilage reduction

甲状舌管　thyroglossal duct

甲状舌管残迹　thyroglossal duct remnants

甲状舌管瘘　thyroglossal duct fistula

甲状舌管囊肿　thyroglossal duct cyst

甲状腺　thyroid gland

甲状腺癌　thyroid cancer

甲状腺功能亢进　hyperthyroidism

甲状腺上动脉　superior thyroid artery (STHA)

钾　potassium

假发,人工毛发　artificial hair

假关节　false joint＝pseudarthrosis

假两性畸形　pseudohermaphroditism ＝false hermaphroditism

假体(义肢)　prosthesis

假体(植入物)　implant

假体的,修复术的　prosthetic

假体外露,植入体外露　implant explantation＝implant exposure

假体置换　prosthetic replacement

假性动脉瘤　pseudoaneurysm

假性扩张,假性增大(用组织扩张的方法矫正畸形,如使用注射填充的方法纠正正面瘫患者的口角歪斜)　pseudoaugmentation

假性囊肿　pseudocyst

假性内眦赘皮　pseudoepicanthal fold

假性上睑下垂　pseudoptosis

假牙　dental prosthesis

假阴性　false negative

假肢,义肢　artificial limb＝prosthesis

假指成形术　phalangization

尖,顶,最高点　apex

尖耳轮耳　satyr ear

尖头并指畸形 I 型,**Apert 综合征**　acrocephalosyndactyly syndrome I＝Apert syndrome

尖头多指(趾)并指(趾)畸形　acrocephalopolysyndactyly（ACPS）

尖头多指(趾)并指(趾)畸形 II 型,**Carpenter 综合征**　acrocephalosyndactyly symdrome II＝Carpenter syndrome

尖头畸形　acrocephaly＝turricephaly

尖牙,犬齿　cuspid＝canine＝canine tooth

坚强固定　rigid fixation

坚强内固定　rigid internal fixation

肩膀,肩部　shoulder

肩峰皮瓣　acromial flap

肩胛背动脉　dorsal scapular artery（DSA）

肩胛背动脉岛状皮瓣　dorsal scapular island flap

肩胛骨　scapula

肩胛皮瓣　parascapular flap＝scapular flap

肩胛上的　suprascapular

肩胛上动脉　suprascapular artery（SSA）

肩胛上横韧带　superior transverse ligament

肩胛提肌　levator scapulae

肩手综合征,反射性交感神经营养不良综合征(中风后偏瘫患者的患侧肩痛、手肿及被动运动时疼痛加剧)　shoulder-hand syndrome

肩胸皮瓣　thoracoacromial flap

监测　monitoring

监护　monitored care

检查,诊察,考试　examination

减肥,体重减轻　loss weight

减肥术　bariatric surgery

减少的,还原的,还原剂　reductive

减压　decompression

减压失败(常指神经减压治疗)　failed decompression

减张缝合　relaxation suture＝tension suture

减张切口　decompression incision＝relaxation incision

减脂术,脂肪去除　defatting

睑板　tarsus＝tarsal plate

睑板,跗骨　tarsus

睑板的,跗骨的　tarsal

睑板结膜瓣　tarsoconjunctival flap

睑板条　tarsal strip

睑板条外眦成形术　tarsal strip lateral canthoplasty

睑板腺　meibomian gland

睑成形术后　postblepharoplasty

睑错位　eyelid malposition

睑动脉　palpebral artery

睑黄瘤　xanthelasma palpebrarum

睑颊沟(下睑外侧和颊部之间的凹陷)　palpebromalar groove

睑裂　palpebral fissure＝rima palpebrarum

睑裂狭小　blepharophimosis

睑内翻　entropion

睑球粘连　symblepharon

睑缺损　coloboma of eyelid

睑外翻,外翻　ectropion＝eversion of eyelid

睑炎　blepharitis

睑缘　palpebral margin

睑缘缝合术　tarsorrhaphy

睑缘缝合术,睑缝合术　eyelid tarsorrhaphy

睑缘切口　lid margin incision

睑赘皮　epiblepharon

简单并指（趾），两指（趾）并指（趾）　simple syndactyly ＝ single syndactyly

碱烧伤　alkali burn＝alkali injury

碱性成纤维细胞生长因子　basic fibroblast growth factor（bFGF）

碱性磷酸酶　alkaline phosphatase

碱性灼伤　lye injury

碱中毒　alkalemia＝alkalosis

间断缝合　knotted suture ＝ interrupted suture＝loop suture

间隔综合征　compartment syndrome

间接　indirect

间接穿支（指从知名血管分出后，先供养其他组织后再进入皮瓣内的穿支）　indirect perforator

间接淋巴管造影（术）　indirect lymphangiography

间接皮瓣　indirect skin flap

间接皮瓣，迂回皮瓣（指要分次手术才能完成转移的皮瓣，如皮管及延迟皮瓣）　indirect flap

间接转移　indirect transfer

间歇性正压通气　intermittent positive pressure ventilation（IPPV）

间叶瘤　mesenchymoma

间质软骨肉瘤　mesenchymal chondrosarcoma

健忘症　amnesia

渐进性坏死性肉芽肿　necrobiotic granulomas

渐张的，喇叭形的　flaring

腱断裂，视网膜剥离　disinsertion

腱交叉　chiasma tendinum

腱结合　juncturae tendinum

腱膜　aponeurosis

腱膜下背侧间隙　dorsal subaponeurotic space

腱旁组织　paratenon

腱鞘　tendon sheath

腱鞘囊肿　ganglion cyst

腱鞘炎　tenosynovitis

腱切断术　tenotomy

腱移植术　tendon grafting

腱粘连松解术　tenolysis

鉴别诊断　differential diagnosis

箭头形的，矢状（方向）的　sagittal

浆细胞瘤　plasmacytoma

浆细胞肿瘤　plasma cell neoplasm

浆液性引流物　serous drainage

僵硬，强直　stiffness

僵硬的　stiff

降鼻肌转位术　depressor septi translocation

降鼻中隔肌　depressor septi nasi muscle

降低不足　underreduction

降钙素，降血钙素　calcitonin

降钙素基因相关肽　calcitonin gene-related peptide

降解，分解　degradation

降口角肌　depressor anguli oris

降眉肌　depressor superciliaris

降眉间肌　procerus ＝ procerus muscle

降下唇肌，下唇方肌　depressor labii inferioris

交叉　chiasma

交叉唇瓣　cross lip flap＝lip switch flap

交叉缝合　cross-stitch suture

交叉配血　crossmatching

交叉皮瓣　cross flap

交叉指动脉岛状皮瓣　cross digital artery island flap

交叉综合征（炎症侵犯拇指附近时感到前臂桡侧疼痛）　intersection

syndrome

交感反射性营养不良　reflex sympathetic dystrophy

交感神经的　sympathetic

交感神经切除术　sympathectomy

交感神经营养不良　sympathetic dystrophy

交感神经阻滞剂,肾上腺素受体阻断药　sympatholytics

交界痣　junctional nevus

交通静脉　communicating vein

交通事故　automobile accidents

交通支　communicating branch

交腿皮瓣　cross leg flap

交指皮瓣　cross-finger flap

交足皮瓣　cross foot flap

胶体,胶质　colloid

胶原　collagen

胶原病,胶原(代谢)障碍　collagen disorders

胶原沉着病,硬化病　scleroderma

胶原导管　collagen conduit

胶原类型　collagen type

胶原酶　collagenases

胶原纤维　collagen fiber

胶原血管病　collagen vascular disease

胶原原纤维　collagen fibril

焦耳定律　Joule's law

焦痂　eschar

焦痂切除术　escharectomy

焦痂切开术　escharotomy

焦虑(症)　anxiety

角　angle

角蛋白　keratin

角化　cornification

角化病　keratoses＝keratosis

角化病,皮肤角化　keratoma

角化不全,角化不良　parakeratosis＝

dyskeratosis

角化过度　hyperkeratosis

角化棘皮瘤　keratoacanthoma(KA)

角膜　cornea

角膜板层移植片　lamellar graft

角膜擦伤　corneal abrasion

角膜的　corneal

角膜反射　corneal reflex

角膜炎　keratitis

角膜移植片　corneal graft

角质层　cornified layer

角质化,角化　keratinization

角质化细胞,角质形成细胞　keratinocyte

角质囊肿,粟粒疹　keratin cysts＝milia

角锥形的,锥体　pyramid

铰链式皮瓣,合页状皮瓣　hinge flap

矫形器　corrective orthosis

矫形外科　corrective surgery

矫形外科学,整形外科　orthopedics

矫正不足　undercorrection

矫正过度　overcorrection

矫直　straightening

脚,小腿　crus

脚趾皮瓣　toe flap

脚趾移植拇指再造　toe to thumb transfer

较粗的毛发(因其易于分离制作毛囊单位而作为毛发移植术的首选)　coarse hair

较小的,次要的,未成年人　minors

酵母菌感染　yeast infection

阶梯状缝合　stepping suture

阶梯状皮瓣(V-Y推进皮瓣的一种发展,面积较大,供区一般需做Z瓣修复)　stepladder flap

疖　furuncle

接触性皮炎　contact dermatitis

接合缘皮瓣(指位于指蹼或口角处的皮瓣)　commissure flap

节段的,分节的　segmental

拮抗肌　antagonistic muscle

拮抗物　antagonist

拮抗作用　antagonism

结肠瓣　colonic flap

结肠间置术,结肠代食管术　colon interposition

结缔组织　connective tissue

结缔组织病　connective tissue diseases

结缔组织框架　connective tissue framework

结缔组织增生性黑素瘤　desmoplastic melanoma

结发性脱发　alopecia gradus

结构,构造　structure

结构异常　structural anomalies

结果,成果　outcome

结合额部除皱的眦固定术　coronocanthopexy

结核病　tuberculosis

结节　tuberosity

结节,小结　nodule

结节性的　nodular

结节性多发性动脉炎　polyarteritis nodosa

结节性筋膜炎　nodular fasciitis

结节性肉芽肿　sarcoidal granulomas

结节状的　tuberous

结膜　conjunctiva

结膜鼻腔吻合术　conjunctivo-rhinostomy

结膜的　conjunctival

结膜泪囊吻合术　conjunctivodacryocystostomy

结膜囊　conjunctival sac

结膜切口　conjunctiva incision

结膜水肿　chemosis

结石　calculi

结扎,结扎法　ligation

睫毛　eyelash＝cilia

睫毛缺损　eyelash defect

睫毛移植　eyelash transplant＝eyelashes grafting

睫状节神经细胞营养因子　ciliary neurotrophic factor

截骨术　osteotomy

截骨外置牵引术　monobloc osteotomy

截肢端成形术　amputation stump plasty

截肢性神经瘤　amputation neuroma

解毒药　antidotes

解剖变异　anatomical variation＝variant anatomy

解剖标志　anatomic landmark

解剖的　anatomic

解剖学　anatomy

解剖学分析　anatomic analysis

介入,干涉　intervention

芥子气　mustard gas

界标,划时代的事　landmark

巾钳,帕镊　towel clamp

金伯克氏病(1910 年由奥地利放射科医生 Kienböck 首先报道,由于前臂血管疾病导致的月骨缺血性坏死)　Kienböck disease

金刚砂,刚玉　corundum

金刚砂植入物　corundum implant

金黄色葡萄球菌　Staphylococcus aureus

金属　metal

金属植入体　metal implants

金质沉着病,金沉着性皮变色(使用含有金的注射药物后产生的)　chrysiasis＝chrysoderma

筋膜 fascia＝anadesma＝aponeuro-
sis
筋膜瓣 fascial flap＝fascia flap
筋膜的 fascial
筋膜皮瓣 fasciocutaneous flap
筋膜切除术 fasciectomy
筋膜切开术 fasciotomy
筋膜条抽取器 fascia stripper
筋膜延长术 musculofascial lengthe-
ning technique
筋膜炎 fasciitis
筋膜移植 fascia transplantation
筋膜折叠 fascial plication
紧身衣 compression garments
进行性半侧颜面萎缩症 hemifacial
atrophy＝Romberg's disease
进行性坏死 progressive necrosis
近侧的,近心端的 proximal
近端指(趾)间关节 proximal inter-
phalangeal joint (PIPJ)
近距离放射疗法 brachytherapy
近排腕骨背伸不稳定 DISI＝dorsal
intercalated segment instability
近皮质的 juxtacortical
浸泡足 immersion foot
浸润,渗透 infiltration
浸浴疗法 balneotherapy
禁忌证 contraindication
禁食,空腹 fasting
茎乳孔 stylomastoid foramen
茎突舌肌 styloglossus
茎突咽肌 stylopharyngeus
经鼻的 transnasal
经结膜的 transconjunctival
经结膜睑成形术 transconjunctival
blepharoplasty
经皮神经电刺激疗法 transcutane-
ous electrical nerve stimulation
经皮氧含量测定 transcutaneous oxy-

gen tension
经脐的 transumbilical
经脐入路(可用于隆乳术) transum-
bilical approach
经乳晕切口 transareolar incision
经乳晕入路 transareolar approach
经眼睑的 transpalpebral
惊恐发作 panic attacks
晶体补液 crystalloid administration
精神疾病 psychiatric illness
精神生理学的机制 psychophysio-
logic mechanisms
精神状态 mental status
颈部重建 neck reconstruction
颈部垂直条索,颈阔肌条索(火鸡脖畸
形) platysma bands
颈部的 cervical
颈部畸形 cervical deformity
颈部淋巴管 cervical lymphatics
颈部淋巴结清扫术 cervical lympha-
denectomy
颈部挛缩 neck contracture
颈部囊肿 cervical cyst
颈部年轻化手术 neck rejuvenation
颈部扭伤 cervical sprain
颈部前倾 cervical obliquity
颈部提升术 neck lift＝cervicoplasty
颈部纤维瘤病 fibromatosis colli
颈成形术 cervicoplasty
颈丛 cervical plexus
颈动脉 carotid artery
颈动脉破裂 carotid blowout
颈动脉三角 carotid triangle
颈耳窦道 cervico-aural sinus
颈耳瘘管 cervico-aural fistula
颈肱皮瓣(以锁骨上区为蒂的颈部皮
瓣,可扩展到上臂肱骨部,用于修
复面部组织缺损) cervicohu-
meral flap

颈横动脉　transverse cervical artery (TCA)

颈横动脉皮瓣　transverse cervical artery flap

颈后肌　posterior neck muscle

颈后区,项区　nuchal region

颈阔肌　platysma

颈阔肌的交叉肌纤维　platysma decussation

颈阔肌横断　transverse platysma myotomy

颈阔肌皮瓣　platysma flap

颈阔肌前区成形术(将两侧的颈阔肌在中央缝合,可加强颏部和颈部除皱效果)　anterior platysmaplasty

颈阔肌浅层脂肪　preplatysma fat

颈阔肌下的　subplatysmal

颈阔肌悬吊术　platysmapexy

颈阔肌整形术　platysmaplasty

颈阔肌转位术　platysma transplantation

颈面部皮瓣　cervicofacial flap

颈内动脉海绵窦瘘　carotid cavernous sinus fistula

颈前肌　anterior neck muscles

颈前静脉　anterior jugular vein

颈浅动脉皮瓣　superficial cervical artery flap

颈神经　cervical nerve

颈水囊瘤　cervical hygroma

颈椎病　cervical spondylosis

颈椎骨髓炎　cervical osteomyelitis

胫动脉　tibial artery

胫动脉穿支皮瓣　tibial artery perforator flap

胫骨　tibia

胫骨前肌皮瓣　tibialis anterior flap

胫骨中央动脉　tibial recurrent artery

胫后动脉　posterior tibial artery (PTA)

胫后动脉穿支　posterior tibial artery perforator (PTAP)

胫后动脉皮瓣　posterior tibial artery flap

胫后肌　tibialis posterior muscle

胫前　anterior tibia

胫前动脉　anterior tibial artery (ATA)

胫前(动脉)皮瓣　anterior tibial (arterial) flap

痉挛　spasm

痉挛的　spastic

痉挛性狭窄环　constriction ring

痉挛状态　spasticity

静力悬吊　static suspension = static support

静脉　vein

静脉闭塞　venous occlusion

静脉的　intravenous = venous

静脉辅助(治疗)　intravenous adjuvant

静脉湖　venous lake

静脉汇合　venous convergence

静脉畸形　venous malformation

静脉疾病　venous disease

静脉皮瓣　venous flap

静脉区域　venosomes

静脉曲张,静脉瘤　varicosity = varix

静脉曲张病　varicosis

静脉石　phleboliths

静脉输液　intravenous infusion

静脉引流　venous drainage

静脉造影(术)　phlebography

静脉造影术　venography

静态夹板　static splint

静态悬吊　static sling

静止的　static

静止的,休眠的　resting

静止两点分辨力　static two point discrimination（S2PD）

静止期(毛发生长)　telogen

静止期脱发　telogen effluvium

镜手畸形,尺骨重复畸形(罕见的先天畸形,拇指缺失、其他手指均成对分布于两侧、两块尺骨、前臂粗短、肘关节及腕关节活动障碍)　mirror hand＝ulnar dimelia

酒精滥用　alcohol abuse

酒精中毒　alcoholism

酒窝成形术,笑靥成形术　dimpleplasty

酒渣鼻　brandy nose＝rosacea＝whisky nose

局部,部位,区域　region

局部的,论题的,表面的　topical

局部解剖,局部外形　topography

局部浸润　local infiltration

局部麻醉　local anesthesia（LA）＝topical anesthesia＝regional anesthesia

局部皮瓣　local flap

局部皮瓣转移术　regional flap transfer

局部用药,外用药　topical agent

局部治疗　topical therapy

局限性淋巴管瘤　lymphangioma circumscriptum

局灶性骨质疏松样骨髓缺损　focal osteoporotic bone marrow defect（FOBMD）

咀嚼　mastication

矩形皮瓣　rectangular flap

巨唇,巨唇症　macrocheilia

巨大的　giant

巨大毛痣　giant hairy nevus（GHN）

巨颌　macrognathia

巨颌症,颌骨增大症　cherubism

巨口(畸形)　macrostomia

巨人症　gigantism

巨乳,乳房过大　gigantomastia

巨舌症,舌肥大　macroglossia

巨噬细胞　macrophage

巨头、发育迟缓、脂肪血管瘤综合征　Bannayan-Riley-Ruvalcaba syndrome（BRRS）

巨细胞,巨大细胞　giant cell

巨细胞瘤(破骨细胞瘤)　giant cell tumor

巨细胞肉芽肿　giant cell granuloma

巨细胞血管母细胞瘤　giant cell angioblastoma

巨指(趾)　giant digit＝macrodactyly＝megalodactyly

巨痣　giant nevus

拒绝,抵制,否决　reject

拒绝,排异(反应)　rejection

距离过远　hypertelorism

锯齿线　cogs thread＝APTOS thread

锯齿状切口　zigzag incision

聚氨酯　polyurethane

聚丙烯　polypropylene

聚丙烯酰胺凝胶　polyacrylamide gel

聚硅氧烷(硅胶)　polysiloxane

聚合酶链反应　polymerase chain reaction（PCR）

聚合体,聚合物　polymer

聚合物支架　polymer scaffolds

聚合植入物　polymer implants

聚甲基丙烯酸甲酯　polymethyl methacrylate（PMMA）

聚羟乙基丙烯酸甲酯　poly-hydroxy-ethyl-methylacrylate

聚四氟乙烯　polytetrafluoroethylene（PTFE）

聚四氟乙烯与玻璃碳的聚合物　Pro-

plast
聚维酮碘　povidone-iodine
聚烯烃　polyolefin
聚乙醇酸　polyglycolic acid
聚乙醇酸交酯　polyglycolide
聚乙烯　polyethylene
聚异戊二烯　polyisoprene
聚酯　polyester
聚左旋乳酸(常用做生物支架)
　poly-L-lactic acid
卷曲发　curliness of hair
卷曲发,扭结发　kinky hair
卷曲毛发　curly hair
绝对卧床休息　absolute bed rest
绝经,更年期　menopause
绝经后的　postmenopausal
绝水敷料,隔水辅料　water imper-
　meable dressing
菌血症　bacteremia

K

咖啡牛奶斑　café au lait macule＝
　café au lait spots
卡波济氏血管内皮瘤　Kaposiform
　hemangioendothelioma
卡波西肉瘤(特发性多发性色素沉着
　性肉瘤)　Kaposi sarcoma
卡介苗　Bacille Calmette-Guérin
　(BCG)
卡-梅二氏综合征(先天性血小板减少
　及血管内凝血,同时伴有严重的
　血管瘤)　Kasabach-Merritt syn-
　drome
开放式活检　open excisional biopsy
开放试验,(血管吻合后的)通畅试验
　patency test
开放性　patency
开放性关节切开术　open arthrotomy
开放性损伤　open wound

开口器　mouth gag
开裂　dehiscence
康复　rehabilitation
抗白介素-2　anti-interleukin-2
抗焦虑药　anxiolytics
抗菌剂,抗菌性的　antibacterial
抗菌软膏　antibacterial topical oint-
　ment
抗菌物质　antibacterial substance
抗淋巴细胞球蛋白　antilymphocyte
　globulin
抗凝　anticoagulation
抗凝血剂　anticoagulative agents
抗生素　antibiotics
抗生素包衣,抗生素涂层　antibiotic-
　coated
抗生素软膏　antibiotic ointment
抗体　antibody
抗胸腺细胞球蛋白　antithymocyte
　globulin
抗雄激素物质　antiandrogens
抗炎治疗　anti-inflammatory medica-
　tions
抗氧化剂　antioxidant
抗抑郁药　antidepressants
抗引力肌,抗重力肌　antigravity
　muscle
抗有丝分裂剂　antimitotic agent
抗原　antigens
抗张强度　tensile strength
抗真菌药　antifungal agent
颏,下巴,下颌　chin
颏部偏斜畸形　chin deviation de-
　formity
颏成形术　chin plasty＝mentoplasty
　＝genioplasty
颏重建　chin reconstruction
颏唇沟　mentolabial fold＝mento-
　labial groove＝mentolabial sulcus
颏顶点,颌下点　gnathion(Gn)

颏动脉　mental artery（MA）

颏后缩　chin post-condensation＝retrusive chin

颏肌　mentalis

颏颈部去脂术　defatting of neck and jowls

颏颈部脂肪　cervicosubmental fat

颏颈角　cervicomental angle

颏颈挛缩　mental cervical contracture

颏孔　mental foramen

颏裂　cleft chin

颏前点　pogonion（Pog）

颏前突　chin projection

颏神经　mental nerve

颏突　mental prominence＝mental protuberance

颏下的　submental

颏下点　menton（Me）

颏下动脉　submental artery（SMA）

颏下动脉穿支皮瓣　submental artery perforator flap

颏下动脉岛状瓣　submental artery island flap

颏下脂肪切除术　submental lipectomy

颏胸挛缩　mental sternal contracture

颏胸粘连　mental sternal adhesion

颏中央部　central mentum

颗粒,粒　granule

颗粒状植皮　pinch graft＝Davis graft

髁,髁状突　condylion

髁重建　condylar reconstruction

髁的　condylar

髁骨折　condylar fracture

髁突骨折　condylar process fracture

髁下的　subcondylar

可触及的,明显的　palpable

可触知性　palpability

可的松注射,激素注射　cortisone injection

可卡因,古柯碱　cocaine

可靠性,有效性　validity

可膨胀的植入体（可充水、充气、吸收液体等）　inflatable implant

可视性矫治目标（治疗后外形预测分析）　visual treatment objective（VTO）

可塑性,塑性　plasticity

可替代的充填剂　alternative filler

可吸收材料　absorbable material

可吸收材料的网垫　bioabsorbable mesh

可吸收的　absorbable＝resorbable

可吸收缝线　absorbable suture

可吸收接骨板　absorbable plate

可吸收结扎线　absorbable ligature

可吸收螺钉固定术　absorbable screw fixation

可吸收植入物　absorbable implant

可吸收止血纱布　absorbable hemostatic gauze

可信度　reliability

克隆化　cloning

克隆排除　clonal deletion

克氏针,基尔希纳氏钢丝　Kirschner wires

克氏综合征（先天性睾丸发育不全,又称曲细精管发育不全症）　Klinefelter's syndrome

客观的,目的　objective

空肠瓣,空肠移植　jejunal flap

空气栓塞　air embolism

孔,口　aperture＝foramen＝foramina

控制,调节　regulate

控制人格　manipulative personality

口鼻瘘　oronasal fistula

口唇重建　oral lip reconstruction

口的,口服的　oral

口点　stomion

口窦瘘　oral-antral fistula

口角　mouth angle＝commissure

口角成形术　commissuroplasty＝
oral commissuroplasty

口角开大术　oral commissurotomy

口角提肌　levator anguli oris

口轮匝肌　orbicularis oris

口面指综合征(面部畸形、口腔异常及
骨骼畸形的先天性综合征)
orofaciodigital syndrome

口内的　intraoral

口内夹板　intraoral splint

口内(手术)入路　intraoral approach

口腔　oral cavity

口腔癌　intraoral carcinoma

口腔全景片　orthopantomogram
(OPG)

口腔卫生　oral hygiene

口腔正畸学　orthodontics

口外的　extraoral

口咽　oropharynx

口咽部癌　oropharyngeal cancer

口咽的　oropharyngeal

口咽通气道　oropharyngeal airway

口咽通气管　laryngeal mask airway

口眼裂　oro-ocular facial cleft

口周瘢痕挛缩　perioral cicatricial
contracture

口周的　perioral

口周放射状瘢痕　cicatrices perio-
rales radialis

口周衰老　downturned mouth

跨面神经移植　cross facial nerve
graft

块,团,肿块　lump

髋臼窝　acetabular fossa

眶部截骨术　orbital osteotomy

眶底爆裂性骨折　blowout fracture of
orbital floor

眶点,眶最下点　orbitale (Or)

眶隔　orbital septum

眶隔脂肪　orbital fat

眶骨骨折　orbital fracture

眶骨膜　periorbita

眶畸形　orbital deformity

眶尖综合征(病变侵犯眶尖而引起的
症状总称)　orbital apex syn-
drome

眶间距　interorbital distance (IOP)

眶间隙,眼间隔　interorbital space

眶距过宽征　orbital hypertelorism

眶裂　orbital fissure

眶内筋膜　orbital fascial

眶内清除术　orbital exenteration＝
socket ablation

眶上动脉　supraorbital artery

眶上裂综合征　superior orbital
fissure syndrome

眶上切迹　supraorbital notch

眶上神经　supraorbital nerve

眶上缘　superior orbital rim＝supra-
orbital rim

眶外侧点　letero-orbitale

眶下凹陷　infraorbital hollow

眶下动脉　infraorbital artery (IOA)

眶下沟　infraorbital groove

眶下颊部发育不良　suborbital malar
hypoplasia

眶下孔　suborbital foramen＝in-
fraorbital foramen

眶下神经　infraorbital nerve

眶下神经阻滞　infraorbital nerve
block

眶下窝　infraorbital hollowness

眶缘　orbital rim

眶缘释放　arcus marginalis release

眶脂肪疝　herniated orbital fat

眶脂释放法眼袋成形术　infraorbital margin transconjunctival fornix incision

眶周重建　periorbital reconstruction

眶周的,眼窝的,眶骨膜的　periorbital

眶周年轻化　periorbital rejuvenation

溃疡　ulcer

溃疡形成　ulceration

扩展的　extended

扩张,增大　enlargement

扩张后额部皮瓣法　expanded forehead flap

扩张皮瓣　expanded flap

扩张皮肤移植　expanded skin graft

扩张器　expander

扩张器不扩张　expander malfunction

扩张器放置　expander placement

扩张器膨胀　expander inflation

扩张器植入　expander-implant

括约肌　sphincter

括约肌咽成形术　sphincter pharyngoplasty

阔鼻　platyrrhiny

阔筋膜张肌　tensor fascia lata (TFL)

阔筋膜张肌肌皮瓣　tensor fascia lata myocutaneous flap

L

辣椒辣素,辣椒碱　capsaicin

莱-赛二氏病(非类脂组织细胞增多症;可有眼球突出及眼眶内黄色瘤样病变)　Letterer-Siwe disease

蓝色变　bluish discoloration

蓝色橡皮疱样痣综合征(先天性皮肤和胃肠道多发性血管瘤,瘤体外皮肤呈橡皮样乳头,并有蓝色色素性改变)　blue rubber bleb nevus syndrome＝Bean syndrome

蓝痣　blue nevus

滥用,虐待　abuse

狼疮　lupus

朗格汉斯细胞,朗氏细胞　Langerhans cell

朗格(氏)线,皮纹与褶皱线　Langer's lines＝skin line

劳损,肌用力过度,挫伤　strain

老龄化　aging

老年的,衰老的　senile

老年环(角膜)　arcus marginalis

老年性睑外翻　senile ectropion of eyelid

老年性上睑松垂　senile blepharochalasis of upper eyelid

雷克林霍曾病,神经纤维瘤病(多发性神经纤维瘤、皮肤咖啡斑,有时伴有中枢神经系统的肿瘤)　Von Recklinghausen's disease

雷诺氏病,雷诺综合征(血管神经功能紊乱引起的肢端小动脉痉挛)　Raynaud disease

雷诺综合征　Raynaud syndrome

累积的,蓄积的　cumulative

累积性创伤疾病　cumulative trauma disorder

肋骨　rib

肋骨瓣　rib flap

肋骨分裂　split rib

肋骨切除术　rib resection

肋间后动脉　posterior intercostal artery

肋间后动脉背侧支　dorsal branch of posterior intercostal artery (DPIA)

肋间后动脉外侧支　lateral branches of posterior intercostal artery (LPIA)

肋间神经　intercostal nerve

肋软骨　costal cartilage＝rib cartilage

肋软骨移植　costochondral graft

泪槽,泪沟[有时与"鼻颧沟(nasojugal groove)"混用]　tear trough

泪道梗阻　lacrimal obstruction

泪沟　lacrimal groove＝lacrimal sulcus

泪管鼻腔造口术　canaliculorhinostomy

泪管泪囊吻合术　canaliculodacryocystostomy

泪管囊肿　lacrimal duct cyst

泪膜检查　tear film examination

泪囊　lacrimal sac

泪囊鼻腔造口术　dacryocystorhinostomy

泪囊炎　dacryocystitis

泪囊造影　dacryocystography

泪器,泪系统　lacrimal system

泪腺　lacrimal gland

泪小点　lacrimal point (spot)＝lacrimal punctum (puncta)

泪小管　lacrimal duct＝lacrimal tract

泪液分泌试验　Schirmer test

泪液膜　tear film

类 Paget 病癌前黑皮症　Pagetoid premalignant melanosis

类癌瘤　carcinoid

类风湿关节炎　rheumatoid arthritis (RA)

类固醇　steroid

类固醇性萎缩(激素注射导致的组织萎缩)　steroid atrophy

类皮质甾酮疗法　corticosteroid therapy

类器官的　organoids

类视色素,维生素 A 类　retinoid

冷藏　cold storage＝refrigeration

冷冻保护剂　cryoprotective agent

冷冻剂　cryogen

冷冻疗法　cold therapy

冷冻喷雾剂　cryogen spray

冷冻伤　freeze injury

冷冻外科　cryosurgery

冷冻治疗　cryotherapy

冷敷　cold compress

离心　centrifuge

离心机　centrifugal machine

离子电渗疗法,离子透入疗法　iontophoresis

梨状腹、梅干腹综合征(先天性腹壁肌肉发育不良或缺如,伴有大而无张力膀胱、扩张迂曲的输尿管及双侧隐睾)　Eagle Barrett syndrome

梨状孔,鼻前孔　piriform aperture

梨状孔狭窄　piriform aperture stenosis

梨状隐窝　piriform sinus

犁骨(黏骨膜)瓣　vomer flap

李斯特结节,桡骨背结节　Lister's tubercle

理疗,物理治疗　physical therapy

理论　theory

力臂　moment arm

力学性能,机械性能　mechanical property

历史起源　historical origin

历史展望,历史回顾　historical perspective

立毛肌　arrector pili muscle

立体显微镜　stereoscopic microscopes

利多卡因　lidocaine

利益,优点　advantages

沥青烧伤　tar burns

粒细胞　granulocytes

粒细胞巨噬细胞集落刺激因子

granulocyte-macrophage colony-stimulating factor

粒细胞性牙源性纤维瘤　granular cell odontogenic fibroma

连拱,弓形组织　arcades

连合,接合缘　commissure

连合的,连接的韧带　commissural ligaments

连接　junctional

连续 Z 成形术　continuous Z-plasty

连续的,系列的　serial

连续缝合　running suture＝continuous suture

连续横褥式缝合　continuous transverse mattress suture

连指手套状并指　mitten deformity＝mitten-like deformity

联带运动　synkinesis

联合皮瓣,复合组织皮瓣　combination flap＝combined flap

镰刀状皮瓣　sickle shaped flap

链激酶　streptokinase

链球菌　streptococcus

良性的　benign

良性幼年黑素瘤,斯皮茨痣　benign juvenile melanoma＝Spitz nevus

两侧的冠状切口(常指左右两条不连成一线的短冠状切口,用于提眉及前额除皱)　bicoronal incision

两侧冠状缝早愈,短头畸形(由于左右两边的冠状缝愈合过早,从而限制前额不能向前生长发育,造成前额扁平较宽的短头畸形)　bicoronal synostosis＝brachycephaly

两叉的　bifid

两点辨别力,两点辨别　two-point discrimination

两体性　disomy

两性畸形(两性人),雌雄间性　intersex＝hermaphroditism

裂的　fissural

裂伤　laceration＝avulsion

裂隙关闭　cleft closure

裂隙深度　cleft depth

邻位皮瓣　adjacent flap＝contiguous flap＝ortho-position skin flap

临床表现　clinical manifestation

临床检查　clinical examination

临床前实验　preclinical study

临床特征　clinical feature

淋巴播散　lymphatic spread

淋巴定位　lymphatic mapping

淋巴分布　lymphatic supply

淋巴管成形术　lymphangioplasty

淋巴管畸形　lymphatic malformation

淋巴管静脉吻合　lymphatic-venous anastomoses

淋巴管瘤　lymphangioma

淋巴管瘤病　lymphangiomatosis

淋巴管肉瘤　lymphangiosarcoma

淋巴管造影术　lymphangiography

淋巴回流　lymphatic drainage

淋巴结病　lymphadenopathy

淋巴结切除术　lymphadenectomy

淋巴结阴性　node-negative

淋巴瘤　lymphoma

淋巴闪烁造影术　lymphoscintigraphy

淋巴水肿　lymphedema

淋巴水肿的　lymphedematous

淋巴网络　lymphatic network

淋巴系统　lymphatic system

淋巴细胞　lymphocyte

淋巴细胞毒力测定　lymphocyte toxicity assay

淋巴血管畸形　lymphatic vascular malformation

淋球菌的　gonococcal

磷　phosphorus

磷酸钙　calcium phosphate

磷酸钙骨水泥　calcium phosphate cements

磷酸三钙　tricalcium phosphate (TCP)

磷酸碳酸钙水泥　carbonated calcium phosphate cement

鳞状上皮　squamous epithelium

鳞状上皮瘤　squamous epitheliomas

鳞状细胞癌，鳞状（上皮）细胞癌　squamous cell carcinoma (SCC)

菱形皮瓣　rhomboid skin flap

令人头痛的患者　hateful patient

流出　effusion

流行病学　epidemiology

流经静脉皮瓣(皮瓣的营养血管的近心端和远心端都吻合在受区静脉上)　flow-through venous flap

流经皮瓣(皮瓣的营养血管的近心端和远心端都吻合在受区上，可同时修补组织缺损和血管缺损)　flow-through flap

流经皮瓣(吻合在静脉上的)　flow-through venous flap

流涎，多涎，唾液分泌过多　salivation ＝ptyalism

硫酸钙　calcium sulfate

硫酸烧伤　sulfuric acid injury

瘤形成，新生物形成　neoplasia

隆鼻术　augmentation rhinoplasty＝nose augmentation

隆颏术　chin augmentation

隆颞术　temporal augmentation

隆乳术，隆胸术　augmentation mammaplasty＝breast augmentation ＝mammary augmentation

隆凸　torus

隆突性皮肤纤维肉瘤　dermatofibrosarcoma protuberans (DFSP)

隆臀术，臀部充填术　gluteal augmentation

瘘管　syrinx

瘘管，瘘　fistula

瘘管切除术　fistulectomy

漏出，渗出　oozing

漏斗胸　funnel chest＝pectus excavatus

芦荟　aloe

颅的　cranial

颅底　cranial base＝skull base

颅底点　basion

颅底骨折　basal fracture＝basal skull fracture

颅底异常　cranial base anomalies

颅顶肌　epicranius muscle

颅耳沟　auriculocephalic sulcus

颅缝　cranial sutures

颅缝早闭（症）　craniosynostosis＝craniosynostoses

颅盖骨　calvarial bone

颅盖骨重塑　cranial vault remodeling

颅骨，头盖骨　skull＝cranium

颅骨成形术　cranioplasty

颅骨膜　pericranium

颅骨膜皮瓣　pericranial flap

颅骨皮质下隧道(除皱术中用于锚着悬吊面部组织)　cortical tunnel

颅骨缺损　skull defect

颅骨移植　calvarial bone graft

颅颌面暴露性（创面）　craniofacial exposure

颅颌面的　craniofacial

颅颌面整形　cranio-maxillofacial plasty

颅裂，颅闭合不全　cranial dysraphism

颅面成骨发育不全　craniofacial dysostosis

颅面的　craniofacial＝encephalofacial

颅面短小　craniofacial microsomia

颅面发育　craniofacial growth

颅面复合体　craniofacial complex

颅面骨纤维异常增生症　craniofacial fibrous dysplasis of bone

颅面骨折　craniofacial fracture

颅面畸形　craniofacial deformity

颅面截骨术　craniofacial osteotomy

颅面裂　craniofacial cleft

颅面外畸形　extracraniofacial anomalies

颅面综合征　craniofacial syndrome

颅内的　intracranial

颅内血肿　intracranial hematoma

颅内压　intercranial pressure (ICP)

颅下截骨术　subcranial osteotomy

颅咽管瘤　craniopharyngioma

率，速度，价格　rate

绿脓杆菌，铜绿假单胞菌　Pseudomonas aeruginosa

氯胺酮　ketamine

挛缩　contracture

挛缩带　flexion strap

挛缩松解　contracture release

挛缩性瘢痕　contracted scar＝constricting scar

卵泡单位　follicular units

伦理学　ethics

轮廓　contour

轮廓凹凸不平　contour irregularity

轮廓缺陷　contour defects

轮廓线　contour line

轮匝肌　orbicularis

轮匝肌边缘皮瓣　orbicularis marginalis flap

轮匝肌弓　orbicularis arch

轮匝肌后脂肪（位于眶上区眼轮匝肌和眶隔之间的纤维脂肪组织）　retro-orbicularis oculus fat (ROOF)

轮匝肌颧弓韧带　orbicularis malar ligament

轮匝肌维持韧带　orbicularis retaining ligament

螺丝固定　screw stabilization

M

麻痹　paralysis＝palsy

麻痹性睑外翻　paralytic ectropion

麻风病　leprosy

麻黄　ephedra

麻醉　anesthesia

麻醉后监护室，复苏室　postanesthesia care unit

麻醉监护　monitored anesthesia care

麻醉诱导的　anesthetic-induced

马德隆畸形（腕关节进行性半脱位），腕桡偏畸形　Madelung deformity

马缰韧带，驾驭韧带（掌板在 PIP 关节近端两侧呈条索状延伸、附着在近节指骨两侧的韧带）　check-rein ligaments

马乔林溃疡，瘢痕癌　Marjolin ulcer

马蹄足　talipes equinus

埋没导引缝合技术　buried suture technique

埋没移植瓣（去除表皮和真皮浅层后埋入受区皮下的组织瓣）　buried flap

埋线法，埋没缝合术　buried suture

埋线法重睑术　buried suture technique for double eyelid

埋线法提升，锯齿线悬吊提升　thread lift

麦-奥二氏综合征（纤维性骨营养不良

综合征）McCune-Albright syndrome

麦格雷戈(氏)线(颅底内陷的基底线，枕骨大孔后缘中点至硬腭后缘连线）McGregor's line

麦粒肿　hordeolum

脉冲激光　pulsed laser

脉冲宽度　pulse duration

脉管炎　angitis

脉管异常　vascular anomalies

满,充满　fullness

蔓状动脉瘤　cirsoid aneurysm

慢性不愈创面　chronic wound

慢性的　chronic

慢性坏死　necrotic chronic

慢性静脉功能不全　chronic venous insufficiency

慢性区域性疼痛综合征　chronic regional pain syndrome

慢性阻塞性肺疾患,肺慢性阻塞性疾病　chronic obstructive pulmonary disease

猫耳畸形　cat's ear

猫抓病　Afipia felis infection＝cat-scratch disease

毛发-鼻-指（趾）综合征　trichorhinophalangeal syndrome

毛发的　pilar

毛发密度　hair density

毛发囊肿　pilar cysts

毛发上皮瘤　trichoepithelioma

毛发生长初期,生长期　anagen

毛发生长中期,退化期　catagen

毛发移植　hair grafting＝hair transplantation

毛发移植物　hair graft

毛发运动的　pilomotor

毛干　hair shaft

毛根内鞘　inner root sheath

毛基质　hair matrix

毛基质瘤　pilomatrixoma

毛孔,小孔　pore

毛囊　hair follicles

毛囊变性综合征　follicular degeneration syndrome

毛囊单位　follicular unit

毛囊单位抽取（技术）　follicular unit extraction(FUE)

毛囊单位移植　follicular unit transplant

毛囊单位移植物　follicular unit graft

毛囊干细胞　follicular stem cell

毛囊炎　folliculitis

毛囊再生　follicle regeneration

毛囊族移植体　follicular family graft

毛细管芽　capillary bud

毛细血管充盈试验　capillary refill test

毛细血管畸形　capillary malformation

毛细管镜,毛细管显微镜检查　capillaroscopy

毛细血管扩张　telangiectasias

毛细血管扩张的　telangiectatic

毛细血管扩张痣　telangiectatic nevus

毛细血管淋巴静脉畸形　capillary-lymphatic-venous malformation

毛细血管瘤,单纯性血管瘤　capillary hemangioma＝hemangioma simplex

毛细血管血流速率　capillary blood velocity

毛细血管再灌注　capillary refill＝capillary return

毛痣　hairy nevus

锚,固定　anchor

锚定器　anchoring device

帽状腱膜　epicranial aponeurosis = galea aponeurotica

帽状腱膜瓣　galeal flap

帽状腱膜下筋膜　subgaleal fascia

眉错位　eyebrow displacement

眉的活动性　brow mobility

眉复位　eyebrow replacement

眉畸形　eyebrow deformity

眉间　glabella

眉间皮瓣　glabellar flap

眉间区　glabellar area

眉间纹　glabellar line = frown lines = interbrow furrows

眉毛　eyebrow

眉毛位置　brow position

眉毛移植　eyebrows grafting

眉缺损　eyebrow defect

眉上切除　suprabrow excision

眉外侧兜帽状(眉下垂)　lateral hooding

眉下垂　brow ptosis

眉线　browline

眉悬吊术,眉提升术　browpexy

眉再造　eyebrow reconstruction

眉整形　browplasty

梅克尔小体　Merkel corpuscle

酶　enzyme

酶的　enzymatic

美的,美容的　esthetic

美国麻醉医师协会　American Society of Anesthesiologists (ASA)

美国美容整形外科医师协会(成立于 1967 年)　American Society for Aesthetic Plastic Surgery (ASAPS)

美国医学会　American Medical Association (AMA)

美国整形外科委员会　American Board of Plastic Surgery (ABPS)

美国整形外科医师协会(成立于 1921 年)　American Society of Plastic Surgeons (ASPS)

美人尖(额头的 V 形发尖)　widow's peaks

美容设计　aesthetic planning

美容手术,整形手术　esthetic operation = cosmetic operation

美容术,化妆品　cosmetics

美容外科学,美容外科,美容手术　esthetic surgery = cosmetic surgery

美容学,美容术　cosmetology

美学　aesthetics

美学单位　aesthetic unit = esthetic unit

美学的　aesthetic = esthetic

美学分区　aesthetic zones

美学分析　aesthetic analysis

门式皮瓣(带血管蒂的鼻唇沟皮瓣,用于上下唇的再造)　gate flap

门栓悬韧带(下睑囊状筋膜的增厚部分,有悬挂及支撑眼球的作用)　Lockwood's ligament

萌出囊肿,牙龈囊肿　eruption cyst

萌牙囊肿,萌出期囊肿　dentigerous cyst

蒙多病(胸腹壁血栓性静脉炎)　Mondor disease

蒙古斑,骶斑　Mongolian spot

蒙古襞(内眦赘皮)　Mongolian fold

孟乔森综合征　Munchausen syndrome

孟塞尔颜色系统　Munsell color system

弥漫性非特征性脱发　diffuse unpatterned alopecia

弥漫性淋巴瘤　diffuse lymphoma

弥漫性男性型脱发　diffuse patterned alopecia

弥漫性脱发　alopecia diffusa

弥散性血管内凝血　disseminated intravascular coagulation（DIC）

迷路　labyrinth

泌尿生殖道瘘　genitourinary fistula ＝urogenital fistula

泌尿生殖系统异常　urogenital abnormalities

泌乳，授乳，哺乳期　lactation

密质骨　compact bone

免疫反应　immune response

免疫耐受性　immunologic tolerance

免疫球蛋白，人免疫血清球蛋白　immune globulin

免疫球蛋白类　immunoglobulins

免疫缺乏，免疫缺陷　immune deficiency

免疫缺陷，免疫缺乏　immunodeficiency

免疫调节剂　immunomodulators

免疫系统　immune system

免疫学筛查　immunologic screening

免疫抑制　immunosuppression

免疫抑制剂　immunosuppressants

免疫因子　immune factor

免疫组织病理学　immunohistopathology

免疫组织化学　immunohistochemistry

面部　face

面部凹度　facial concavity

面部表情肌　facial expression muscles

面部除皱术，面部提升术　face lift＝face rhytidectomy

面部创伤　facial trauma

面部的　facial

面部发育　facial growth

面部分析　facial analysis

面部骨骼　facial skeleton

面部骨折　facial fracture

面部换肤，面部磨削　facial resurfacing

面部畸形　facial abnormalities

面部良性肥大　facial benign hypertrophy

面部两侧不对称　facial asymmetry

面部轮廓外科　facial contouring surgery

面部美容学　facial aesthetics

面部年轻化手术，面部回春术　facial rejuvenation

面部平面　horizontal facial plane

面部浅表肌腱膜系统，SMAS 腱膜　superfacial musculoaponeurotic system（SMAS）

面部软组织外伤　facial soft tissue trauma

面部烧伤　facial burn

面部特征　facial feature

面部凸度　facial convexity

面部外伤　facial injury

面部危险区（常指手术中易伤及面神经的区域）　facial danger zone

面部吸脂　facial liposuction

面部赝复体，面部假体　facial prostheses

面部脂肪雕塑术　facial liposculpture

面部皱纹切除术　facial rhytidectomy

面动脉　facial artery（FA）

面高　facial height

面骨发育不全，纳赫尔综合征　acrofacial dysostosis ＝ Nager syndrome

面横动脉　transverse facial artery（TFA）

面横裂（大口畸形）　transverse facial cleft

面肌,面部表情肌　muscles of facial expression

面肌痉挛　facial spasm

面颊部下垂　jowl sag

面角(法兰克福平面 FH 和鼻根颏前点连线 N-Po 的夹角,正常值在 82°～95°之间,反映出下颌的前后位置)　facial angle (FH to N-Po)

面颈部除皱术　faciocervical lifting=faciocervical rhytidectomy

面颈部的　cervicofacial

面颈部浅筋膜　superficial cervicofacial fascia

面颈部脂肪　cervicofacial fat

面颈筋膜　cervicofacial fascia

面具脸　mask face

面具皮瓣(常指冠状切口时向下方掀起的前额及面上部皮瓣)　dismasking flap

面裂　facial cleft

面颅　viscerocranium

面平面(鼻根点与颏前点连线)　N-Pog (nasion-pogonion line)

面神经　facial nerve

面神经损伤　facial nerve injury

面神经吻接术　facial nerve anastomosis

面瘫,面神经麻痹　facial palsy=facial paralysis

面斜裂　oblique facial cleft

面原基　facial primordia

面罩　face mask

面中部　midface

面中部撑开牵引装置　midface distraction devices

面中部重建　midface reconstruction

面中部骨瓣前徙　midface advancement with bone graft

面中部截骨　midface osteotomy

面中部年轻化,面中部回春术　midface rejuvenation

面中部舒平术　centrofacial flattening procedure

面中部提升术　midface lift

面中部下垂　midface ptosis

面中裂综合征　median cleft face syndrome

命名法,名称,术语　nomenclature

模式　patterns

膜状的　membranous

磨损,擦破,擦除,磨耗,擦伤　abrasion

磨牙后三角　retromolar trigone

末端皮温　temperature extremes

莫顿神经瘤　Morton neuroma

默比乌斯综合征,先天性面肌双瘫综合征(双侧面神经和展神经麻痹,可伴有其他脑神经异常)　Mobius syndrome

默克细胞,梅克尔细胞(位于表皮基底层内的有神经内分泌功能的细胞)　Merkel cell

默克尔细胞癌(神经内分泌癌)　Merkel cell carcinoma

母乳喂养,人乳喂养,乳房哺法　breast-feeding

拇长屈肌　flexor pollicis longus (FPL)

拇长伸肌(脚趾)　extensor hallucis longus (EHL)

拇长伸肌(手指)　extensor pollicis longus (EPL)

拇长展肌　abductor pollicis longus (APL)

拇短屈肌　flexor pollicis brevis (FPB)

拇短伸肌　extensor pollicis brevis (EPB)

拇短展肌　abductor pollicis brevis (APB)

拇内收肌,拇收肌　adductor pollicis

拇收肌　adductor hallucis

拇外翻　hallux valgus＝pollex valgus

拇外展功能修复　thumb extension restoration

拇外展畸形（由于拇指屈肌腱的位置异常而导致的拇指外展）　pollex abductus

拇再造　thumb reconstruction

拇（趾）展肌，拇展肌　abductor hallucis

拇指扳机指　trigger thumb

拇指尺侧皮瓣　ulnar thumb flap

拇指对掌　palmar opposition of thumb

拇指对掌短肌　opponens pollicis brevis

拇指发育不全　hypoplastic thumb

拇指基底关节　basal thumb joint

拇指内收畸形　thumb-in-palm deformity

拇指屈曲内收　flexion-adduction of thumb

拇指屈曲内收畸形　thumb flexion-adduction

拇指三指节畸形，三节指骨拇指　triphalangism ＝ triphalangeal thumb

拇指延长术　thumb lengthening

木偶纹（口角纹）　marionette line

目标，终点　goal

目标确定　goal determinations

目镜，接目镜　eyepiece

幕状突起　tenting

N

纳赫尔综合征，面骨发育不全综合征　Nager syndrome＝acrofacial dysostosis

耐甲氧西林金黄色葡萄球菌　methicillin resistant staphylococcus aureus（MRSA）

男变女变性　male-to-female transformation

男变女手术　male-to-female surgery

男性，雄性生物　male

男性假两性畸形　male pseudohermaphroditism

男性假两性体　male pseudohermaphrodite

男性乳腺发育症，男性乳房增大　gynecomastia

男性秃发　male pattern baldness

男性脱发　male pattern hair loss

难治伤口　problem wound

囊，被膜，包膜　capsule

囊，黏液囊　bursa

囊袋，囊腔　pocket

囊的，黏液囊的　bursal

囊块　cystic mass

囊切除术，包膜囊切除术　capsulectomy

囊切开术，包膜囊切开术　capsulotomy

囊性水瘤，囊性淋巴管瘤　cystic hygroma

囊性腺瘤样畸形　cystic adenomatoid malformation

囊性腺样癌，腺样囊性癌　adenoid cystic carcinoma

囊肿　cyst

脑出血　brain hemorrhage

脑挫伤　brain contusion ＝ cerebral contusion

脑梗死　brain infarction

脑沟，沟，槽　sulcus

脑积水　hydrocephalus

脑脊膜膨出　meningocele

脑脊膜炎　meningitis

脑脊液　cerebrospinal fluid

脑脊液鼻漏　cerebrospinal fluid rhinorrhea＝CSF rhinorrhea

脑脊液耳漏　cerebrospinal otorrhea

脑脊液瘘　cerebrospinal fistula

脑脊液漏出　cerebrospinal fluid leakage

脑颅　neurocranium

脑膜动脉　meningeal artery

脑(脊)膜瘤　meningioma

脑膜脑膨出　meningoencephalocele

脑膨出,脑疝　encephalocele

脑缺血　cerebral ischemia

脑神经畸形　cranial nerve abnormalities

脑水肿　cerebral edema

脑血流量　cerebral blood flow (CBF)

脑震荡　cerebral concussion

内鼻部　internal nose

内侧蒂技术(乳房缩小术)　medial pedicle technique

内毒素　endogenous toxin

内翻缝合　inverting suture

内啡肽　endorphins

内分泌疗法　endocrine therapy

内分泌系统　endocrine system

内固定　internal fixation

内镜　endoscope

内镜处理　endoscopic management

内镜的　endoscopic

内镜技术　endoscopic techniques

内镜检查法　endoscopy

内镜面部除皱术　endoscopic face rhytidectomy

内镜外科手术　endoscopic surgery

内镜下除皱术　endoscopic rhytidectomy

内镜下额部提升术　endoscopic brow lift

内镜下获取　endoscopic harvest

内镜腋路隆乳术　endoscopic transaxillary breast augmentation

内科治疗　medical treatment

内皮　endothelium

内皮舒张因子　endothelium-derived relaxing factor

内皮缩血管肽　endothelin

内皮细胞　endothelial cell

内上髁炎　medial epicondylitis

内生软骨瘤　enchondroma

内收　adduction

内紊乱症　internal derangement

内斜肌　internal oblique muscle

内因子,内源因素　intrinsic factors

内源性感染　endogenous infection

内在的,本质的　intrinsic

内在理论说,内因学说　intrinsic theory

内眦　endocanthion＝medial canthus

内眦部眼轮匝肌　inner canthal orbicularis oculi

内眦成形术　medial canthoplasty

内眦的　medial canthal

内眦固定术　medial canthopexy

内眦间距　intercanthal distance (ICD)

内眦距过宽　telecanthus

内眦韧带　inner canthal ligament＝medial palpebral ligament

内眦赘皮　epicanthic fold＝epicanthus

内眦赘皮矫正术　epicanthal plasty

尼古丁片　nicotine patch

尼科利斯基征(棘细胞松解征)　Nikolsky sign

拟态的,模仿的　mimics

逆反应　counterreaction

逆向腹壁整形术（以乳房下皱襞为切口,向上提紧腹部的皮肤）　reverse abdominoplasty

逆行的　antidromic

逆行交指皮瓣　reverse cross-finger flap

逆行皮瓣　reverse-flow flap

逆行前臂皮瓣　reverse forearm flap

逆行性患指背岛状瓣　dorsal reversed homodigital flap

逆行指动脉皮瓣　reverse digital artery flap＝reverse digital flap

逆行注射　retrograde injection

逆行转移　reverse transposition

逆行足底外侧动脉皮瓣　retrograde lateral plantar artery flap

逆转录-聚合酶链反应　reverse transcriptase-polymerase chain reaction（RT-PCR）

年龄相关变化　aging-related changes

年龄相关因素　age-related factors

年轻化,返老还童　rejuvenation

黏附　adhere

黏合胶　cohesive gel

黏膜白斑病　leukoplakia

黏膜瓣　mucosal flap

黏膜层　mucosa＝mucous membrane

黏膜的　mucosal

黏膜骨膜瓣　mucoperiosteal flap

黏膜红斑病　erythroplakia

黏膜皮肤连接,黏膜皮肤接合处　mucocutaneous junction

黏膜下的　submucous

黏膜下腭裂　submucous cleft palate

黏膜下切除术　submucous resection（SMR）

黏膜移植　mucosal transplantation

黏膜移植术　mucosa grafting

黏液表皮样癌　mucoepidermoid carcinoma

黏液瘤　myxoma

黏液囊肿　mucocele

黏液囊肿,黏液样囊肿　myxoid cyst

捻发音　crepitation

念珠菌病　candidiasis

念珠菌属　candida

鸟嘴畸形　birds-beak deformity

鸟嘴状畸形（常指鼻尖整形手术后鼻尖过度丰满或外突的畸形）　polly-beak deformity

尿道　urethra

尿道瓣膜　urethral valve

尿道成形术　urethroplasty

尿道海绵体　corpus spongiosum

尿道口及龟头成形术　meatoplasty and glansplasty procedure

尿道憩室　urethral diverticulum

尿道上裂　epispadias

尿道狭窄　urethrostenosis

尿道下裂　hypospadias

尿道阴道瘘　urethrovaginal fistula

尿激酶　urokinase

尿流改道术　urinary diversion

尿瘘　urinary fistula

尿生殖窦发育不良　urogenital sinus hypogenesis

尿生殖管瘘　urogenital fistula＝genitourinary fistula

尿潴留　urinary retention

捏　pinch

镊子,钳子　forceps

镍钛合金种植体　nickel-titanium alloy implant

颞部　temporal

颞部凹陷　temporal hollowing

颞部除皱术　temporal rhytidectomy

＝temporal lifting

颞部提眉　temporal brow lift

颞顶部的　temporoparietal

颞顶肌　temporoparietalis muscle

颞顶筋膜　temporoparietal fascia

颞骨　temporal bone

颞骨岩部　petrous bone

颞颌关节　temporomandibular joint
（TMJ）

颞颌关节综合征,颞颌关节功能紊乱
temporomandibular joint syn-
drome

颞肌　temporalis＝temporalis muscle

颞肌瓣　temporalis flap

颞肌移植　temporalis transplantation

颞筋膜　temporal fascia

颞-经口面中提升　temporal-intra-
oral midface elevation

颞前区　pretemporal region

颞浅动脉　superficial temporal artery
（STA）

颞区　temporal region

颞颧交界　temple-zygoma junction

颞下颌关节功能障碍　temporoman-
dibular joint dysfunction

颞下颌关节强直　temporomandibu-
lar joint ankylosis

颞下颌关节脱位　condylar dislocation

颞下窝　infratemporal fossa

颞线　temporal line

颞枕部的　temporo-occipital

凝固,冻结　congelation

凝固,凝血　coagulation

凝血障碍,凝血病　coagulopathy

牛胶原　bovine collagen

扭曲,变形　distortion

扭曲鼻　twisted nose

扭曲基因　twist gene

扭伤　sprain

钮孔状畸形　Boutonnière deformity
＝button hole deformity

脓,脓液　pus

脓毒性的,败血病的　septic

脓毒性关节炎　septic arthritis

脓疱的　pustular

脓性肉芽肿　pyogenic granuloma

脓肿　abscess

脓肿引流术　abscess drainage

女变男(变性)　female-to-male trans-
formation

女变男手术　female-to-male surgery

女性,雌性　female

女性化,男性女性化　feminization

女性假两性畸形　female pseudoher-
maphroditism

女性假两性体　female pseudoher-
maphrodite

女性两性畸形　female hermaphrodi-
tism

女性尿道下裂　female hypospadias

女性脱发　female alopecia

女性型脱发　female pattern hair loss

女阴,外阴　vulva

诺卡菌　Nocardia

O

欧洲健康质量评价标准　EuroQol
(European Quality of Life) Scale

P

爬行转移的皮管　caterpillar flap＝
waltzed flap

帕萨万特嵴　Passavant ridge

排列错乱　malalignment

排异反应,排斥作用　rejection cascade

潘纳尔病,青年畸形性跖趾骨软骨炎
Panner disease

盘状乳房　discoid breast

旁矢状面的　parasagittal

膀胱外翻　bladder exstrophy

膀胱阴道瘘　vesicovaginal fistula

泡沫　foam

胚泡　blastocyst

胚胎　embryo

胚胎发生,胚胎发育　embryogenesis

胚胎学　embryology

胚胎学的　embryologic

培养的同种异体移植物　cultured allograft

膨胀　bulge

劈开,分裂　split

皮瓣　flap＝skin flap

皮瓣重建　flap reconstruction

皮瓣断蒂　skin flap pedicle division

皮瓣覆盖　flap coverage

皮瓣固定　flap fixation

皮瓣坏死　flap necrosis

皮瓣潜行剥离　flap undermining

皮瓣嵌入　flap insetting

皮瓣缺血　flap ischemia

皮瓣设计　flap design

皮瓣(移植)失败　flap failure

皮瓣舒平　skin flap flattening

皮瓣削薄,斑块切除　debulking

皮瓣修薄(术)　thinning of skin flap＝flap debulking

皮瓣修整,皮瓣塑形　flap shaping

皮瓣训练　conditioning of skin flap

皮瓣延迟　flap delay

皮瓣优选　flap optimization

皮瓣预构　flap prefabrication

皮瓣再灌注损伤　flap reperfusion injury

皮瓣折叠　flap folding

皮瓣转移　transfer of skin flap

皮岛　skin island

皮电反应(皮肤的导电性,会随着心理活动而发生变化)　galvanic skin response (GSR)

皮肤　skin＝cutis

皮肤癌　skin cancer＝carcinoma cutis

皮肤凹坑　skin pit

皮肤保留,保留皮肤的手术　skin-sparing

皮肤变色,肤色改变　dyschromia

皮肤病　dermatosis

皮肤层的面部提升术　skin-only face lift

皮肤穿支　cutaneous perforator

皮肤刺激　skin irritation

皮肤的,皮的　cutaneous

皮肤的,真皮的　dermal

皮肤淀粉样变性　amyloidosis cutis

皮肤多余　skin redundancy

皮肤缝合　skin closure

皮肤附件肿瘤　cutaneous adnexal tumors

皮肤附属器　dermal appendage

皮肤覆盖　skin coverage

皮肤干燥症,干皮病　xeroderma

皮肤护理　skin care

皮肤坏死　skin necrosis

皮肤回缩　skin retraction

皮肤界限(皮瓣范围)　skin territory

皮肤筋膜切除　dermofasciectomy

皮肤紧张度,皮肤质地　skin tone

皮肤扩张后假体置入乳房再造术　expander/implant breast reconstruction

皮肤磨削　dermabrasion

皮肤磨削机　dermabrader

皮肤牵开器,皮拉钩　skin retractor

皮肤切除　skin excision

皮肤缺失　skin loss

皮肤缺损　skin deficiency

皮肤软骨复合瓣(常指耳复合组织瓣)
chondrocutaneous flap

皮肤软组织扩张术　skin soft tissue expansion

皮肤松弛度　skin laxity

皮肤特异性抗原　skin-specific antigen

皮肤替代品　skin substitute

皮肤脱套伤　skin degloving laceration

皮肤无针注射器,皮肤无针喷注器
dermojet

皮肤纤维瘤　dermatofibroma

皮肤修复　skin resurfacing

皮肤血管分布区　cutaneous vascular territories

皮肤移植,表面形成　epidermization

皮肤移植,皮片　skin graft

皮肤异色病(特征是萎缩、毛细血管扩张和色素沉着)　poikiloderma

皮肤张力线(平行于皮肤胶原纤维和弹力纤维束的走行方向,由 Dupuytren 在 1832 年提出)　lines of tension

皮肤脂肪瘤　dermolipoma

皮肤脂肪切除术　dermatolipectomy ＝dermolipectomy

皮肤肿瘤　cutaneous neoplasms

皮肤皱纹　skin wrinkling

皮肤抓捏试验　pinch test

皮肤最大延展线(垂直于皮肤张力线)　line of maximum extensibility (LME)

皮肤最大张力线(平行于皮肤胶原纤维和弹力纤维束的走行方向,由 Gibson 提出)　lines of maximal tension

皮肤最小延展线(平行于皮肤张力线)　lines of minimum extensibility

皮肤最小张力线(平行于皮肤胶原纤维和弹力纤维束的走行方向,由 Converse 在 1964 年提出)　lines of minimal tension

皮管,管状皮瓣　skin tube ＝tubed flap＝tubular flap

皮管植骨拇指再造术　osteoplastic thumb reconstruction

皮角　cornu cutaneum

皮静脉　cutaneous veins

皮内缝合　subcuticular suture

皮内痣　intradermal nevus

皮内注射　intradermal injection

皮片成网器　skin graft mesher

皮片移植术　free skin grafting

皮神经　cutaneous nerves

皮纹,皮肤纹理　dermal ridge

皮纹线　skin line＝Langer line

皮纹学　dermatoglyphics

皮下的　subcutaneous

皮下分离　subcutaneous undermining

皮下乳房切除术　subcutaneous mammectomy

皮下脂肪　subcutaneous fat

皮下组织　subcutaneous tissue

皮炎　dermatitis

皮样囊肿　dermoid cyst

皮脂,脂肪　sebum

皮脂的,脂肪的　sebaceous

皮脂囊肿　sebaceous cyst＝wen

皮脂腺　sebaceous gland

皮脂腺癌　sebaceous carcinoma

皮脂腺腺瘤　adenoma sebaceum

皮脂腺增生　sebaceous hyperplasia

皮脂腺痣　nevus sebaceus

皮质的　cortical

皮质骨　cortical bone

皮质激素　corticosteroids

皮质旁骨肉瘤　juxtacortical osteo-
　　sarcoma
皮质网状层的,皮质海绵的　cortico-
　　cancellous
皮赘　skin tag
皮赘状多指　rudimentary accessory
　　digit
疲劳　fatigue
偏身肥大　hemihypertrophy
偏瘫,半身不遂　hemiplegia
偏头痛　migraine
偏斜　deviation
偏斜的,偏曲的　deflected
偏执性人格　paranoid personality
胼胝,老茧　tyloma = callosity = ca-
　　llus
胼胝形成　tylosis
片,板　plate
漂白,褪色　blanching
贫血　anemia
频率　frequency
平衡,平衡状态　equilibrium
平滑肌肉瘤　leiomyosarcoma
平疣　plane wart
平足,扁平足　flat foot
评价　assessment
屏蔽,筛选　screening
破骨细胞　osteoclast
破骨细胞分化因子　osteoclast diffe-
　　rentiation factor
破骨细胞形成抑制因子　osteoclasto-
　　genesis inhibitory factor
破伤风　tetanus
葡萄糖　glucose
葡萄糖酸钙　calcium gluconate
葡萄样牙源性囊肿　botryoid odonto-
　　genic cyst
普-杰二氏综合征杰格斯综合征,着色
　　斑性息肉消化道综合征　Peutz-
Jeghers syndrome
普鲁卡因　procaine
普通蓝痣　common blue nevus
普通脱发　common baldness
蹼　web
蹼状瘢痕　webbed scar
蹼状颈　webbed neck = pterygium colli
蹼状阴茎　penoscrotal adhesion
蹼状指,并指　webbed finger

Q

期,分期　stage
期望,预期　expectation
脐,脐孔　navel = umbilicus
脐肠系膜管残留　omphalomesenteric
　　duct remnant
脐错位　umbilical malposition
脐的,脐带的　umbilical
脐轮廓　umbilical circumscription
脐旁穿支皮瓣　paraumbilical perfo-
　　rator flap
脐缺损　umbilical deformity
脐缺血　umbilical ischemia
脐突出,脐膨出　omphalocele
脐炎　omphalitis
脐整形术　umbilicoplasty
脐周围的　periumbilical
旗形皮瓣(利用手指背侧神经血管蒂
　　设计旗帜形的皮瓣,此皮瓣首先
　　由 Vilianyu 于 1973 年报道)
　　flag flap = banner type flap
起源　origin
气道　airway
气道并发症　airway complication
气道重建　airway construction
气道梗阻　airway obstruction
气道管理　airway management
气道评估　airway evaluation
气道失火危险　airway fire hazard of

气道维持　airway maintaining

气道阻力　airway resistance

气管,导管　trachea

气管插管　tracheal intubation

气管内插管　endotracheal intubation

气管内麻醉　endotracheal anesthesia

气管食管瘘　tracheoesophageal fistula

气管造口术　tracheostomy

气体体积描记法　air plethysmography

气性坏疽　clostridial myonecrosis

气胀术　ballooning

气肿　emphysema

器官移植　organ transplantation

器械,仪器　instrument

器械,用具　apparatus=appliance

憩室,支囊　diverticulum

髂腹股沟神经　ilioinguinal nerve

髂腹下神经　iliohypogastric nerve

髂股皮瓣　iliofemoral flap

髂骨　ilium

髂骨瓣　ilium flap

髂骨骨皮瓣　iliac osteocutaneous flap

髂骨移植　ilium graft

髂嵴　iliac crest

髂前上棘　anterior superior iliac spine

髂腰部皮瓣　iliolumbar flap

迁移瓣,跳跃皮瓣　jump flap

牵引　distraction

牵引器　distraction device

牵引器,拉钩　retractor

牵引术　distraction procedure

牵引性脱发　traction alopecia

牵引延长　distraction lengthening

牵张成骨,牵拉骨生成技术　distraction osteogenesis

前鼻棘点　anterior nasal spine (ANS)

前臂　forearm

前臂尺侧筋膜穿支皮瓣　ulnar forearm fasciocutaneous perforator flap

前臂尺侧皮瓣(以尺动脉背侧支为蒂的皮瓣,无需牺牲动脉主干)　ulnar forearm flap=cubital flap

前臂尺侧脂肪筋膜穿支皮瓣　ulnar forearm adipofascial perforator flap

前臂尺骨骨穿支皮瓣　ulnar forearm osteocutaneous perforator flap

前臂内侧皮神经瘤　medial antebrachial cutaneous nerve neuroma

前臂皮瓣,中国皮瓣　forearm flap=Chinese flap

前臂桡侧皮瓣　radial forearm flap

前臂外侧游离皮瓣　lateral arm free flap

前成骨细胞　preosteoblast

前额扁平　frontalis deactivation

前额除皱术,额部提升术　forehead lift

前额发际线　frontal hairline

前额颅缝早闭　metopic craniosynostosis

前额旁正中皮瓣　paramedian forehead flap

前额皮瓣,额部皮瓣　forehead flap

前额正中点　mid-frontal point

前腭舌弓　anterior palatine arch=anterior palatoglossal arch

前反𬌗　anterior crossbite

前方的,前面的,前端的,前部的　anterior

前颌　premaxilla

前颌伸出的　protrusive premaxilla

前后位的　anteroposterior（AP）

前-后轴　anterior-posterior axis

前锯肌皮瓣　serratus anterior flap

前颅底平面　SN plane

前路(手术)　anterior approach

前脑无裂畸形　holoprosencephaly

前颞点　anterior temporal point

前颞缘　anterior temporal fringe

前哨淋巴结　sentinel node

前哨淋巴结活检　sentinel lymph node biopsy

前庭成形术　vestibuloplasty

前外侧的　anterior-anterolateral

潜伏期　latency period

潜行剥离　undermine

潜在致癌性　oncogenic potential

浅表肌肉腱膜系统　superficial musculoaponeurotic system（SMAS）

浅表扩散性黑色素瘤　superficial spreading melanoma（SSM）

浅筋膜　superficial fascia

浅屈肌腱　flexor superficialis tendon

嵌顿,包埋　entrapment

嵌合皮瓣　chimeric flaps

嵌甲的一种类型(指甲前端的两边向下向内深深嵌入甲床内,严重时两侧几乎会合而呈现出钳子状)　pincer nail

嵌甲症　onychocryptosis

枪击伤　gunshot injury＝gunshot wound

腔,(空)洞　cavity

强的松龙,泼尼松龙　prednisolone

强脉冲光,光子　intense pulse light（IPL）

强迫性人格　obsessive compulsive personality

强直手　stiff hand

抢救,废弃组织再利用　salvage

羟根,羟基　hydroxyl radical

羟基磷灰石　hydroxyapatite

羟基磷灰石钙　calcium hydroxylapatite

羟基酸,羟酸　hydroxy acid

跷跷板效应　seesaw effect

桥式皮瓣技术　bridging flap techniques

桥状瘢痕　bridged scar

翘鼻,狮鼻畸形　pug nose

鞘,腱鞘　sheath

鞘膜　tunica vaginalis

切除　resection

切除,割除　resect

切除,切除术　excision

切除过多　overexcision

切除活组织检查　excisional biopsy

切除手术　excisional surgery

切断术,截肢术　amputation

切迹,刻痕　incisura＝notch

切开法　incision method

切开复位内固定　open reduction and internal fixation（OR＆IF）

切口　incision

切口瘢痕　incisional scar

切牙孔,门齿孔　incisive foramen

侵入,发病,侵袭　invasion

侵入性的,侵袭的　invasive

侵蚀艾肯菌感染　Eikenella corrodens infection

青春期　adolescence

青春期的　pubertal

青少年　adolescent

青枝骨折　greenstick fracture

轻的,缓和的　mild

氢氟酸,氟化氢　hydrofluoric acid

氢化可的松,皮质醇　cortisol

氢醌,对苯二酚　hydroquinone

清创　debriding

清创术,创面切除 debridement

清醒镇静 conscious sedation

情感性精神病,失感情症 alexithymia

情绪反应 emotional response

庆大霉素 gentamicin

琼脂糖 agarose

丘比特弓(特指唇峰正中红白唇交界 处的弓状曲线) Cupid's bow

丘疹 papular eruption=papule

丘疹,小脓疱 pimple

丘状畸形 mound deformity

蚓蚓的,蚓状的,蚓状肌 lumbrical

球棒手畸形(手及前臂一侧的骨、软组 织发育不良,导致手向一侧偏斜, 形如棒球杆,以桡侧更常见) club hand

球颌突的 globulomaxillary

球颌突囊肿,球状上颌囊肿 globulo-maxillary cyst

球后出血 retrobulbar hemorrhage

球结膜 bulbar conjunctiva

球状鼻 bulbous nose

区域性癌变 field cancerization

区域性的 regional

区域阻滞 field block

曲马朵 tramadol

曲面体层 X 线检查 panorex exam

屈肌 flexor

屈肌腱 flexor tendon

屈曲 flexion

屈曲性畸形 flexion deformity

屈曲性挛缩 flexion contracture

蛆(用于清创术) maggots

躯干 trunk

躯干皮肤提紧术 body lift

躯干整形(指从上臂到大腿的系列整 形手术,矫正因肥胖、体重剧减、 分娩等引起的身体畸形) torso-plasty

躯体变形障碍症(属于精神疾病范畴) body dysmorphic disorder (BDD)

躯体化 somatization

躯体虐待(心理学) physical abuse

取皮机,取皮刀 dermatome

去表皮 deepithelization=deepithelia-lization

去神经支配 denervation

去氧肾上腺素 phenylephrine

全鼻缺损 total nasal defect

全鼻再造术 total nose reconstruc-tion=total nasal reconstruction

全层皮片 full-thickness skin graft

全层切除 full-thickness excision

全肠外营养 total parental nutrition (TPN)

全耳再造术 total ear reconstruction

全反式维甲酸 all-trans-retinoic acid

全腹壁整形术 complete abdomino-plasty

全厚,全层(皮肤) full-thickness

全景体层摄影术 panoramic tomo-graphy

全颅底长,颅基底长 basion-nasion (Ba-N)

全身毛发脱失,普秃 alopecia uni-versalis

全身性的,系统的 systemic

全身性炎症反应综合征 systemic in-flammatory response syndrome (SIRS)

全手指并指症,勺形手 total syndac-tyly=spoon hand

全头皮脱发,全秃 alopecia totalis

全血细胞计数 full blood count (FBC)

全颜面骨骨折 panfacial fracture

拳形手畸形 fist hand deformity

痊愈　recovery

颧部(假体)埋植术　malar implant

颧部脂肪垫　malar fat pad

颧大肌　zygomaticus major muscle

颧弓　zygomatic arch

颧弓发育不良　malar hypoplasia

颧弓韧带　zygomatic ligament

颧弓突出,颧弓肥大　prominent zygomatic arch

颧骨　zygoma＝malar bone

颧骨发育不良　zygomatic bone dysplasia

颧骨肥大　zygomatic bone hypertrophy

颧骨骨折　malar bone fracture＝zygomatic fracture

颧骨畸形　zygoma deformity

颧骨隆起,颧突　malar eminences

颧骨皮肤韧带　McGregor's patch

颧骨前区　prezygomatic space

颧颌缝,颧上颌缝　zygomaticomaxillary suture

颧颊沟　jugal malar sulcus ＝ malar crease

颧面孔　zygomaticofacial foramen

颧区　zygomatic region

颧神经颧面支　zygomaticofacial nerve

颧神经颧颞支　zygomaticotemporal nerve

颧突　zygomatic process＝malar eminence

颧下凹陷　infrazygomatic hollow

颧下三角(位于颧弓、鼻唇沟、咬肌之间的三角区域)　submalar triangle

颧小肌　zygomaticus minor muscle

缺点　disadvantages

缺乏,不足　deficiency

缺失,缺点,瑕疵　defect

缺损关闭　defect closure

缺陷　pitfall

缺血,组织缺血　ischemia

缺血时间　ischemia time

缺血相关并发症　ischemia-related complication

缺血性坏死　avascular necrosis (AVN)

缺血预处理　ischemic preconditioning

缺血-再灌注损伤　ischemia-reperfusion injury (IRI)

缺氧生活的,厌氧的,厌氧菌　anaerobic

缺指-外胚层发育不良-唇腭裂综合征,EEC综合征　ectrodactyly, ectodermal dysplasia and cleft lip/palate (EEC) syndrome

雀斑　freckle＝ephelis

确定,定义,定界,清晰度　definition

确定的　definitive

群组研究　cohort study

R

燃烧,发炎　inflammation

染料激光(发光物质为液态的染料)　dye laser

染色体　chromosome

染色体分析　chromosomal analysis

染色质色原溶解　chromatolysis

桡侧(拇指)多指畸形　radial (thumb) polydactyly

桡侧返动脉　radial recurrent artery (RRA)

桡侧副动脉背侧支　posterior radial collateral artery (PRCA)

桡侧副韧带　radial collateral ligament (RCL)

桡侧肌囊　radial bursa

桡侧前臂皮瓣　radial-forearm flap

（RFF）

桡侧三角纤维软骨复合体脱伤 radial triangular fibrocartilage complex tear

桡侧腕长伸肌 extensor carpi radialis longus (ECRL)

桡侧腕短伸肌 extensor carpi radialis brevis (ECRB)

桡侧腕屈肌 flexor carpi radialis (FCR)

桡尺骨融合症,桡尺骨骨性结合 radioulnar synostosis

桡尺韧带 radioulnar ligament

桡尺远侧关节 radioulnar joint, distal

桡动脉 radial artery (RA)

桡骨 radius

桡骨的,桡侧的,光线,射线 radial

桡骨的茎突切除术 styloidectomy

桡骨茎突切除术 radial styloidectomy

桡骨缺损 radial (preaxial) deficiency

桡骨远端骨折 distal radius fracture

桡管综合征 radial tunnel syndrome

桡偏手畸形 radial clubhand

桡神经 radial nerve

桡神经卡压 radial sensory nerve entrapment

桡腕背侧韧带 dorsal radiocarpal ligament

桡腕关节 radiocarpal joint

桡腕韧带 radiocarpal ligament

桡月韧带 radiolunate ligament

桡舟韧带,桡侧副韧带 radioscaphoid ligament

桡舟头韧带 radioscaphocapitate ligament

桡舟月韧带 radioscapholunate ligament

桡舟撞击症 radioscaphoid impingement

热包裹法,热裹法,致热包 hot pack

热固性,热凝物 thermoset

热疗法,热疗 heat therapy

热纳综合征,胸廓萎缩 thoracic dystrophy

热塑夹板 thermoplastic splint

热塑性塑料 thermoplastics

热损伤 thermal injury

热休克,热激 heat shock

人格冲突 personality conflicts

人工鼻 artificial nose

人工材料,生物材料 artificial material = alloplastic material

人工耳,义耳 artificial ear = prosthetic ear

人工骨 artificial bone

人工骨材料(脱钙骨基质,在人体温度下黏性增加,冷却后变硬) DynaGraft gel

人工关节 artificial joint

人工滑液鞘 pseudosynovial sheath

人工免疫 artificial immunity

人工皮肤 artificial skin

人工喂养 artificial feeding = bottle feeding

人工血管 vascular prosthesis

人工眼 artificial eye

人工移植物 synthetic graft

人类白细胞抗原 human leucocyte antigen (HLA)

人免疫缺陷症病毒,艾滋病病毒 human immunodeficiency virus (HIV)

人乳头状瘤病毒 human papilloma virus (HPV)

人参 ginseng

人体测量 anthropometric

人体测量法　anthropometry

人体工学,人类工程学　ergonomics

人咬(伤)　human bites

人造的,人工的　artificial

人中　philtrum

人中凹　philtrum dimple＝philtrum hollow

人中嵴　philtrum column＝philtrum ridge＝philtrum eminence

人字缝融合,人字缝颅缝早闭　lambdoid craniosynostosis＝lambdoid suture synostosis＝lambdoid synostosis

人字形的　lambdoid

刃厚皮片　razor graft＝Ollier-Thiersch free skin graft

任意的,随机的　random

任意皮瓣,随意皮瓣　random-pattern flap

韧带　ligament

韧带系统　retinacular system

韧带粘连　ligamentous adhesion

妊娠,怀孕　pregnancy

妊娠纹　stretch mark＝striae of pregnancy＝striae gravidarum

妊娠性黄褐斑　chloasma gravidarum

日常生活能力　activities of daily living（ADL）

日光性皮肤角化症　solar actinic keratosis

绒膜绒毛取样　chorionic villus sampling

容积判定　volume assessment

容量　volume

容量填充剂　volumetric filler

熔化,融合作用　fusion

熔结的,烧结的　sintered

肉毒杆菌毒素,肉毒素　botulinum toxin

肉瘤　sarcoma

肉瘤样病,类肉状瘤病　sarcoidosis

肉膜(阴囊)　dartos fascia

肉芽形成　granulation

肉芽肿,肉芽瘤　granuloma

肉芽组织　granulation tissue

肉眼评估　visual assessment

乳癌,乳腺癌　breast cancer

乳房　mamma

乳房不对称　breast asymmetry

乳房成形术　mammoplasty

乳房重建术,乳房再造术　breast reconstruction

乳房大小　breast size

乳房发育,乳房组织增生　mammoplasia

乳房发育不全　hypoplastic breast

乳房肥大,多乳症　hypermastia

乳房过大(巨乳症)　macromastia＝breast hypertrophy

乳房假体　breast implant＝breast prosthesis

乳房假体包膜挛缩　breast implant capsule contracture

乳房假体破裂　breast implant rupture

乳房皮肤热度测定(用于乳腺癌的辅助诊断)　mammometry

乳房切除术　mastectomy＝mammectomy

乳房切除术后的　postmastectomy

乳房缺如　amastia＝amazia

乳房缺损　breast defect

乳房松垂,乳房下垂　breast descensus

乳房塑形技术　breast-shaping techniques

乳房缩小整形术　reductive mammoplasty＝reduction mammaplasty

＝breast reduction

乳房疼痛 breast pain

乳房提升术,乳房固定术,乳房悬吊术 breast lift＝mastopexy

乳房痛,乳腺痛 mastodynia＝mastalgia

乳房外 Paget 病,湿疹癌 extramammary Paget's disease

乳房萎缩 breast atrophy＝mastatrophy

乳房下垂 breast ptosis＝mastoptosis＝mammary ptosis

乳房下扩大旋转肩胛皮瓣 inframammary extended circumflex scapular flap

乳房下皱襞 inframammary fold

乳房下皱襞切口 inframammary incision＝submammary incision

乳房下皱襞线 inframammary line

乳房形状 breast shape

乳房造影 mammography

乳房真皮固定术 dermomastopexy

乳房整形术 mammaplasty

乳糜 chyle

乳糜的 chylous

乳糜瘘 chylous fistula

乳糜胸,乳糜胸液 chylothorax

乳糜样的 chyloid

乳头 nipple＝mammilla

乳头,乳突 papilla

乳头成形术 nipple plasty

乳头错位 nipple malposition

乳头肥大 nipple hypertrophy

乳头感觉 nipple sensation

乳头感觉迟钝 nipple numbness

乳头坏死 nipple necrosis

乳头内陷 retracted nipple＝inverted nipple

乳头缺失 nipple loss

乳头缺损 nipple defect

乳头乳晕复合体 nipple-areola complex（NAC）

乳头乳晕坏死 nipple-areola necrosis

乳头-乳晕环 nipple-areola circulation

乳头-乳晕轮廓 nipple-areola contour

乳头乳晕移位 nipple-areola malposition

乳头色素缺失 nipple hypopigmentation

乳头凸度,乳头高度 nipple projection

乳头位置 nipple location＝nipple position

乳头吸引液 nipple aspiration fluid（NSF）

乳头线 mamillary line

乳头移植 nipple graft

乳头再造 nipple reconstruction

乳头状瘤 papilloma

乳头状瘤病 papillomatosis

乳突 mastoid process

乳线 milk lines

乳腺导管原位癌 ductal carcinoma in situ（DCIS）

乳腺的,乳房的 mammary

乳腺切除后疼痛综合征 postmastectomy pain syndrome

乳腺痛,乳房痛 mastalgia＝mastodynia

乳腺下的 submammary

乳腺炎 mastitis

乳晕 areola

乳晕的 areolar

乳晕固定 areola fixation

乳晕切口 areolar incision

乳晕切口下方蒂乳房缩小术 SPAIR

（short scar periareolar inferior pedicle reduction）technique

乳晕腺　Montgomery's glands

乳晕缘切口　periareolar incision

入路，途径，方法　approach

褥疮　pressure sore＝bed sore＝decubitus

褥式缝合　mattress suture

软垂疣，软性纤维肿　acrochordon＝fibroma molle

软腭　soft palate

软腭心面综合征　velocardiofacial syndrome

软膏（剂），软骨　ointment

软骨　cartilage

软骨成形术　chondroplasty

软骨发育不全　achondroplasia

软骨开窗术　cartilage fenestration

软骨瘤　chondroma

软骨膜　perichondrium＝cartilaginous membrane

软骨内的　endochondral

软骨黏膜瓣　chondro-mucosal flap

软骨黏膜移植　chondromucosal graft

软骨黏液样纤维瘤　chondromyxoid fibroma

软骨皮炎　chondrodermatitis

软骨切除术　chondrectomy

软骨肉瘤　chondrosarcoma

软骨软化　chondromalacia

软骨细胞　chondrocytes

软骨屑移植，软骨碎块移植　diced cartilage graft

软骨咽鼓管　cartilaginous auditory tube

软骨炎　chondritis

软骨样汗管瘤　chondroid syringoma

软骨移植　cartilage graft＝cartilage transplantation

软骨营养障碍　chondrodystrophy

软骨再塑　cartilage remodeling

软骨肿瘤　cartilage tumors

软组织　soft tissue

软组织凹陷　soft tissue depression

软组织瓣　soft tissue flap

软组织（解剖学）标志　soft tissue landmark

软组织感染　soft tissue infection

软组织畸形　soft tissue deformity

软组织扩张术　soft tissue expansion

软组织损伤　soft tissue injury

软组织提紧术　soft tissue tightening

软组织腺泡状肉瘤，泡状软组织肉瘤　alveolar soft part sarcoma

润滑　lubrication

S

腮腺　parotid gland

腮腺导管　Stenon's duct＝parotid duct

腮腺切除术　parotidectomy

腮腺炎　parotitis

腮腺咬肌筋膜　parotid-masseteric fascia

鳃弓　branchial arch

鳃弓结构　branchial structures

鳃弓紊乱　branchial arch disorders

鳃裂窦道，腮窦　branchial sinus

鳃裂瘘管，腮瘘　branchial fistula

鳃裂囊肿　branchial cleft cyst

鳃瘘　cervical fistula

鳃囊肿　branchial cyst

三瓣法　three-flap technique

三叉神经　trigeminal nerve

三角瓣　triangular flap

三角骨　triquetrum

三角肌，三角形的　deltoid

三角肌代三头肌术（使用三角肌的后

半部转位替代三头肌,用于恢复
肘关节的伸展功能) deltoid to
triceps transfer

三角肌皮瓣 deltoid flap

三角帽皮瓣(用于修复拇指指端缺损)
cocked hat flap

三角头韧带 triquetrocapitate ligament

三角纤维软骨复合体 triangular fibrocartilage complex

三角纤维软骨复合体(腕关节) triangular fibrocartilagenous complex (TFCC)

三角指骨畸形(第二节指骨呈三角形,使手指出现成角畸形) delta phalanx

三氯乙酸 trichloroacetic acid (TCA)

三明治式皮瓣(多层组织或移植物构成的皮瓣) sandwich flap

三头肌腱瓣 triceps tendon flap

三维 CT 重建 three-dimensional computed tomography

三维的 three-dimensional

三叶皮瓣(常用于乳头再造) skate flap

散焦光束 defocused beam

桑葚胚 morula

色素 pigment

色素斑 pigmented spot

色素不足,色素减退 hypopigmentation

色素沉着,着色过度 pigmentation＝hyperpigmentation

色素沉着的,着色的 pigmented

色素脱失,去色 depigmentation

色素性基底细胞上皮瘤 pigmented basal cell epithelioma

色素痣 pigmented nevus

杀菌的 bactericidal

杀菌剂 bactericide

杀菌剂,防腐剂 antiseptic

纱布 gauze

纱布包扎 gauze wrapping

纱布敷料 gauze dressing

筛鼻(骨)的 nasoethmoidal

筛鼻(骨)-眶区 nasoethmoidal-orbital region

筛窦 ethmoid sinuses

筛房 ethmoidal cells

筛骨,筛骨的 ethmoid

山金车(欧洲的传统草药,用于活血化瘀) arnica

珊瑚的,生产珊瑚的 coralline

珊瑚羟基磷灰石 coralline hydroxyapatite

闪目,眨眼 blink

疝,突出 hernia

疝修复 hernia repair

扇形唇瓣 fan flap＝gillies fan flap

伤口缝合 wound closure

伤口感染 wound infection

伤口护理 wound care

伤口愈合 wound healing

上背部 upper back

上臂 upper arm

上臂后侧皮瓣 posterior upper arm flap

上臂整形术 brachioplasty

上部的 upper

上部软骨鼻阀 upper cartilaginous nasal vault

上齿槽缘点 superior prosthion

上齿槽座点 subspinale

上唇动脉 superior labial artery

上唇结节 tubercle

上唇提肌 levator labii superioris

上唇系带 maxillary labial frenum＝superior labial frenulum

上唇正中裂　median cleft of upper lip

上方蒂乳房成形术　superior pedicle mammaplasty

上腹部的　epigastric

上腹疝　epigastric hernia

上颌动脉　maxillary artery

上颌窦　maxillary sinuses

上颌窦皮肤瘘　maxillary sinus-cutaneous fistula

上颌骨　maxilla

上颌骨成形　maxilla molding

上颌骨的　maxillary

上颌骨分段截骨术　segmental maxillary osteotomy

上颌骨骨折　maxillary fracture

上颌骨切除术　maxillectomy

上颌骨生长　maxillary growth

上颌骨移动度　maxillary mobility

上颌面的　maxillofacial

上颌平面　maxillary plane

上颌前突　maxillary prognathism

上睑　upper eyelid

上睑凹陷　upper orbital hollow = hollow upper eyelid

上睑裂隙，上睑皱褶　superior palpebral fissure = superior palpebral sulcus = superior palpebral fold

上睑松弛　laxity of upper eyelid

上睑提肌　levator palpebrae superioris

上睑提肌腱膜　levator aponeurosis

上睑提肌缩短术　levator resection = levator shortening

上睑退缩　upper lid retraction

上睑下垂　blepharoptosis = eyelid ptosis

上睑眼轮匝肌下脂肪(垫)　retro-orbicularis oculi fat (pad)(ROOF)

上睑皱褶，重睑　upper eyelid fold

上髁　epicondyle

上髁炎　epicondylitis

上内侧蒂(乳房)成形术　superomedial pedicle technique

上皮,上皮细胞　epithelium

上皮的　epithelial

上皮瘤　epitheliomas

上皮形成　epithelialization

上皮样的　epithelioid

上皮样肉瘤　epithelioid sarcoma

上切点　incision superius

上切牙点　upper incisor

上下颌骨牵引　maxillomandibular distraction

上斜肌　superior oblique muscle

上牙突出　overjet

上眼睑凹陷区　upper eyelid hollow zone

上肢　upper limb = upper extremity

烧伤瘢痕　burn scar

烧伤感染　burn-related infection

烧伤后瘢痕挛缩　burn scar contracture

烧伤后挛缩　burn-related contracture

烧伤后整形　burn reconstruction

烧伤面积计算图　burn diagram

烧伤评估　burn assessment

烧伤性睑外翻　burn ectropion

烧伤性脱发　burn alopecia

烧伤指数　burn index (BI)

烧灼　cautery

烧灼的,滚烫的　scalding

勺形手,全手指并指症　spoon hand

＝total syndactyly

少指(趾)畸形　oligodactylia

少年型乳头状瘤病　juvenile papillo-
matosis

哨兵,标记　sentinel

哨兵静脉(眶外侧缘一条从皮下组织
穿过颞筋膜到颞肌的静脉,在颞
部除皱术时作为进入面神经分支
损伤危险区的标记)　sentinel
vein

舌　tongue

舌-唇粘连术　tongue-lip adhesion
procedure

舌次全切除术　subtotal glossectomy

舌的　lingual

舌骨上的　suprahyoid

舌骨悬吊术　hyoid suspension

舌后置　back tongue

舌裂(畸形)　schistoglossia＝bifid
tongue＝cleft tongue

舌切除术　glossectomy

舌切开术　glossotomy

舌系带　lingual frenulum

舌系带过短　ankyloglossia＝tonguctie

舌下囊肿　ranula

舌下神经移植　hypoglossal nerve
transplantation

舌下腺　sublingual gland

舌咽肌　glossopharyngeus

舌再造　tongue reconstruction

舌中线切开术　midline glossotomy

舌组织瓣　tongue flap

蛇咬伤　snake bite

射线照射,射线暴露　radiation expo-
sure

摄影术　photography

伸肌　extensor

伸肌腱　extensor tendon

伸肌腱第四间隙(手背)　fourth dor-
sal compartment

伸展,蔓延,涂敷　spread

伸直挛缩　extension contracture

伸指　finger extension

身体前方的,肢体内侧的　preaxial

身体质量指数[简称体质指数,又称体
重指数,计算公式＝体重(千克)
÷身高(米)的平方]　body mass
index(BMI)

深层肌肉腱膜系统　deep muscu-
loaponeurotic system (DMAS)

深层推进瓣(常指面颈部的推进皮
瓣,将皮瓣深层韧带松解并悬吊
到受区的骨膜上以减轻皮瓣的
张力,常用于修补颞部、下睑和
颞部的缺损)　deep-plane hike
flap

深度皮肤烧伤　deep dermal burn
(DDB)

深度烧伤　deep burn (DB)

深筋膜　deep fascia

深静脉血栓　deep venous thrombosis

神经　nerve

神经板,髓板　neural plate

神经病　neuropathy

神经测试　nerve testing

神经传导　nerve conduction

神经的　neural

神经递质　neurotransmitter

神经电图　electroneuronography

神经缝合术　neurorrhaphy

神经根撕脱伤　nerve-root avulsion

神经管　neural tube

神经肌肉刺激　neuromuscular stimu-
lation

神经肌肉电刺激　neuromuscular
electrical stimulation

神经肌肉阻滞　neuromuscular
blockade

神经激肽 neurokinin

神经嵴 neural crest

神经减压术 nerve decompression

神经(断端间的)间隙 nerve gap

神经胶质瘤 glioma

神经胶质增生 gliosis

神经节,腱鞘瘤 ganglion

神经节后的 postganglionic

神经节前的 preganglionic

神经节切除术 ganglionectomy

神经解剖 neural anatomy

神经静脉筋膜组织瓣(常指腓肠神经营养血管为蒂的组织瓣) venoneuroadipofascial flap

神经卡压综合征 nerve entrapment syndromes

神经离断伤 neurotmesis

神经瘤 neuroma

神经瘤性象皮病 pachydermatocele

神经鞘瘤 neurilemoma

神经鞘瘤,雪旺细胞瘤 schwannoma

神经切除术 nerve excision＝neurotomy

神经亲和力,神经趋向性 neurotropism

神经认知 neurocognition

神经生长 nerve growth

神经失用,神经失用症 neurapraxia

神经束的模式 fascicular pattern

神经松解术 neurolysis

神经髓鞘,髓鞘素,髓磷脂 myelin

神经损伤 nerve injury

神经肽 neuropeptide

神经痛性肌萎缩,痛性臂丛神经炎 brachial plexitis (Parsonage-Turner syndrome)

神经退变,神经变性 nerve degeneration

神经外科,脑外科 neurosurgery

神经外膜 epineurium

神经系统紊乱 neurologic disorder

神经系统异常 nervous system abnormalities

神经纤维 nerve fibers

神经纤维瘤 neurofibroma

神经纤维瘤病,Recklinghausen 病 neurofibromatosis ＝ von Recklinghausen's disease

神经纤维肉瘤 neurofibrosarcoma

神经纤维脂肪瘤 neural fibrolipoma

神经消融 nerve ablation

神经性贪食,贪食症 bulimia nervosa

神经性厌食症 anorexia nervosa

神经血管 neurovascular

神经血管岛状皮瓣 neurovascular island flap

神经血管蒂 neurovascular pedicle

神经血管蒂皮瓣 neurovascular flap

神经血管束 neurovascular bundle

神经血管损伤 neurovascular injury

神经血管支配区 neurovascular territories

神经压迫 nerve compression

神经压迫损伤 nerve compression injury

神经移植 nerve graft＝nerve transplantation

神经移植术 nerve grafting

神经营养的 neurotrophic

神经营养活性 neurotrophism

神经营养因子 neurotrophin

神经源性肿瘤 neurogenic tumors

神经运动支 motor branch

神经再生 nerve regeneration

神经再生,神经植入 neurotization

神经再支配,神经移植术 reinnervation

神经支配 innervation＝nerve supply

神经植入　nerve implantation

神经轴突,轴索　axon

神经阻滞　nerve block

神经阻滞麻醉　regional block

肾积水　hydronephrosis

肾上腺　adrenal gland

肾上腺素　epinephrine

肾衰竭　renal failure

渗出液,分泌物　exudate

渗漏,漏孔　leak

升华　sublimation

生存　survival

生发基质　germinal matrix

生活质量　quality of life（QOL）

生理效应　physiological effect

生理学　physiology

生命周期　life cycle

生物玻璃(用于修复骨骼的钙磷生物
材料)　bioglass

生物多聚合植入物　biopolymer implant

生物反馈治疗　biofeedback therapy

生物反应器　bioreactor

生物敷器　biologic dressings

生物工程　bioengineering

生物工程软骨移植物　bioengineered
cartilage graft

生物合成的　biosynthetic

生物可降解的　biodegradable

生物可吸收的　bioresorbable

生物力学　biomechanics

生物力学病理学　biomechanical pathology

生物黏附　bioadhesion

生物相容性　biocompatibility

生物芯片分析　microarray analysis

生物学的　biologic

生物制剂　biologic agent

生长板,生长面　growth plate

生长不良　growth failure

生长异常　growth anomaly

生长因子　growth factor

生长障碍,生长迟缓,生长发育迟缓,
生长阻滞,生长停滞　growth retardation

生长周期,生活周期,生活史　growth
cycle

生长作用　growth effect

生殖的,生殖器的　genital

生殖股神经　genitofemoral nerve

生殖器淋巴水肿　genital lymphedema

生殖系统　reproductive system

生殖腺的,性腺的　gonadal

声带　vocal cord

声带麻痹　vocal cord paralysis

声门蹼　glottic web

声门的,舌的　glottic

声门上的　supraglottic

声门上炎　supraglottitis

声门下的　subglottic

声门下狭窄　subglottic stenosis

剩余的,残留的　residual

尸检,尸体解剖　autopsy

尸体　cadaver

失访偏倚(由于随访遗漏造成的研究
结果偏差)　attrition bias

失眠　ahypnia＝ahypnosis

失明　blindness

失血　blood loss

失语症　aphasia＝dysphasia

湿敷料　moist dressing

湿润溶液　wetting solution

湿疣,尖锐湿疣　condyloma

湿疹　eczema

十字韧带　cruciate ligament

十字形的,十字状的　cruciate

十字形旋转皮瓣　revolving door flap

石膏,灰泥,膏药　plaster

石蜡　paraffin

实验　experiment

实验,试验　experimentation

实验模型　experimental model

实验室鉴定,实验室评估　laboratory evaluation

实验室生产的　laboratory-produced

实验室试验　laboratory test

实验室研究　laboratory study

实验研究设计　experimental study design

食管　esophagus

食管重建　esophageal reconstruction

食品和药物管理局(美国)　Food and Drug Administration (FDA)

食指　index digit

食指固有伸肌　extensor indicis proprius

史-伦-奥三氏综合征(小头、智障、短指、并趾、连眉、睑下垂、斜视、眼球震颤、白内障等)　Smith-Lemli-Opitz syndrome

矢状缝颅缝早闭　sagittal craniosynostosis

矢状面　sagittal plane

矢状劈开截骨术　sagittal split osteotomy

示指固有伸肌　extensor indicis proprius(EIP)

示指外展　index finger abduction

试剂,代理商　agent

视黄醇　retinol

视黄酸　retinoic acid (RA)

视觉灵敏度　visual acuity

视神经　ophthalmic nerve＝optic nerve

视神经管　optic canal

视神经孔　optic foramen

视神经乳头水肿　papilledema

视网膜　retina

视网膜母细胞瘤　retinoblastoma

适应　adaptation

适应证　indication

室,间隔,层　compartment

室颤　ventricular fibrillation

室上性心动过速　supraventricular tachyarrhythmias

嗜睡　drowsiness

嗜酸细胞癌　oncocytic carcinoma

嗜酸性肉芽肿　eosinophilic granuloma

螫刺毒作用,注毒(液)作用　envenomation

收获,采集,收获物　harvest

收肌管压迫综合征　adductor canal compression syndrome

收缩,合同　contract

收缩,挛缩　contraction

手　hand

手背间隔室　dorsal compartment

手部除皱术　hand rhytidectomy

手解剖　hand dissection

手术　operation

手术单　surgical drape

手术刀　scalpel

手术的　operative

手术灯　operating light

手术后护理　postoperative care

手术剪,外科剪　surgical scissors

手术镊　surgical forceps

手术钳　operating forceps

手术台,操作表　operation table

手术同意书　surgical consent form

手术显微镜　operating microscope

手套状撕脱伤,脱套伤　degloving injury

手外科　hand surgery

手外伤　hand injury

手位置　hand positioning

手用器械　hand instruments

手优势　hand dominance

手再造　hand reconstruction

手再植　hand replantation

手掌　palm

手指　finger

手指鹅颈畸形（PIP 关节过伸，伴 DIP 关节屈曲，常见于烧伤后瘢痕及类风湿关节炎）　finger swan-neck deformity

手指骨折　finger fracture

手指环状缩窄畸形（手指呈气球状）　balloon digits

手指挛缩　finger contracture

手指拇指化手术　pollicization

手指屈曲挛缩　digital flexion contracture

手指延长术　digital lengthening

手指转位术　digital transposition＝finger transposition

首选治疗，首选方案　preferred variation

受辐射的　irradiated

受辐照的组织　irradiated tissue

受区，受皮区　recipient site

受区血管　recipient vessel

受体，接受（移植、输血）者　recipient

枢轴点，旋转中心，旋转皮瓣的转折点　pivot point

输血　blood transfusion

输血综合征　transfusion syndrome

属于范畴的，绝对的，明确的　categorical imperative

术后　postoperative

术后放疗　postoperative radiation therapy

术后脱发　postsurgical alopecia

术后治疗　postoperative management

术前的　preoperative

术前检查　preoperative examination

术前用药，麻醉前用药　premedication

术前准备　preoperative preparation

术前咨询　preoperative consultation

术语　terms

术语学，命名法　terminology

术中的　intraoperative

束状吻合，束状缝合　fascicular anastomosis＝fascicular suture

树突状细胞　dendritic cells

树脂，松脂　resin

竖毛肌　arrector pili

数据库分析　database analysis

数据模拟　data simulation

衰减，弱化，减毒作用　attenuation

衰竭　failure

衰老面容　aging face

栓塞　embolism

栓塞术，栓塞　embolization

栓子，塞子，插头　plug

双 Abbé 瓣　double Abbé flap

双侧唇裂　bilateral cleft lip

双侧的，两侧的　bilateral

双侧上颌横行骨折　Le Fort fracture

双侧瘫痪　diplegia

双重挤压综合征　double crush syndrome

双蒂皮瓣　double pedicle flap＝bipedicle flap

双对偶皮瓣（用于乳头再造）　double opposing tab flap

双颌的　bimaxillary

双环法　double ring method

双极电凝　bipolar coagulator

双面畸胎　diprosopus

双腔　double-lumen

双氢睾酮　dihydrotestosterone

双刃刀　double blade

双手检查,双手诊察　bimanual examination

双糖链蛋白多糖,二聚糖　biglycan

双下巴畸形　double-chin deformity

双向对偶 Z 成形术　double opposing Z-plasty technique

双向外固定　biphase external fixators

双眼皮　double-fold eyelids

双叶皮瓣　bilobed skin flap

水胶体敷料　hydrocolloid dressing

水囊瘤　hygroma

水凝胶　hydrogel

水凝胶敷料　hydrogel dressing

水疱,大疱　bulla=blister

水平短切口技术(乳房整形手术)　short horizontal scar technique

水平切口技术(乳房整形)　horizontal scar technique

水平褥式缝合　transverse mattress suture=horizontal mattress suture

水平双蒂技术(乳房缩小整形)　horizontal bipedicle technique

水蛭　leech

水蛭疗法(用水蛭吸除组织内的淤血)　leech therapy

水肿　edema

水状胶质　hydrocolloid

睡眠呼吸暂停综合征　sleep apnea syndrome

顺铂,苯丙酸氮芥,5-氟尿嘧啶(化疗方案)　cisplatin, melphalan, 5-fluorouracil (CMF)

撕裂,撕伤,断裂,眼泪　tear

撕脱皮瓣　avulsion flap

撕脱伤　avulsion injury

死腔　dead space

死亡率,死亡数　mortality

四瓣法(常指四瓣法 Z 改形术)　four-flap technique

四边孔　quadrilateral space

四边孔综合征　quadrangular space syndrome

四眼簧扩弓器(用于增加上颌牙弓长度的矫正)　quad helix expander

四肢麻痹,四肢瘫痪　tetraplegia

松弛　laxity=relaxation

松弛皮肤张力线　relaxed skin tension line (RSTL)

松弛切口技术　relaxing incision technique

松解,释放　release

松软的　floppy

松质骨　cancellous bone

宿主反应,应答反应　host response

粟粒疹　milia=milium (pl.)

酸烧伤　acid burn=acid injury

算法,规则系统　algorithm

随访,追踪观察　follow-up

随机试验　randomized trials

碎片,残骸　debris

损耗,遗失　loss

损伤,损害　impairment

损伤后　post-traumatic

损伤深度,病变深度　lesion depth

损伤相关的因素　injury-related factors

梭形切除　fusiform excision

梭状的　fusiform

梭状芽孢杆菌的,梭菌的　clostridial

羧甲纤维素　carboxymethylcellulose (CMC)

缩短(术)　shortening

缩肌,环形缩肌　constrictor

缩小,减少　reduction

缩小的　constricted

索,带　cord

锁骨后的　retroclavicular

锁骨颅骨发育不全　cleidocranial dysplasia

锁骨前的　preclavicular

锁骨上的　supraclavicular

锁骨上动脉皮瓣　supraclavicular artery flap

锁骨上窝　supraclavicular fossa

锁骨下的　infraclavicular＝subclavian

锁骨下动脉　subclavian artery

锁骨下(臂丛神经)阻滞　infraclavicular block

锁孔设计　keyhole design

T

他莫昔芬　tamoxifen

塌陷,虚脱　collapse

胎的,胎儿的　fetal

胎儿　fetus

胎儿创口愈合　fetal wound healing

胎儿(期)创伤无瘢痕愈合　fetal scarless wound healing

胎儿肺液阻塞疗法(一种宫内治疗胎儿先天性膈疝及肺发育不良的疗法)　plug the lung until it grows (PLUG)

胎儿干预　fetal intervention

胎儿膈疝　fetal diaphragmatic hernia

胎儿水肿　hydrops fetalis

胎儿外科,胎内手术　fetal surgery

胎记　birth mark

胎毛　lanugo

胎盘　placenta

苔癣样的　lichenoid

苔癣样角化病　lichenoid keratosis

太田痣,太田母斑　nevus of Ota＝nevus fuscocaeruleus ophthal-momaxillaris

钛　titanium

弹劾,指摘　impeachment

弹力胶带　elastic tape

弹力纤维瘤,弹性纤维瘤　elastofibroma

弹力衣　pressure garment

弹响　clicking

弹响征　snapping phenomenon

弹响指,扳机指　trigger finger

弹性　elasticity＝flexibility

弹性绷带　elastic bandage

弹性的　elastic

弹性夹板　elastic splint

弹性牵引　elastic traction

弹性软骨　elastic cartilage

弹性体,合成橡胶　elastomer

弹性纤维　elastic fiber

钽　tantalum

毯边缝合　blanket suture

碳氢化合物,烃　hydrocarbon

糖胺聚糖　glycosaminoglycan (GAG)

糖尿病　diabetes mellitus

糖尿病的　diabetic

糖尿病神经病变　diabetic neuropathy

糖尿病性溃疡　diabetic ulcers

糖尿病足　diabetic foot

陶瓷的,陶瓷制品　ceramic

套管,插管　cannula

特发性阴囊坏疽,富尼埃病(一种累及阴囊、阴茎等的感染坏死性筋膜炎)　Fournier disease

特异性解毒药　specific antidote

疼痛　pain

疼痛控制　pain control

剔骨皮瓣(指从废弃的肢体、手指等组织上切取下来再利用的皮瓣)　fillet flap

提唇术　lip lift

提睾肌　cremasteric muscle

提肌　levator

提眉术,眉上提术　brow lifting = eyebrow lifting

提升过多　excessive elevation

提臀术,臀部上提术　buttock lift

体被　integument

体表　body surface

体表面积　body surface area (BSA)

体表总面积　total body surface area (TBSA)

体感诱发电位　somatosensory evoked potential

体格检查,物理检查　physical examination

体积描记术　plethysmography

体内,体内研究　in vivo

体内特性　vivo property

体外,体外研究　in vitro

体外的,外部的　external

体外心,异位心　thoracic ectopia cordis

体温过高,过热　hyperthermia

体温调节　temperature regulation

体像,身体意象　body image

体形塑造,体形雕塑　body contouring

体形异常　contour deformity

体液(内环境)失衡　fluid imbalance

体重减轻　weight loss

体重剧减　massive-weight-loss

体重增加　weight gain

替代物　alternatives

条纹状的　striped

调节,规划　regulation

听觉,听　hearing

听力测验法　audiometry

听力图　audiogram

听窝　auditory pit

听眦线,OM 线(从目外眦到外耳门上缘的连线)　orbitomeatal line (OML)

停药　drug discontinuation

停滞期　lag phase

通道样毛发缺损(顶部或枕部毛发移植后出现成排的毛发缺失区域)　alley defect

通信,交通,传达　communication

同行评议,同行审核　peer review

同心的,同轴的　concentric

同种移植　allotransplantation = homotransplant

同种异体的　allogenic

同种异体移植　allogeneic graft = allograft

瞳孔　pupil

筒状乳房　tubular breast = tuberous breast

痛风,尿酸盐储积病　gout

痛风石　gouty tophus

痛觉缺失,止痛法,无痛法　analgesia

头臂分流,窃血症　brachiocephalic shunt = steal syndrome

头部测量的　cephalometric

头部测量法分析　cephalometric analysis

头部损伤　head injury

头顶　calvaria

头发,毛发　hair

头发修补　hair restoration

头发质量指标　hair mass index

头盖　cranium

头颈癌　head and neck cancer

头颈部修复重建　head and neck reconstruction

头静脉　cephalic vein

头皮　scalp

头皮重建　scalp reconstruction

头皮回植　scalp replantation

头皮缺损　scalp defect

头皮撕脱伤　scalp avulsion

头皮肿胀麻醉　scalp ballooning

头痛　headache

头突,脊索突　notochordal process

头影测量学　cephalometry

头晕　dizziness

投影仪　projector

透明板　lamina lucida

透明的,玻璃样的　hyaline

透明细胞汗腺瘤　clear cell hidradenoma

透明质酸　hyaluronic acid＝hyaluronan

透明质酸酶　hyalase＝hyaluronidase

透明质酸钠　sodium hyalurate

透析　dialysis

秃发症　alopecia

突出,伸出　protrusion

突出物,发射　projection

突起,隆凸　prominence

突眼症　exorbitism

涂饰剂　covermark

兔眼,睑裂闭合不全　lagophthalmos

团块,结块状　lumpiness

推进皮瓣,前徙皮瓣　advanced skin flap＝advancement flap

退化期(常指血管瘤)　involuting phase

退化完成期(常指血管瘤)　involuted phase

退缩,收缩　retraction

退行性睑外翻　degenerative ectropion

吞咽　swallowing

臀部　buttock

臀部皮瓣　gluteal flap

臀大肌　gluteus maximus

臀大肌肌皮瓣　gluteal myocutaneous flap

臀大肌皮瓣　gluteus maximus flap

臀的　gluteal

臀股沟皮瓣　gluteal thigh flap

臀上动脉　superior gluteal artery (SGA)

臀上动脉穿支　superior gluteal artery perforator (SGAP)

臀上动脉穿支皮瓣　superior gluteal artery perforator flap

臀下动脉　inferior gluteal artery (IGA)

臀下动脉穿支　inferior gluteal artery perforator (IGAP)

臀下动脉穿支皮瓣　inferior gluteal artery perforator flap

脱发　hair loss＝effluvium

脱发,秃发症　baldness

脱毛　hair removal＝depilation

脱毛法,脱毛术　epilation

脱毛剂　depilatory

脱色素性痣,贫血性痣(一种先天性的非进展性的低色素斑,黑化过程发育异常)　nevus vitiligoide＝nevus depigmentosus

脱水　dehydration

脱位,脱臼　dislocation

脱细胞异体移植　acellular allograft

脱氧核糖核酸　deoxyribonucleic acid (DNA)

脱脂　defat

驼峰鼻　hump nose

椭圆形,椭圆　ellipse

唾液腺,涎腺　salivary gland

唾液腺化生　sialometaplasia

W

歪鼻　deviated nose＝crooked nose＝deflected nose

歪鼻畸形　nasal deviation＝wry nose deformity

歪斜,倾斜　tilt

外表,外部　exterior

外侧蒂技术(乳房整形)　lateral pedicle technique

外侧睑缝合术　lateral tarsorrhaphy

外侧入路　external approach

外侧下垂　lateral descent

外钉固定术,口外骨钉固定法　external pin fixation

外耳　external ear＝concha

外耳道　external auditory canal

外耳道闭锁　atresia of external auditory canal

外耳道狭窄　stricture of external auditory canal

外耳畸形　external ear malformation

外耳再造术　extetnal ear reconstruction

外翻　exstrophy

外翻缝合术　everting suture

外分泌腺　eccrine gland

外观自然,自然的外观　natural appearance

外科,手术　surgery

外科的　surgical

外科结　surgical knot＝surgeon's knot

外露　exposure＝disclosure

外膜切除　adventitectomy

外胚层发育不良症　ectodermal dysplasia

外伤性的,创伤性的　traumatic

外伤性文身　accidental tattoo＝traumatic tattoo

外生软骨瘤　ecchondroma

外生性骨疣　exostoses

外生殖器,外阴　genitalia

外眼检查　external ocular examination

外因,外源性因子　extrinsic factor

外阴成形术(尤指女性外阴)　monsplasty

外阴会阴重建术　vulvoperineal reconstruction

外阴阴道成形术　vulvovaginoplasty

外源性,外生性　exogenous

外在理论说,外因学说　extrinsic theory

外在特征　extrinsic characteristics

外展,展　abduction

外展肌,展肌　abductor

外植,外植体,组织培养　explantation

外眦　lateral canthus

外眦肌腱　lateral canthal tendon

外眦浅表韧带(位于传统意义的外眦韧带的外侧,且更为表浅)　precanthal ligament

外眦韧带成形术　lateral canthoplasty

外眦收紧　lateral canthal tightening

弯曲,屈曲　flex

剜出术,摘出术　enucleation

豌豆骨　pisiform

完成,结束　complete

完全并指(趾)　complete syndactyly

完整的,完好的　intact

顽固性的,不显疗效的　refractory

晚期并发症　late complication

腕,腕关节　wrist

腕侧皮瓣,前臂外侧皮瓣　lateral arm flap

腕骨　carpus＝carpal bone

腕骨不稳定　carpal instability

腕骨的　carpal

腕骨的水平　carpal level

腕骨弓　carpal arch

腕骨间弹响测试　midcarpal clunk test

腕骨间韧带　intercarpal ligament

腕骨切除术　carpectomy

腕关节背屈(上翘)夹板　cock-up splint

腕关节背屈校正器　cock-up wrist hand orthosis

腕管　carpal tunnel

腕管综合征　carpal tunnel syndrome

腕横韧带　transverse carpal ligament

腕后皮瓣　posterior arm flap

腕屈曲畸形　wrist flexion deformity

腕屈伸肌腱炎　wrist flexor-extensor tendinitis

腕损伤　wrist injury

腕掌关节　carpometacarpal joint (CM joint)

腕掌横弓　carpometacarpal transverse arch

腕掌纵弓　carpometacarpal longitudinal arch

腕中关节,腕骨间关节　midcarpal joint

网格　grid

网球肘　tennis elbow

网状层,网织层　reticular layer

网状的,海绵状的　cancellous

网状皮片　mesh (skin) graft

网状皮片盒　mesh (skin) graft dermacarrier

网状轧皮机　mesh dermatome

网状移植　mesh graft

危险度系数,危险因素　risk factor

微创　minimally invasive

微创技术　minimally invasive technique

微电极　microelectrodes

微动脉系统　microarterial system

微粒皮片　microne free skin graft

微粒皮移植　particle skin graft

微量金属元素缺乏　trace metal deficiency

微量透析监测　microdialysis monitoring

微型移植　micrograft

微血管复合组织移植　microvascular composite tissue transplantation

微血管游离皮瓣　microvascular free flap

微株毛发移植　hair minigraft

微转移　micrometastases

薇乔补片　Vicryl mesh

围裙样皮瓣,帘幕状皮瓣(将长方形皮肤或黏膜的三条边切开,剩下一条边做蒂的皮瓣,常用于颈部淋巴结清扫的皮肤切开及掀起)　apron flap

围裙状黏膜瓣　apron mucosal flap

维甲酸　tretinoin＝retinoic acid

尾,尾状物　cauda

尾部的,远心端　caudal

委员会证书,专科执照　board certification

萎缩　atrophy

萎缩性秃发　alopecia atrophicans

卫星细胞　satellite cell

未分化癌　anaplastic carcinoma

位置异常　position deformity

胃肠道症状　gastrointestinal manifestations

胃肠的　gastrointestinal

胃肠溃疡　gastrointestinal ulcer

胃肠系统　gastrointestinal system

胃分流术　gastric bypass surgery

胃上提,胃代食管　gastric pull-up

胃食管反流　gastroesophageal reflux

胃造口术　gastrostomy

喂养,加液(组织培养)　feeding

温度图表法,温度记录法,热相图(法)　thermography

文身　tattoo

蚊式血管钳,蚊式钳　mosquito clamp

吻合(术)　anastomosis

吻合后(血管神经)　postanastomotic

吻合器,封口机　stapler

吻合装置　anastomotic devices

紊乱　disorder

稳定的,安定的　stable

"涡轮增压"皮瓣(一种补充皮瓣灌注的方法:将皮瓣远端的动静脉相互吻合短路以增加其灌注,如TRAM皮瓣远端的腹壁下动静脉相互吻合成动脉短路)　turbocharged flap

沃纳综合征,早老综合征(罕见的常染色体隐性遗传性疾病,表现为动脉硬化、骨质疏松和早老外貌,寿命为40～60岁)　Werner syndrome

握法,抓握　grasp

握拳综合征(手部小创伤或手术后强迫性握拳及疼痛,多由心理障碍引起,甚至有强迫性截指要求)　clenched fist syndrome

污染　contamination

无瓣膜的　avalvular

无鼻(畸形)　arrhinia

无齿的,无牙的　edentulous

无创的　atraumatic

无创技术　atraumatic technique

无唇畸形　acheilia

无耳畸形　anotia

无反应性,无效能　anergy

无汗症　anhidrosis

无黑素的　amelanotic

无回流现象　no-reflow phenomenon

无甲症,甲缺如　anonychia

无菌　asepsis

无菌的　aseptic

无菌性坏死　aseptic necrosis

无名指,环指　ring digit

无脑畸形　anencephaly

无能力,阳痿　impotence

无手(畸形)　acheiria

无损伤缝合针　atraumatic needle

无头畸形　acephaly

无嗅脑症(嗅球嗅索发育不全)　arrhinencephaly

无血管区　avascular area

无血区域　bloodless field

无眼畸形　anophthalmos

伍德灯(一种紫外线灯,用于检查皮肤白斑及色斑等)　Wood's lamp

物理疗法　physiotherapy

误解　misinterpretation

X

吸,抽吸,吸入　suction

吸管,吸盘　sucker

吸入性肺炎　aspiration pneumonitis

吸引　aspiration

吸引器,抽吸器　aspirator

吸脂物提取细胞　processed lipoaspirate cell

希波克拉底面容(垂危患者的面容)　Hippocratic face

希波克拉底誓言　Hippocratic Oath

息肉　polyp

膝动脉　genicular artery

膝降动脉穿支　descending genicular artery perforator

膝上动脉　superior genicular artery

膝上内侧动脉　medial superior genicular artery (MIGA)

膝上外侧动脉 lateral superior genicular artery (LSGA)

膝下内侧动脉 medial inferior genicular artery (MIGA)

膝下外侧动脉 lateral inferior genicular artery (LIGA)

膝最上动脉,膝降动脉 descending genicular artery (DGA)

洗手 handwashing

系带 frenulum

系带切开术 frenotomy

系列病例 case series

系统化理论 systematized theories

系统性红斑狼疮 systemic lupus erythematosus (SLE)

系统性器官衰竭 organ system failure

系统性危险因子筛查 systemic risk factor screening

细胞,窦,房 cell

细胞凋亡(程序性细胞死亡) apoptosis=programmed cell death

细胞分化 cellular differentiation

细胞功能损伤 impaired cellular function

细胞基质 cell matrix

细胞间黏附分子 intercellular adhesion molecule

细胞-黏附分子 cell adhesion molecules

细胞损伤 cellular impairment

细胞外基质 extracellular matrix

细胞性蓝痣 cellular blue nevus

细胞因子 cytokines

细胞支架 cytoskeleton

细菌的 bacterial

细菌感染 bacterial infection

细菌污染 bacterial contamination

细针抽吸 fine-needle aspiration (FNA)

细针抽吸活组织检查 fine-needle aspiration biopsy

狭窄 stenosis

狭窄,束紧 stricture

狭窄性腱鞘炎 stenosing tenosynovitis

下鼻甲黏膜瓣 inferior turbinate mucosal flap

下鼻甲缩小整形术 inferior turbinoplasty

下部蒂(缩乳)技术 lower pedicle technique

下齿槽缘点 infradentale

下齿槽座点 supramentale

下垂 ptosis

下垂的 drooping

下垂颏畸形,巫婆颏 witch's chin deformity

下垂乳房 ptotic breast

下垂足 drop foot

下唇重建 lower lip reconstruction

下唇畸形 lower lip deformity

下唇麻痹 lower lip paralysis

下唇正中裂 median cleft of lower lip

下的,下级的 inferior

下方蒂技术(乳房整形) inferior pedicle technique

下方支持韧带的 inferior retinacular

下腹壁浅动脉 superficial inferior epigastric artery (SIEA)

下腹壁浅动脉筋膜皮瓣 superficial inferior epigastric artery fasciocutaneous flap

下腹部横行腹直肌皮瓣,TRAM 皮瓣 transverse rectus abdominis muscle flap=TRAM flap

下腹部横行腹直肌游离皮瓣,游离 TRAM 皮瓣 free TRAM flap (free transverse rectus abdominis muscle flap)

下颌重建　mandibular reconstruction

下颌弓,第一鳃弓,下牙弓　mandibular arch

下颌骨　mandible

下颌骨重建　mandible reconstruction

下颌骨的　mandibular

下颌骨畸形　mandibular deformity

下颌骨截骨　mandibular osteotomy

下颌骨髁状突　mandibular condyle

下颌骨离断术　mandible-splitting procedures

下颌骨模型建立　mandible template fabrication

下颌骨牵引　mandibular distraction

下颌骨牵引成形术　mandibular distraction osteogenesis

下颌骨切除术　mandibulectomy ＝ mandibulotomy

下颌骨去除术　mandible ablation

下颌骨升支　mandibular ramus

下颌骨升支截骨术　ramus osteotomy

下颌骨体　corpus mandibulae

下颌骨旋转　mandible rotation

下颌骨旋转术　mandibular swing procedure

下颌管　mandibular canal

下颌后缩　mandibular retrognathism (retrusion)

下颌角　mandibular angle

下颌角点　gonion (Go)

下颌角截骨　osteotomy of mandibular angle

下颌角截骨术　mandibular angle osteotomy

下颌角突出,下颌角肥大　prominent mandibular angle

下颌角整形　mandibular angle plasty

下颌孔　mandibular foramen

下颌联合　mandibular symphysis

下颌隆凸　torus mandibularis

下颌面骨发育不全　mandibulofacial dysostosis

下颌平面　mandibular plane

下颌前突　mandibular prognathism (protrusion)

下颌韧带　mandibular ligaments

下颌舌骨肌　mylohyoid muscle

下颌神经　mandibular nerve

下颌升支平面　ramus plane

下颌升支矢状劈开切骨术　sagittal split ramus osteotomy

下颌退缩,缩颌　retrognathia

下颌外形,下颌轮廓线　jawline

下颌正中囊肿　median mandibular cyst

下颌支平面　ramal plane

下颌中切牙切缘点　incision inferius

下睑,下眼睑　lower eyelid ＝ lower lid

下睑凹陷　sunken lower eyelid

下睑沟（皱襞）　inferior palpebral sulcus (fold)

下睑松弛　lower lid laxity

下睑外翻,下睑退缩　lower eyelid ectropion

下切牙点　lower incisor

下牙槽神经　inferior alveolar nerve

下咽部　hypopharynx

下咽重建　hypopharyngeal reconstruction

下缘　inferior margin

下肢　lower extremity

下肢溃疡　lower extremity ulcer

下肢淋巴水肿　lower extremity lymphedema

下肢水肿　lower extremity edema

先天缺陷　birth defect

先天性扳机拇指　congenital trigger thumb

先天性鼻后孔闭锁　choanal atresia

先天性鼻裂　nose cleft

先天性重唇　congenital double lip

先天性唇窦道　congenital lip sinus

先天性唇裂　congenital cleft lip

先天性单指　monodactyly

先天性的　congenital

先天性耳瘘　ear pit

先天性耳前窦道　congenital preauricular sinus

先天性耳前瘘管　congenital preauricular fistula

先天性环状挛缩带综合征　congenitial constriction ring syndrome

先天性畸形　congenital abnormalities＝congenital deformities

先天性角化不良　dyskeratosis congenita

先天性毛细血管扩张性大理石样皮肤,先天性泛发性静脉扩张　cutis marmorata telangiectatica congenita ＝ congenital generalized phlebectasia

先天性拇指(趾)发育不良　congenital pollical maldevelopment

先天性尿道下裂　congenital hypospadias

先天性皮肤发育不全　aplasia cutis congenita

先天性皮肤异色病,Rothmund-Thomson 综合征 (常染色体隐性遗传病,表现为先天性皮肤异色、骨骼异常、幼年性白内障及恶性肿瘤)　poikiloderma congenitale＝Rothmund-Thomson syndrome

先天性屈曲指　camptodactyly

先天性缺陷　congenital defects

先天性缺指(趾)　ectrodactyly

先天性色素缺乏,白化病　albinism

先天性上睑下垂　congenital ptosis

先天性手缩窄环　congenital hand coarctation ring

先天性无阴道,阴道闭锁　atresia of vagina ＝ congenital absence of vagina

先天性无阴茎畸形 (由于生殖结节没有发育导致的罕见畸形,发病率为 1/3000 万 ～ 1/1000 万)　aphallia

先天性无肢　amelia

先天性无指(趾)畸形　adactyly

先天性小耳畸形　congenital microtia

先天性小手畸形　congenital microcheiria

先天性斜颈　wry neck＝torticollis

先天性肢体缺如　congenital amputation＝congenital limb deficiency

先天异常　congenital anomalies

先兆子痫　preclampsia

纤维蛋白包裹理论 (指机体在病理情况下,纤维蛋白原渗出至皮肤内,变硬并包裹毛细血管,导致其通透性下降,可能和皮肤溃疡的形成有关)　fibrin cuff theory

纤维蛋白胶　fibrin glue

纤维的,纤维性的　fibrous

纤维化　fibrosis

纤维黄色瘤　fibroxanthoma

纤维结构不良,纤维发育不全　fibrous dysplasia

纤维瘤　fibroma

纤维囊保留　capsule retention

纤维囊肿性疾病　fibrocystic disease

纤维肉瘤　fibrosarcoma

纤维软骨　fibrocartilage

纤维素,纤维蛋白　fibrin

纤维脂肪瘤　fibrolipoma

纤维组织增生　fibroplasia

鲜红斑痣,葡萄酒色斑,焰色痣
　　port-wine stain＝nevus flammeus

涎蛋白,唾液蛋白　sialoprotein

涎石病　sialolithiasis

涎腺病　sialadenosis

涎腺淋巴瘤　salivary gland lympho-
　　ma

涎腺炎　sialadenitis

涎腺造影术　sialography

涎腺增大　salivary gland enlarge-
　　ment

涎腺肿瘤,唾液腺肿瘤　salivary
　　gland tumor

显微分离,显微解剖　microscopic
　　dissection

显微缝合　microsuture

显微镜　microscopes

显微毛发移植术　hair micrograft

显微美容外科　aesthetic microsur-
　　gery

显微外科　microsurgery

显微血管外科　microvascular sur-
　　gery

显微血管组织移植　microvascular
　　tissue transplantation

显微再植　microsurgical replantation

显著的　prominent

线粒体的　mitochondrial

线状瘢痕　linear scar

献血　blood donation

腺癌　adenocarcinoma＝adenoma

腺泡细胞癌　acinic cell carcinoma

腺肉瘤　adenosarcoma

腺体下的(乳房)　subglandular

腺纤维瘤　adenofibroma

腺性囊肿　glandular cyst

腺样的　glandular

腺样体肥大　adenoid hypertrophy

腺样体切除术　adenoidectomy

霰粒肿,睑板腺囊肿　chalazion

相当的,比较的　comparative

相对论　relativism

相反,颠倒　converse

相反的,翻转,逆向　reverse

相互交叉,十字交叉　decussation

香蕉指　banana finger

向量图　vector diagram

项部瘢痕疙瘩性痤疮　acne keloidalis
　　nuchae

象皮病,象皮肿　elephantiasis

象限切除　Quadrantectomy＝seg-
　　mental resection

象征的,符号的　symbolic

削除疗法　shaving therapy

削取活组织检查　shave biopsy

消毒　disinfection

消融,切除　ablation

消退,退行　regression

硝酸银　silver nitrate

小(钢)板固定系统　miniplate fixa-
　　tion systems

小多角头韧带　trapeziocapitate in-
　　terosseous ligament

小儿面部创伤　pediatric facial trau-
　　ma

小儿头部外伤　pediatric head injury

小儿颜面骨折　pediatric facial frac-
　　ture

小耳畸形　microtia

小管,(泪)小管　canaliculus

小汗腺癌　eccrine carcinoma

小汗腺管癌　eccrine duct carcinoma

小汗腺管瘤　eccrine duct tumor

小汗腺汗管瘤　eccrine poroma

小汗腺汗孔癌　eccrine porocarcinoma

小汗腺汗孔上皮瘤　eccrine poroepithelioma

小汗腺囊瘤　eccrine hidrocystoma

小汗腺痣　eccrine nevus

小颌畸形　micrognathia

小胡子　mustache

小环结扎术,扣眼式结扎　eyelet wiring

小颏畸形　microgenia

小口畸形　microstomia

小裂片,小叶　lobule

小颅症(狭颅症)　microcrania

小牛,小腿,腓肠　calf

小片的刃厚皮片移植(常用于治疗白癜风)　Thiersch's skin graft

小切口拉皮术　minimal access cranial suspension lift (MACS-lift)

小乳症,乳房发育不全　micromastia ＝ hypomastia ＝ hypoplastic breast

小舌　microglossia

小手畸形　microcheiria

小头畸形　microcephaly

小腿植入物　calf implant

小窝,凹,沟　fossa

小形趾,小形指,手指过细　microdactyly

小眼畸形　microphthalmia ＝ microphthalmia

小阴唇　labium minora

小阴唇肥大　hypertrophic labia minora＝hypertrophy of labia minora

小鱼际肌　hypothenar muscle

小鱼际间隙　hypothenar space

小指(趾)短屈肌　flexor digiti minimi brevis

小指对掌肌　opponens digiti minimi

小指(趾)屈肌　flexor digiti minimi (FDM)

小指伸肌　extensor digiti minimi

小指(趾)外展肌　abductor digiti minimi (ADM)

小指(趾)展肌　abductor digiti minimi

小痣,斑痣　lentigo

小柱,中轴　columella

哮喘　asthma

笑气、氧气、乙醚混合麻醉合剂　Goes ＝ gas (nitrous oxide), oxygen and ether

效率　efficiency

楔形截骨术　wedge osteotomy

楔形切除(术)　wedge excision

协同的,协同作用的　synergistic

协同肌　synergistic muscle

斜的　oblique

斜方肌皮瓣　trapezius flap

斜肌　oblique muscles

斜角肌间神经阻滞　interscalene nerve block

斜颈　torticollis ＝ wry neck ＝ caput obstipum

斜坡(由颅骨的枕大孔向上至背鞍)　clivus

斜视　squint＝strabismus

斜头畸形　plagiocephaly

斜形韧带　oblique retinacular ligament

携带者　carrier

心包穿刺术　pericardiocentesis

心包的　pericardial

心搏出量　stroke volume

心电图学　electrocardiography

心房颤动　atrial fibrillation

心肺分流术,心肺转流术　cardiopulmonary bypass

心肺疾病评估　cardiopulmonary disease evaluation

心肌成形术　cardiomyoplasty

心肌梗死　myocardial infarction

心肌炎　myocarditis

心理的　psychological

心理评估　psychological evaluation

心理社会因素　psychosocial factor

心理因素　psychological factor

心理治疗　psychotherapy

心理作用　psychological effect

心律失常　arrhythmias

心内膜炎　endocarditis

心手综合征　hand-heart syndrome

心衰竭,心力衰竭　heart failure

心血管并发症　cardiovascular complication

心脏传导阻滞,(心)传导阻滞　heart block

芯针活组织检查,中心穿刺活组织检查　core needle biopsy

锌缺乏　zinc deficiency

新陈代谢　metabolism

新陈代谢疾病　metabolic diseases

新辅助放疗法　neoadjuvant radiation therapy

新辅助化疗法　neoadjuvant chemotherapy

新加坡皮瓣(阴股沟皮瓣,常用于阴道再造或修补)　Singapore flap＝pudendal thigh flap

新生儿　neonate＝newborn

新生儿的,新生的　neonatal

新生血管形成　neovascularization

信号传导　signal transduction

信使核糖核酸　messenger ribonucleic acid（mRNA）

兴奋剂　stimulant

星状皮瓣(常用于修复唇部缺损)　star flap

星状神经节　stellate ganglion

行为科学　behavior science

行为疗法　behavior therapy

行为评估　behavior assessment

行为失常　behavioral disorder

形态学　morphology

形态学变异　morphologic varieties

形态学分类　morphologic classification

形状,身材　shape

性,性别　sex＝gender

性别畸形　sex abnormality

性别相关性差异　gender-related variations

性焦虑综合征　gender dysphoria syndrome

性染色体　sex chromosome

性身份障碍,性别认知紊乱　gender identity disorder

性腺分化异常　genital gland prosoplasia

性腺机能减退症　hypogonadism

胸背动脉　thoracodorsal artery（TDA）

胸背动脉穿支　thoracodorsal artery perforator（TDAP）

胸背动脉穿支皮瓣　thoracodorsal artery perforator flap

胸背神经　thoracodorsal nerve

胸壁　chest wall

胸壁重建　chest wall reconstruction

胸壁放疗　chest wall irradiation

胸壁缺损　chest wall defect

胸臂皮瓣　thoracobrachial flap

胸大肌　major pectoral muscle＝pectoralis major

胸大肌肌皮瓣　pectoralis major musculocutaneous flap

胸大肌皮瓣　pectoralis flap＝pectoralis major flap

胸大肌缺如　absence of pectoralis major

胸大肌下(深面)的　subpectoral

胸大肌下植入　subpectoral implantation

胸的　thoracic

胸腹肋间神经　thoracoabdominal intercostal nerves

胸腹皮瓣　thoracoabdominal flap＝thoracoepigastric flap

胸骨　sternum

胸骨的　sternal

胸骨裂　cleft sternum

胸骨切开术　sternotomy

胸骨肿瘤　sternal tumor

胸肩峰动脉　thoracoacromial artery (TAA)

胸肩峰皮瓣　acromiopectoral flap＝acromiothoracic flap

胸廓　thorax

胸廓成形术　thoracoplasty

胸廓出口综合征　thoracic outlet syndrome

胸廓内动脉　internal thoracic (mammary) artery (ITA)

胸膜剥脱术,骨皮质剥除术　decortication

胸膜(腔)积水,水胸　hydrothorax

胸膜腔　pleural space

胸腔重建　chest reconstruction

胸腔积液　pleural effusion

胸腔内的　intrathoracic

胸三角皮瓣　deltopectoral flap

胸锁乳突肌　sternocleidomastoid muscle

胸锁乳突肌皮瓣　sternocleidomastoid flap

胸外侧动脉　lateral thoracic (mammary) artery (LTA)

胸小肌　minor pectoral muscle

胸小肌缺如　absence of pectoralis minor

雄激素　androgen

雄激素不敏感综合征　androgen insensitivity syndrome

雄激素受体阻滞剂　androgen receptor blockers

雄激素性脱发　androgenic alopecia (AGA)

雄激素原　proandrogen

雄激素源性秃发,男性秃发　androgenic alopecia＝androgenic baldness＝male pattern baldness

休止,停止,断绝　cessation

修补移植物　patch graft

修复,恢复　repair

修改,修订版　revision

修饰注射(指皮肤充填剂的微量注射或二次的补充注射)　touch-up injection

修正,校正　correction

嗅觉丧失症　anosmia

序贯的　sequential

序列　sequence

悬带,吊(索),吊带　sling

悬韧带　suspensory ligament

悬雍垂腭成形术(腭咽过度闭合的整形)　uvulopalatoplasty

悬雍垂腭咽成形术　uvulopalatopharyngoplasty

悬雍垂肌　uvular muscle

悬雍垂裂　cleft uvula/uvulae (pl.)

旋肱后动脉　posterior circumflex humeral artery (PCHA)

旋股内侧动脉　medial circumflex femoral artery (MCFA)

旋股外侧动脉　lateral circumflex femoral artery（LCFA）

旋后肌　supinator

旋肩胛动脉　circumflex scapular artery（CSA）

旋肩胛皮瓣　ascending scapular flap

旋髂浅动脉　superficial circumflex iliac artery（SCIA）

旋髂深动脉　deep circumflex iliac artery（DCIA）

旋髂深动脉皮瓣，Rubens 皮瓣　deep circumflex iliac artery flap＝Rubens flap

旋前方肌　pronator quadratus

旋前肌　pronator

旋前圆肌　pronator teres（PT）

旋前圆肌综合征　pronator syndrome

旋转弧　arc of rotation

旋转截骨术　rotational osteotomy

旋转皮瓣　rotation skin flap

旋转推进唇成形术　rotation advancement cheiloplasty

旋转推进皮瓣　rotation advancement flap

旋转轴　axis of rotation

选择性淋巴结清扫术　elective lymph node dissection（ELND）

选择性偏倚（由于样本抽样不公正造成的研究结果偏差）　Selection Bias

雪旺氏细胞，神经膜细胞　Schwann cell

血沉　erythrocyte sedimentation rate（ESR）

血供　blood supply

血供范围　vascular territory

血管　blood vessel

血管病变，血管性损害　vascular lesions

血管重建　vascular reconstruction

血管的　vascular

血管发生　angiogenesis

血管功能不全　vascular insufficiency

血管化　vascularized

血管化骨瓣　vascularized bone flap

血管化组织　vascularized tissue

血管活性药物　vasoactive agent

血管畸形　vascular malformation

血管角质瘤　angiokeratoma

血管痉挛　angiospasm＝vasospasm

血管扩张　anapetia

血管淋巴管瘤　hemangiolymphangioma

血管瘤　angioma＝hemangioma

血管瘤病　angiomatosis

血管内皮瘤　hemangioendothelioma

血管内皮生长因子　vascular endothelial growth factor（VEGF）

血管平滑肌瘤　angioleiomyoma

血管钳　vessel clamp

血管球瘤　glomangioma＝glomus tumor

血管肉瘤　angiosarcoma

血管收缩　vasoconstriction

血管舒张　vasodilatation

血管外皮细胞瘤　hemangiopericytoma

血管-微血管重建　vascular-microvascular reconstruction

血管吻合（术）　vascular anastomosis

血管狭窄　angiostenosis

血管纤维瘤　angiofibroma

血管压迫法　angiopressure

血管炎　vasculitis

血管移植　blood vessel transplantation＝vasotransplantation

血管源（性）的　angiogenic

血管造影术　angiography

血管支配区域　angiosome

血管脂肪瘤　angiolipoma

血红蛋白 haemoglobin（Hb）

血浆,原浆,原生质 plasma

血浆置换,血浆去除 plasmapheresis

血流 blood flow

血流(量)计 blood flowmeter

血凝块 blood clot

血培养 blood culture

血气 blood gas

血清 serum

血清吸取 serum imbibition

血清肿 seroma

血容量减少,血容量过低 hypovolemia

血栓闭塞性脉管炎 thromboangiitis obliterans

血栓溶解 thrombolysis

血栓溶解疗法 thrombolytic therapy

血栓栓塞 thromboembolism

血栓形成 thrombosis

血栓性静脉炎 thrombophlebitis

血栓预防 thrombosis prevention

血小板 platelet

血小板活化因子 platelet activating factor（PAF）

血小板减少(症) thrombocytopenia

血小板减少-桡骨缺失综合征 thrombocytopenia-absent radius syndrome

血小板内皮细胞黏附分子 platelet-endothelial cell adhesion molecule

血小板衍生生长因子 platelet-derived growth factor（PDGF）

血型抗原 blood group antigens

血压 Blood pressure

血液病 hematologic disease

血液流变异常 hemorheologic abnormalities

血液黏度 blood viscosity

血液凝固 blood coagulation

血液神经屏障 blood-nerve barrier

血液渗透压 blood osmolality

血液透析 hemodialysis

血源性播散 hematogenous spread

血运重建,血管再通 revascularization

血肿 hematoma

血肿形成 hematoma formation

寻常痤疮 acne vulgaris

寻常疣 verruca vulgaris

寻常疣,疣 common wart

荨麻疹 hives

循环 circulation

循环测试 circulatory testing

循证决策 evidence-based decision-making

Y

压觉,重觉 baresthesia

压力测量 pressure measurements

压力夹板 compressive splint

压力-流量测试 pressure-flow testing

压迫疗法 pressure therapy

压迫性坏死 pressure necrosis

压迫止血 pressure hemostasis

压缩敷料,加压包扎 compression dressing = pressure dressing = compression bandage

压痛点 point tenderness

压榨机损伤 mangling injury

鸦片 opioids

牙板,牙基托 dental plate

牙槽的,肺泡的 alveolar

牙槽骨 alveolar bone

牙槽骨移植 alveolar bone grafting

牙槽骨折 alveolar fracture

牙槽管　alveolar canal

牙槽裂,齿槽嵴裂　alveolar cleft

牙(齿)槽缘　alveolar border

牙齿　tooth

牙齿的,牙科的　dental

牙齿再植　tooth reimplantation

牙齿正畸　dental orthodontics

牙重建　dental reconstruction

牙弓　alveolar arch

牙骨质发育不良　cemental dysplasia

牙骨质发育异常　cemento-osseous dysplasia

牙固定术　dental fixation

牙关紧闭＝颞颌关节强直　trismus ＝lock jaw

牙冠成形技术　coronoplasty

牙瘤　odontoma

牙旁囊肿,牙周囊肿　paradental cyst

牙损伤　dental injury

牙咬合　dental occlusion

牙龈丛　gingival plexus

牙龈骨膜成形术　gingivoperiosteoplasty

牙龈囊肿　gingival cyst

牙用夹,牙夹板　dental splint

牙源性癌　odontogenic carcinoma

牙源性的　odontogenic

牙源性钙化上皮瘤,屏博(氏)瘤　calcifying epithelial odontogenic tumor

牙源性鳞状细胞瘤　squamous odontogenic tumor

牙源性囊肿　odontogenic cyst

牙源性黏液瘤　odontogenic myxoma

牙源性肉瘤　odontogenic sarcoma

牙源性透明细胞瘤　clear cell odontogenic tumor

牙源性外胚层间(充)质肿瘤　ectomesenchymal odontogenic tumor

牙源性纤维瘤　odontogenic fibroma

牙源性肿瘤　odontogenic tumor

牙种植,牙植入体　dental implants

牙周　paradental

牙周的,牙周病　periodontal

牙周囊肿　periodontal cyst

牙周神经血管丛　periodontal plexus

雅达逊脂腺痣,线状脂腺痣综合征　Jadassohn's sebaceous nevus ＝linear sebaceous nevus syndrome

雅-佩二氏皮肤松垂,雅得松型皮肤松弛(炎症或荨麻疹性皮疹后发生的原发性皮肤松垂)　Jadassohn-Pellizari anetoderma

亚单位　subunit

亚型　isoforms

氩激光　argon laser

咽瓣　pharyngeal flap

咽壁　pharyngeal walls

咽扁桃体炎　pharyngotonsillitis

咽部分切除术　pharyngectomy

咽成形术　pharyngoplasty

咽丛　pharyngeal plexus

咽的　pharyngeal

咽动脉　pharyngeal artery

咽鼓管,耳咽管　auditory tube＝eustachian tube

咽鼓管咽肌　salpingopharyngeus muscle

咽喉部　pharynx

咽后壁,喉底　posterior pharyngeal wall

咽后的　retropharyngeal

咽后脓肿　retropharyngeal abscess

咽会厌肌　pharyngoepiglotticus muscle

咽镜检查　pharyngoscopy

咽食管重建　pharyngoesophagus reconstruction

咽食管瘘　pharyngoesophageal fistula

咽缩肌　pharyngeal constrictor muscle

咽痛,咽炎,绞痛　angina

咽下部的　hypopharyngeal

烟碱,尼古丁　nicotine

烟吸入　smoke inhalation

延长　lengthening

延迟皮瓣　delayed flap

延迟转移　delayed transfer

延期重建　put-off reconstruction

延期愈合　delayed healing

延伸,伸展　extension

延伸移植(常指鼻整形术中鼻中隔或鼻翼软骨的延长及扩展)　spreader graft

延性,延展　ductility

严重的　severe

岩部延伸　petrous extension

岩锥切除术　petrosectomy

炎性乳癌　inflammatory breast cancer

炎症状态　inflammatory phase

沿神经分布　nerve territory-oriented

盐水充注的　saline filled

盐酸　hydrochloric acid injury

盐酸灼伤　muriatic acid injury

颜下的,颌下的　subcranial

掩饰,伪装　camouflage

眼　eye

眼部畸形　eye deformity

眼部提升　eye lift

眼成形术,眼整形术　ophthalmoplasty＝oculoplasty

眼袋　eye haustra＝eyebag

眼袋,下睑松弛　baggy eyelid

眼的,视觉上的　ocular＝ophthalmic

眼底检查　ophthalmoscopic examination

眼动脉　ophthalmic artery (OPA)

眼-耳平面,Frankfort 水平面　eye-ear plane＝Frankfort horizontal plane

眼肌　ocular muscle

眼积水　buphthalmos＝hydrophthalmus

眼睑　eyelid＝palpebra

眼睑成形术　blepharoplasty

眼睑重建　eyelid reconstruction

眼睑畸形　eyelid deformity

眼睑痉挛　blepharospasm

眼睑内翻　eyelid entropion

眼睑皮肤松弛症　blepharochalasis＝dermochalasia

眼睑缺失　eyelid deficiency

眼睑缺损　blepharocoloboma

眼睑弹簧(用于代偿面神经麻痹时的眼睑闭合不全)　palpebral spring

眼睑外翻　eyelid ectropion＝palpebral ectropion

眼睑再造　eyelid reconstruction

眼睑整形　eyelid plasty

眼睑整形术　oculoplastic surgery

眼睑皱褶　eyelid fold

眼睛的,用眼的,视觉的　ophthalmic＝ocular

眼睛缺损　coloboma

眼科后遗症　ophthalmologic sequelae

眼眶,眶腔,轨道　orbit＝ortital cavity

眼眶的　orbital

眼眶气肿　orbital emphysema

眼眶缺损　orbital defects

眼睑的　palpebral

眼裂倾斜　antimongoloid slant

眼轮匝肌　orbicularis oculi

眼轮匝肌肥厚　hypertrophy of the

orbicularis muscle

眼轮匝肌肌皮瓣外眦成形术 dermal-orbicular pennant lateral canthoplasty

眼轮匝肌下脂肪(垫)(位于眶下区外侧的眼轮匝肌和眶骨之间的纤维脂肪组织) suborbicularis oculi fat (pad) (SOOF)

眼球 globe

眼球后的 retrobulbar

眼球内陷 enophthalmia = enophthalmos

眼球凸度 globe prominence

眼球突出,突眼 exophthalmos

眼外肌 extraocular muscles

眼外肌损伤 extraocular muscle injury

眼窝 eye socket

眼窝开大 orbital expansion

眼窝狭窄 stenotic eye socket

眼周的 periocular

眼轴(内外眦连线) intercanthal axis

厌食症 anorexia

焰色痣,鲜红斑痣,葡萄酒色斑 nevus flammeus = port wine stain

赝复体 obturator prosthesis

羊膜 amniotic membrane = amnion

羊膜穿刺术,羊膜腔穿刺术,羊膜穿刺 amniocentesis

羊膜管 amnion tubes

羊膜索 amniotic bands

羊水过多,羊水过多症 polyhydramnios

仰卧位 supine position

氧分压 oxygen tension

氧合(作用),氧化 oxygenation

氧化剂损伤 oxidizing agent injury

氧化铝植入体 alumina implants

氧气 oxygen

样本量结果相关分析 volume-outcome analysis

腰部切脂术 belt lipectomy

腰骶的,腰骶骨的 lumbosacral

腰动脉 lumbar artery (LA)

腰腹肥胖 fatty belly

遥测系统 telemetry system

咬骨钳 bone cutting forceps

咬合不正,错位咬合,错𬌗 malocclusion

咬合偏差 occlusal deviation

咬合平面 occlusal plane

咬𬌗 bite = occlusion

咬肌 masseter muscle = muscles of mastication

咬肌肥大 masseteric hypertrophy = masseter hypertrophy = hypertrophic masseter muscle

咬肌筋膜 masseteric fascia

咬肌皮肤韧带 masseteric cutaneous ligaments

咬力,咀嚼力 manducatory force

咬伤 bite injury

药理疗法 pharmacologic therapy

药理学 pharmacology

药物滥用 drug abuse

药物相关的 drug-associated

药物造成的 drug-induced

药物治疗 medications = drug treatment

要素的,基本的 elemental

要素饮食,成分营养法 elemental diet

钥匙捏,侧捏 key pinch

液体复苏 fluid resuscitation

液体治疗,输液治疗 fluid management

腋,腋窝 axilla

腋部淋巴结切除 axillary lymph

node dissection

腋部挛缩 axillary contracture

腋部切口 axillary incision

腋臭,臭汗症 axillary osmidrosis = bromidrosis = osmidrosis = apocrine bromhidrosis

腋动脉 axillary artery

腋后线 posterior axillary line

腋后褶 posterior axillary fold

腋毛再植术 axillary hair grafting

腋前线 anterior axillary line

腋鞘 axillary capsule

腋神经 axillary nerve

腋神经封闭 axillary nerve block

腋窝,腋 armpit

腋窝瘢痕挛缩 axillary scar contracture

腋窝的 axillary

腋窝淋巴结 axillary lymph node

腋窝淋巴结清扫术 axillary lymphadenectomy

腋窝切口 transaxillary incision

腋窝阻滞麻醉 axillary block

腋中线 midaxillary line

一般的,全身性,总的 general

一次重建,一期重建 single-stage reconstruction

一期,单次 single stage

一期愈合 primary healing

一氧化氮 nitric oxide

一致性 consistency

伊藤痣,伊藤斑 nevus of Ito = nevus fuscocaeruleus acromiodeltoideus

医患关系 patient-physician relationship = physician-patient relationship

医疗档案管理 physician profiling

医疗失当,医疗事故 medical malpractice

医疗事故诉讼 medical malpractice suits

医源性的,受医师影响的 iatrogenic

依赖性人格 dependent personality

仪器使用,手段 instrumentation

胰岛素样生长因子 insulin-like growth factor (IGF)

移动性,迁移率,灵活性 mobility

移植 transplant

移植床 recipient bed

移植技术 grafting technique

移植静脉 vein graft

移植毛发,毛束 hair grafts

移植术 transplantation

移植物 graft

移植物固定 graft fixation

移植物排斥 graft rejection

移植物塑形 graft shaping

移置,顶替,取代 displacement

遗传,遗传特性 inheritance

遗传分析 genetic analysis

遗传特征 genetic features

遗传性出血性毛细血管扩张症(毛细血管扩张及常发性鼻出血) hereditary hemorrhagic telangiectasia (HHT)

遗传性的,遗传的 hereditary

遗传性多发性骨软骨瘤 hereditary multiple osteochondroma

遗传学 genetics

遗传因素,遗传因子 genetic factor

疑核 nucleus ambiguus

乙酰胆碱酯酶 acetylcholinesterase

义齿 artificial tooth

义耳 prosthetic ear

义眼 eye prosthesis = ocular prosthesis

异丙酚 propofol

异常 anomalies

异常,畸形 anomaly

异体移植,同种异体移植　allograft

异体真皮补片(将新鲜尸体皮去除表皮和细胞成分制作的真皮材料,常用于乳房再造时修补胸大肌离断后出现的裂隙)　AlloDerm

异位　misplacement

异位,错位颅面裂　dystopia

异位的　ectopic

异位心,体外心　ectopia cordis

异位性骨化　heterotopic ossification

异物　foreign body

异物吸入　foreign body aspiration

异性癖　transsexualism

异性癖者,异性转换欲者　transgender＝transsexual

异质,不均一性　heterogeneity

异质成形术　alloplasty

异种的,异基因的　xenogeneic

异种移植物　xenogenic graft＝xenograft

抑制,阻遏　repression＝suppression

抑制剂　depressor

抑制作用,禁止　inhibition

易感性,易患性　liability

易患体质　predisposition

易位皮瓣　transposition flap

意大利皮瓣,**Tagliacotian 皮瓣**(用于鼻再造的上臂内侧转移皮瓣)　Italian flap＝Tagliacotian flap

溢出,溢出物　extravasation

翼　ala

翼的　alar

翼上颌裂点　pterygomaxillary fissure

翼突下颌缝　pterygomandibular raphe

翼外肌,外侧翼状肌　lateral pterygoid muscle

翼状肌　pterygoid muscle

翼状颈皮　pterygium colli

翼状胬肉　pterygium

癔症样人格　histrionic personality

阴部内动脉　internal pudendal artery (IPA)

阴部外动脉　external pudendal artery (EPA)

阴道　vagina

阴道闭锁　vagina atresia

阴道成形术　colpoplasty＝vaginoplasty

阴道紧缩术　vaginal tightening surgery

阴道扩张术　vaginal dilation

阴道模具　vaginal stent

阴道缺失　vaginal agenesis＝absence of vagina

阴道松弛　vaginal relaxation

阴道狭窄　colpostenosis＝vagina stenosis

阴道再造术　vaginal reconstruction

阴蒂包皮切除术　clitoral foreskin resection

阴蒂成形术　clitoroplasty

阴蒂肥大,阴蒂增大　clitoral hypertrophy＝clitoromegaly

阴蒂整形切除术　clitoridectomy

阴核释出术,阴茎成形术(尤指女性变男性的生殖器成形术)　metoidioplasty

阴茎　penis

阴茎成形术　phalloplasty

阴茎的　penile

阴茎短小,小阴茎　micropenis＝microphallus

阴茎发育不全　penile agenesis (PA)

阴茎骨(指某些哺乳动物阴茎内之骨骼)　baculum

阴茎海绵体　corpus cavernosum penis

阴茎加强术　penile stiffening technique

阴茎矫直术　correction of clubbed penis

阴茎近端型尿道下裂　proximal shaft hypospadias

阴茎尿道海绵体　corpus spongiosum penis

阴茎扭转　penile inversion

阴茎缺损　penile defect = penis defect

阴茎头　glans

阴茎头型尿道下裂　balanic hypospadias

阴茎下弯畸形,痛性阴茎勃起　gryposis penis = chordee

阴茎纤维性海绵体炎　Peyronie disease

阴茎型尿道下裂　penile hypospadias

阴茎延长术　penile elongation

阴茎阴囊的　penoscrotal

阴茎阴囊皮肤撕脱　avulsion of penile and scrotal skin

阴茎阴囊蹼状粘连(阴囊表面的皮肤和阴茎根部的皮肤因为先天性或后天性原因相互粘连,形成蹼状,导致勃起时过紧及阴茎弯曲)　penoscrotal web

阴茎阴囊型尿道下裂　penoscrotal hypospadias

阴茎阴囊转位　penoscrotal transposition

阴茎远端型尿道下裂　distal shaft hypospadias

阴茎再造术　penile reconstruction = penis reconstruction

阴茎增粗术　penile enlargement surgery

阴毛移植　pubic hair grafting

阴囊　scrotum

阴囊成形术　scrotoplasty

引流　drains

引流,导液　drainage

引流管,吸管　suction tube

引起坏死的,坏死的　necrotizing

饮食,节食　diet

饮食紊乱,进食障碍　eating disorders

饮食治疗　dietary treatment

隐耳　cryptotia = invaginated ear = pocket ear

隐睾症,隐睾　cryptorchidism

隐静脉皮瓣　saphenous flap

隐匿多指　concealed polydactyly

隐匿阴茎　concealed penis = embedded penis

隐神经　saphenous nerve

隐性唇裂　occult cleft lip = subcutaneous cleft = recessive cleft lip

印度皮瓣(额部皮瓣鼻再造)　Indian flap

印记,胎教,铭记　imprinting

印象,初步诊断　impression

英国整形医师协会　British Association of Plastic Surgeons (BAPS)

婴幼儿　infant

婴幼儿血管瘤　pediatric hemangioma

罂粟碱　paraverine

樱桃状血管瘤,老年性血管瘤　cherry angioma

鹰钩鼻　hawk nose = aquiline nose = hooked nose

鹰嘴　olecranon

荧光监测(一种监测皮瓣血运的方法)　fluorescein monitoring

荧光屏摄影检查术　cinefluoroscopy

荧光透视检查,X 线透视检查　fluoroscopy

荧光原位杂交　fluorescent in situ hybridization

营养　nutrition

营养保健品,膳食补充剂　dietary supplements

营养不良　malnutrition＝dystrophic

营养性疾病,营养失调　nutritional disorder

营养血管　nutrient vessel

营养障碍　dystrophy

营养治疗　nutritional treatment

影像技术引导下的中央区活检　image-guided core biopsy

应力,压迫,强调　stress

应用,应用软件　applications

硬度,硬性　hardness

硬腭　hard palate

硬化,硬化症,硬结　sclerosis

硬化剂　sclerosing agent

硬化疗法　sclerotherapy

硬膜外的　epidural

硬膜外麻醉　epidural anesthesia

硬膜外血肿　epidural hematoma

硬膜外阻滞麻醉　epidural block

硬脑(脊)膜穿刺　dural puncture

硬脑膜损伤　dural damage

硬式内镜　rigid endoscope

硬纤维瘤,韧带样纤维瘤　desmoid tumor

永久的　persistent

用力过度　overexertion

用药史　medication history

用右手或左手的习惯　handedness

优势　dominance

忧郁　depression

邮票状皮片　stamp free skin graft

邮票状皮片移植　chip skin graft

邮票状植皮　postage stamp graft

疣　wart＝verruca

疣状癌　verrucous carcinoma

疣状表皮发育不良　epidermodysplasia verruciformis

疣状的　verrucous

疣状痣　verrucous nevus

游动体　loose body

游离　isolation

游离的　free

游离腓骨移植(常指带血管蒂的移植)　free fibula transfer

游离复合毛发组织移植　free composite hair-bearing graft

游离复合组织　free composite tissue

游离复合组织瓣　free composite flap

游离皮瓣　free flap

游离体切除　loose body removal

有齿的　dentigerous

有蒂皮瓣,带蒂皮瓣　pedicle flap＝pedicled flap

有机体　organism

有丝分裂　mitosis

有吸收力的　absorptive

有吸收力的敷料　absorptive dressings

有隙并指(趾),末端并指(趾)　acrosyndactyly

有效的,活性的　active

右侧卧位　right lateral decubitus position

右旋半乳糖　D-galactose

右旋糖酐　dextran

幼年,幼儿期　infancy

幼年血管纤维瘤　juvenile angiofibroma

诱导因子　induction agents

釉质瘤　adamantinoma

迂回远距皮瓣　indirect distant flap

淤斑　petechiae

淤点　petechiae

淤血　stasis of blood

淤血,淤斑　ecchymosis

鱼际肌　thenar muscle

鱼际间隙　thenar space

鱼际皮瓣　thenar flap

鱼尾纹　crow's feet

与导管有关的　catheter-related

语音改建过程　voice alteration procedure

语音感知评估(用于听力障碍者语音的评估)　perceptual speech evaluation

语音治疗(常指腭裂患者术后的治疗)　speech therapy

玉米地样植株外露(毛发移植术后并发症,表现为发际缘清晰可见的移植毛囊的植株)　corn-row plugs

预防　precaution

预防,防止,预防法　prevention

预防(性)的,预防剂　prophylactic

预后,预知,预测　prognosis

预制　prefabrication＝prelamination

预制皮瓣　prefabricated flap

预制移植物　prefabricated graft

预制组织移植　prefabricated tissue transfer

愈合　healing

原肠形成　gastrulation

原创的,最初的,原始的　original

原发闭合,一期缝合　primary closure

原发性的,自发性的　idiopathic

原胶原(蛋白)　tropocollagen

原理,基础理论　rationale

原位　situ

原位癌　in situ cancer

原因,因果关系　causation

原则,原理　principle

圆柱瘤　cylindroma

猿手　ape hand

猿线,贯通线(手掌中央贯通两侧的纹路,见于通贯手)　simian crease ＝simian line

远侧的,末梢的,远中的(牙),离心的,末端的　distal

远侧腕折痕　distal wrist crease

远侧掌褶　distal palmar crease

远侧指间关节　distal finger joint＝distal interphalangeal joint (DIPJ)

远侧指间纹　distal digital crease＝distal interphalangeal crease

远端指(趾)间关节变形　distal interphalangeal joint deformities

远节指骨骨折　distal phalanx fractures

远期效应　long-term outcome

远位皮瓣　distant skin flap＝remote skin flap

月骨　lunate bone

月骨周围韧带　perilunate ligament

月三角关节不稳定　lunotriquetral instability

月三角韧带　lunotriquetral interosseous ligament

匀称的,对称的　symmetric

运动,移动　motion＝movement

运动单位　motor units

运动神经损伤　motor nerve injury

运动神经支配　motor innervation

运动神经终板　motor end plate

运动损失　motion loss

运动训练　motor retraining

运动终板　end plate

运输,输送　transportation

晕痣　halo nevus

Z

再插入　reinsertion

再发的,复发的　recurrent

再灌注损伤　reperfusion injury

再上皮化,表皮细胞再生　reepithelialization

再神经化,神经移植术,神经支配恢复　renervation＝reinnervation

再生　regeneration

再生长　regrowth

再塑,改型　remodeling

再吸收　resorption

再移植　reimplantation

再植术　replantation surgery

暂时的,临时的　provisional

脏层穿支　visceral perforation

早产　preterm labor

早发型淋巴水肿,原发性淋巴水肿　lymphedema praecox

早期并发症　early complication

早期切除　early excision

早期清创术　early debridement

早期运动　early motion

早期主动活动　early active motion

早秃　alopecia prematura

藻酸钙,海藻酸钙　calcium alginate

增大　augmentation

增高术　limb lengthening＝heighten operation

增加的,额外的,多余的　supernumerary

增加组织容积的年轻化治疗　volumetric rejuvenation

增生性瘢痕　hypertrophic scar

增殖　proliferate

增殖,增生　proliferation

增殖腺面容　adenoid face

眨眼　eyeblink

诈病,装病　malingering

栅栏状肉芽肿,栅状肉芽肿　palisading granuloma

摘要　summary

粘连　adhesion

粘连性,黏合剂　adhesives

粘连性瘢痕　adherent scar

粘贴性敷料　adhesive dressing

战壕足　trench foot

张力　tension

张力线　tension lines

张力障碍,张力失调　dystonia

掌板　volar plate

掌部,掌骨　metacarpus

掌部的,掌骨　metacarpal

掌侧 V-Y 推进瓣(用于修复指尖缺损)　Atasoy flap

掌侧间介节段不稳定　volar intercalated segment instability (VISI)

掌侧推进皮瓣　volar advancement flap

掌动脉　metacarpal arteries

掌动脉穿支岛状皮瓣　perforator island metacarpal flap

掌短肌　musculus palmaris brevis

掌骨　metacarpal bones

掌骨发育不全　metacarpal hypoplasia

掌骨骨折　metacarpal fractures

掌骨间韧带　intermetacarpal ligament

掌骨间韧带重建　intermetacarpal ligament reconstruction

掌骨截骨　metacarpal osteotomy

掌骨颈骨折(尤指第四、五掌骨远端骨折)　boxer's fracture＝brawler's fracture

掌骨皮瓣　metacarpal flap

掌骨融合　metacarpal synostosis

掌骨头　metacarpal head

掌骨头缺血性坏死（非常罕见，可见于
　外伤、激素应用、先天性短指畸形
　及 SLE 患者）　Dieterich disease

掌肌腱　palmaris tendon

掌间隙　palmar space

掌腱膜　aponeurosis palmaris

掌腱膜挛缩症　Dupuytren's disease
　＝palmar fascia contracture

掌腱膜挛缩症筋膜切除术
　Dupuytren's disease fasciectomy

掌腱膜切除术　palmar aponeurecto-
　my

掌筋膜，掌腱膜　palmar fascia

掌挛缩　volar contracture

掌面　palmar surface

掌浅弓　arcus volaris superficialis＝
　superficial palmar arch（SPA）

掌深动脉弓　deep palmar arterial
　arch（DPAA）

掌深弓　arcus volaris profundus＝
　deep palmar arch

掌深间隙　deep palmar space

掌长肌　palmaris longus（PL）

掌指关节　articulatio metacarpopha-
　langea

掌指关节，MP 关节　metacarpopha-
　langeal joint（MCPJ）＝MP joint

掌指关节畸形　metacarpophalangeal
　joint deformities

掌中间隙　midpalmar space

障碍，屏障　barrier

招风耳　bat ear＝flaring ear

招风耳，前突耳　prominent ear＝
　projecting ear＝protruding ear

爪形手　claw hand

折，折缝，皱纹　crease

折叠耳　folded ear＝flapping ear

折叠缩短术，折叠术　plication

哲学　philosophy

褶皱　fold

针迹瘢痕　suture mark

针尖，针锥，穿刺针　taper needle

针灸，针刺治疗　acupuncture

针头辅助放置技术（植发）　stick-
　and-place technique

真菌，霉菌　fungi

真菌病，霉菌病　mycosis

真菌的，霉菌的　fungal

真空辅助封闭（用于促进创面愈合）
　vacuum-assisted closure（VAC）

真空吸引，负压吸引　vacuum aspira
　tion

真两性畸形　true gonadal intersex＝
　true hermaphroditism

真皮，皮肤　dermis

真皮表皮交界部　dermal-epidermal
　junction

真皮片　dermis graft

真皮鞘　dermal sheath

真皮乳头　dermal papilla

真皮深层　deep dermal layer

真皮替代材料　dermal replacement
　materials

真皮下血管网　subdermal vascular
　network ＝ subdermal vascular
　plexus

真皮下血管网皮片移植　subdermal
　vascular plexus free skin graft

真皮移植　dermal transplantation

真皮移植片　dermal graft

真皮移植术　dermis grafting

真皮脂肪瓣　dermal fat flap＝der-
　mis-fat flap

真皮脂肪腺体瓣（巨乳缩小时使用的
　一种组织瓣）　dermo-lipo glan-
　dular flap

真皮脂肪移植术　dermis-fat grafting

真皮脂肪移植物　dermis-fat graft

诊断　diagnosis

诊断标准　diagnostic criteria

诊所,办公室　office

枕的,枕骨的　occipitalis

枕垫减张缝合　bolster suture

枕动脉　occipital artery（OCA）

枕动脉瓣　occipital artery flap

枕额肌　occipitofrontalis muscle

枕神经　occipital nerve

阵挛性强直　tonic-clonic movements

振动吸脂术(指吸脂管具有振动功能的吸脂术)　power-assisted lipoplasty（PAL）

镇静,镇静作用　sedation

镇静的,镇静剂　sedative

镇静剂镇痛　sedation-analgesia

镇痛药,不痛的　analgesic

整合素(一种细胞表面的黏附分子,与细胞外基质结合后可以传导多种细胞信号)　integrins

整形外科　plastic surgery

整形外科,整复外科　reconstructive surgery

正的,阳性的　positive

正电子发射断层摄影术　positron emission tomography

正颌外科学,正颌外科　orthognathic surgery

正畸治疗,牙矫正术　orthodontic treatment

正牙带环　orthodontic band

正中囊肿　median cyst

正中神经　median nerve

正中神经麻痹　median nerve palsy

支持韧带　retinacular ligament＝retaining ligament＝supporting ligament

支点,(皮瓣的)转折点　pivot

支架　framework

支架植入　framework implantation

支架制作　framework fabrication

支气管胸膜瘘　bronchopleural fistula

知情同意　informed consent

知情同意书　consent form

肢,(上下)肢　extremity

肢端肥大症　acromegaly

肢端汗腺瘤　acrospiroma

肢端雀斑样痣性黑素瘤　acral lentiginous melanoma（ALM）

肢体挽救,保肢治疗　limb salvage

脂肪　fat

脂肪瓣　fat flap

脂肪沉积　lipidosis

脂肪抽吸(术)　liposuction＝suction lipectomy

脂肪的　adipose

脂肪雕塑,体形雕塑　liposculpture

脂肪堆积　fat accumulation

脂肪干细胞　adipose-derived stem cells（ADSCs）

脂肪过多症　lipomatosis

脂肪坏死　fat necrosis

脂肪筋膜瓣　adipofascial flap

脂肪筋膜的　adipofascial

脂肪颗粒移植术　fat granule grafting

脂肪瘤的　lipomatous

脂肪切除　fat excision

脂肪切除术　lipectomy

脂肪溶解　lipolysis

脂肪肉芽肿　lipogranulomas

脂肪栓塞　fat embolism

脂肪栓塞综合征　fat embolism syndrome

脂肪萎缩　lipoatrophy

脂肪性纤维瘤,黄色瘤　xanthoma

脂肪移植　fat transfer＝fat transplantation

脂肪移植术　fat grafting

脂肪移植物　fat graft

脂肪源性再生细胞　adipose-derived regenerative cells（ADRCs）

脂肪整形术　lipoplasty

脂肪注射　fat injection

脂肪组织　adipose tissue

脂肪组织块移植　free fat graft

脂(肪)瘤　lipoma

脂膜切除术　panniculectomy

脂肉瘤　liposarcoma

脂性硬皮病　lipodermatosclerosis

脂血(症)　lipidemia

脂溢的,皮脂丰富的　seborrheic

脂溢性角化病　seborrheic keratosis

脂溢性皮炎　seborrheic dermatitis

脂营养不良　lipodystrophy

蜘蛛痣　spider nevus

直鼻　straight nose

直肠阴道瘘　rectovaginal fistula

直接皮瓣(指一期手术即可完成转移的皮瓣)　direct skin flap

直接皮肤动脉　direct cutaneous artery

直接前徙瓣　straight advancement flap

植皮术,皮肤移植术　skin grafting

植入体触及　implant palpability

植入体排异　implant extrusion

植入体相关的感染　implant-related infection

植入体移位　implant malposition＝implant migration

植入物扩张　implant inflation

植入物设计　implant design

植入性充填物　implant filler

植入性囊肿　implantation cyst

植入血管束的预制皮瓣　neovascularized flap

跖　metatarsus

跖底皮瓣　plantar flap

跖方肌　quadratus plantae muscles

跖肌　plantar muscle

跖趾总神经　common plantar digital nerve

止吐药　antiemetics

止血,止血法　hemostasis

止血带,驱血带,压脉器　tourniquet

止血带后综合征　post-tourniquet syndrome

指,趾,数字　digit

指背动脉　dorsal arteries

指(趾)侧弯　clinodactyly

指(趾)的　phalangeal

指(趾)的水平　phalangeal level

指(趾)动脉　digital artery

指(趾)短屈肌　flexor digitorum brevis

指腹　finger pulp

指骨,趾骨　phalanges

指骨化(常指掌骨指骨化)　phalangealization

指(趾)关节粘连　symphalangism

指甲　fingernails

指甲发育不良　hypoplastic nail

指甲内向生长,嵌甲(由于外伤或畸形,导致指甲的两侧向甲床内呈嵌入状生长,可产生异物性炎症反应和甲沟炎)　ingrown fingernail＝ingrown nail

指甲缺失　nail absence

指(趾)甲下的　subungual

指甲移植　fingernail transplantation

指尖　fingertip

指(趾)间关节,IP关节　interphalangeal joint（IP）

指节　knuckle

指节垫　knuckle pads

指（趾）节间的　interphalangeal

指（趾）节间的伸展　interphalangeal extension

指蹼　finger web

指（趾）蹼畸形，短指粘连畸形　symbrachydactyly

指蹼间隙　web space＝interdigital space

指蹼挛缩　web space contracture

指浅屈肌　flexor digitorum superficialis（FDS）

指深屈肌　flexor digitorum profundus（FDP）

指（趾）神经修复　digital nerve repair

指（趾）神经阻断　digital nerve block

指示错误　misdirection

指示光　index ray

指弯曲　clinodactylism

指再造　finger reconstruction

指掌侧 V-Y 推进皮瓣　volar V-Y flap

指掌侧岛状瓣　volar digital island flap

指掌侧的　palmar digital

指掌侧固有动脉　arteriae digitales palmares propriae

指掌侧总动脉　arteriae digitales palmares communes

指总动脉　common digital artery

指总伸肌　extensor digitorum communis（EDC）

指总神经　common digital nerve

趾长伸肌　extensor digitorum longus

趾短伸肌　extensor digitorum brevis

趾甲部分移植术　partial toe nail grafting

趾足底固有神经　proper plantar digital nerve

制造模型，造型　model(l)ing

治疗　therapy

治疗的，治疗学的　therapeutic

治疗方案，实验步骤　protocol

治愈性治疗，根治疗法　curative therapy

致癌物　carcinogen

致癌性　carcinogenicity

致畸剂　teratogen

致畸性　teratogenicity

致密板　lamina densa

致命的，致死的　fatal

窒息　asphyxia

窒息性胸廓萎缩　asphyxiating thoracic dystrophy

智能化　intellectualization

痣　nevi＝mole

痣，母斑　nevus＝naevus / nevi（pl.）

痣细胞痣　nevocellular nevus＝nevocytis nevus＝nevus cell nevus

痣样的　nevoid

痣样基底细胞癌　nevoid basal cell carcinoma

痣样基底细胞癌综合征，Gorlin 综合征　nevoid basal cell carcinoma syndrome＝Gorlin syndrome

中度的，缓和　moderate

中耳　middle ear

中耳炎　otitis media

中隔，隔膜　septum

中隔的　septal

中国皮瓣，前臂皮瓣　Chinese flap＝forearm flap

中厚皮片，断层皮片　split-thickness skin graft＝split skin graft（SSG）

中间的，正中的　median

中间体 intercalated segment

中面部切开截骨术 facial bipartition osteotomy

中枢神经系统 central nervous system

中枢性麻痹 central paralysis

中线 midline

中线发育不全 midline agenesis

中性白细胞,中性粒细胞 neutrophil

中央腱检查 central slip tenodesis test

中央结节 central tubercle

中央型巨细胞肉芽肿 central giant cell granuloma

中央型脱发 central centrifugal cicatricial alopecia

中央性秃发 alopecia centralis

中央柱法 central mound technique

终点,末端 terminal

终末期毛发 terminal hair

肿瘤 tumor

肿瘤,新生物 neoplasm

肿瘤 TNM[T(tumour)指原发肿瘤,N(node)指区域淋巴结转移,M(metastasis)指远处转移]分期 TNM staging = TNM classification

肿瘤坏死因子 tumour necrosis factor(TNF)

肿瘤性疾病 neoplastic disease

肿瘤性脱发 alopecia neoplastica

肿胀 swelling

肿胀(注射、麻醉) tumescence

肿胀技术吸脂术 tumescent liposuction

肿胀麻醉技术 tumescent technique

中毒性表皮坏死松解症 toxic epidermal necrolysis

中毒性休克 toxic shock

种植体 osseointegration

重症患者,疑难患者 difficult patient

重症肌无力 myasthenia gravis

舟大小多角骨韧带(自舟骨至大小多角骨掌侧面) scaphotrapezium trapezoid ligament(STTL)

舟骨 scaphoid bone

舟骨骨折不愈进行性塌陷 scaphoid nonunion advanced collapse(SNAC)

舟三角骨间韧带(自舟骨至三角骨,分掌侧及背侧两部分) scaphotriquetral interosseous ligament(STIL)

舟头韧带 scaphocapitate ligament

舟月骨 scapholunate

舟月骨间韧带 scapholunate interosseous ligament(SLIL)

舟月骨进行性塌陷 scapholunate advanced collapse(SLAC)

舟月韧带 scapholunate ligament(SL)

舟状骨 scaphoid

舟状头畸形 boat skull = scaphoid skull = scaphocephaly

周期性呼吸 periodic breathing

周围的,周缘,环状面的 circumferential

周围神经 peripheral nerve

周围神经损伤 peripheral nerve injury

周围血管疾病 peripheral vascular disease

周缘性牙源性纤维瘤 peripheral odontogenic fibroma

轴后型多指 postaxial polydactyly

轴浆运输 axoplasmic transport

轴突断裂,轴索断伤 axonotmesis

轴突运输 axonal transport

轴向 axialization

轴型皮瓣 axial flap = axial pattern skin flap

轴型皮瓣转移术 axial skin flap transfer

肘部 elbow

肘管 cubital tunnel

肘管综合征 cubital tunnel syndrome

肘内翻 cubitus varus

肘前区 antecubital region

肘窝 antecubital fossa = cubital fossa

肘正中静脉 median cubital vein

皱眉肌 corrugator = corrugator supercilii muscle

皱纹 rhytid(s) = wrinkles

皱纹线 wrinkle line

皱褶缘 ruffled border

珠,串珠 beads

猪的 porcine

主要,大 major

主要组织相容性复合物 major histocompatibility complex (MHC)

注射口,(扩张器)注射壶 filling ports

注射器 syringe

注射填充剂 injectable filler

铸造模型 cast model

抓捏厚度 pinch thickness

抓握腱心缝合法(肌腱的缝合方法) grasping core suture

专家意见,司法判断 expert opinion

专家证人,司法证据 expert witness

专业,特长 speciality

转化生长因子 transforming growth factor (TGF)

转换,转变,过渡 transition

转换障碍 conversion disorde

转基因鼠 transgenic mouse

转移,转移灶 metastasis

转移(肿瘤) metastases

转移病灶 metastatic lesions

转移的,迁徙的 metastatic

转移技术 transfer technique

转移性疾病 metastatic disease

转移性肿瘤 metastatic carcinoma = metastatic tumor

锥状肌 pyramidalis

坠落伤 fall-related injury

赘皮 redundant skin

赘状瘢痕 pedunculated scar = skin tag

准备 preparation

灼痛,灼性神经痛 causalgia

着色性干皮病 xeroderma pigmentosa (XP)

姿势 posture

滋养动脉 nutrient artery

滋养静脉 nutrient vein

子宫内的 intrauterine

子宫切除术 hysterectomy

紫外线照射 ultraviolet radiation

自动化的 automated

自毁性人格 self-destructive personality

自家诱发疾病 factitious illness

自恋性人格 narcissistic personality

自律性,自主性 autonomy

自然杀伤细胞,NK 细胞 natural killer cells = NK cells

自身力源假肢 body-powered prosthesis

自身免疫反应 autoimmune response

自身免疫系统性疾病 autoimmune disease

自体表皮培养移植 cultured epidermal autograft (CEA)

自体的　autologous

自体睾丸移植　testicular autotransplantation

自体上皮培养移植　cultured autologous epithelium (CAE)

自体输血　autologous blood transfusion＝autotransfusion

自体移植,同源移植　autologous graft＝homogenous graft＝homograft

自体脂肪注射　autologous fat injection

自体组织移植　autotransplantation

自体组织移植物　autogenic graft＝autogenous graft＝autologous graft＝autograft

自行离断　autoamputation

自由皮瓣　free-style flap

自主动作　voluntary motion＝voluntary movement

自主神经系统,交感神经系统　sympathetic nervous system

眦,眼角　canthus

眦成形术　canthoplasty＝epicanthoplasty

眦错位　canthal dystopia

眦的,眼角的　canthal

眦固定术,眦成形术　canthopexy

眦切开术　cantholysis＝canthotomy

(内、外)眦韧带　canthal ligament＝canthal tendon

宗教信仰　religion

综合征　syndrome

综合征的,综合症状的　syndromic

总体表面积　total body surface area (TBSA)

总则　general principle

纵隔　mediastinum

纵向的,经度的　longitudinal

纵向束　longitudinal cord

纵向研究　longitudinal study

纵行缺损　longitudinal deficiency

足　foot / feet (pl.)

足背动脉　arteria dorsalis pedis＝dorsalis pedis artery (DPA)

足底　planta

足底的　plantar

足底动脉　plantar artery

足底动脉皮瓣　plantar artery flap

足底解剖　plantar dissection

足底溃疡　plantar ulcer

足底内侧动脉皮瓣　medial plantar artery flap

足底神经　plantar nerve

足底外侧动脉　lateral plantar artery (LPA)

足底外侧皮瓣　lateral plantar artery flap

足跟痛综合征　heel pain syndrome

足裂　cleft foot

足内翻畸形,马蹄内翻足　clubfoot

足趾移植　toe transfer

足趾移植手指再造　toe to finger transfer

阻断序列征　disruption sequence

阻塞性睡眠呼吸暂停　obstructive sleep apnea

阻滞　block

阻滞麻醉　block anesthesia

组成,成分　formulation

组织瓣　tissue flap

组织病理学　histopathology

组织代用品　tissue substitutes

组织工程　tissue engineering

组织灌注　tissue perfusion

组织坏死　tissue necrosis

组织扩张　tissue expansion

组织扩张皮瓣　tissue expanded flap

组织扩张器　tissue expander

组织平衡　tissue equilibrium

组织破坏　tissue destruction

组织缺血的　ischemic

组织细胞增生症　histiocytosis

组织相容抗原分型　HLA typing

组织消融,组织切除　tissue ablation

组织型纤溶酶原激活物　tissue plas-
　minogen activator（t-PA）

组织学　histology

组织学分类　histologic classification

组织移植,组织移植物　tissue trans-
plant

组织游离移植　free tissue transfer

祖德克萎缩,创伤后骨萎缩　Sudeck
atrophy

最低限度的,最小的　minimal

最佳的,理想的　optimal

最佳体位　optimal position

左侧卧位　left lateral decubitus posi-
tion

佐剂,辅剂,佐药　adjuvant

佐剂病　adjuvant disease

坐骨　ischium

坐骨神经　sciatic nerve